经典

针灸歌赋 全集

——针灸快速入门一本通

谭允熙 李增芬——主编

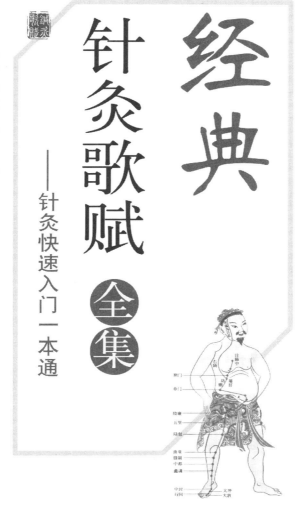

中国中医药出版社
·北京·

图书在版编目（CIP）数据

经典针灸歌赋全集：针灸快速入门一本通／谭允熙，

李增芬主编 . —北京：中国中医药出版社，2018.2（2018.5重印）

ISBN 978 – 7 – 5132 – 4761 – 0

Ⅰ.①经…　　Ⅱ.①谭…②李…　　Ⅲ.①针灸疗法—方歌　　Ⅳ.①R245

中国版本图书馆 CIP 数据核字（2018）第 014345 号

中国中医药出版社出版

北京市朝阳区北三环东路 28 号易亨大厦 16 层

邮政编码　100013

传真　010 – 64405750

山东百润本色印刷有限公司印刷

各地新华书店经销

开本 787 × 1092　1/16　印张 14.25　字数 315 千字

2018 年 2 月第 1 版　2018 年 5 月第 2 次印刷

书号　ISBN 978 – 7 – 5132 – 4761 – 0

定价　59.00 元

网址　www.cptcm.com

社 长 热 线　010 – 64405720

购 书 热 线　010 – 89535836

维 权 打 假　010 – 64405753

微信服务号　zgzyycbs

微商城网址　https：//kdt.im/LIdUGr

官 方 微 博　http：//e.weibo.com/cptcm

天猫旗舰店网址　https：//zgzyycbs.tmall.com

经典针灸歌赋全集
——针灸快速入门一本通

编 委 会

主 编　谭允熙　李增芬

副主编　杨金花　石　林　王默然

编 委　谭允熙　李增芬　杨金花

　　　　石　林　王默然　杨庆哲

　　　　董　雯　王海涛　黄　蓬

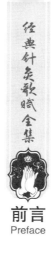

前言
Preface

　　20世纪50年代是我国针灸近代第一个发展高峰。烟台市王岐山先生乃承淡安先生高足，以针灸歌赋为基础开馆授徒。1952年，家人带回的经络歌赋笔记，成为十一岁时我的启蒙书。1956年拜师山东名家葛遵尧先生，掌握了手算法子午流注和灵龟八法等运气学说入门知识。1959和1960年，人民卫生出版社先后出版的《针灸歌赋选解》和《针灸歌赋》，都是我的读本。我的青少年时期是在借书、抄书、背书和整书中度过的。一直想见到更多内容针灸歌赋。1979年，恩师王雪苔先生邀调我到身边工作，惜我因父母年迈而未能如愿，成终身遗憾。但我热爱针灸之心未泯。葛遵尧老师1982年去世，我2001年退休后得以重拾老师衣钵，研究针灸，授徒并申请了针灸非物质文化遗产（市级）。

　　我在本书中，纠正了资料中的差错，还做了三件事：第一，将历代针灸歌赋"合并同类项"乃至"品评"。第二，在日本国本间祥白先生工作的基础上制出经络诊察图和奇经八脉诊察图。第三，将历代的针灸禁忌（人神禁忌）"合并同类项"，使之一目了然，不再望而却步。全书工作历时4年余，书成之日，本人身体受损。若还有时日，我将对歌赋内的疑难病名作中西阐解。

　　在整理文稿时，我们面临着抉择，是全盘照抄，还是为了读者实用？我们不应让后代总在重复的文字考古而无谓的浪费精力和墨水，诸如"荥"和"荣"字、"大指次指""小指次指""指地"等。

　　2018年是承淡安先生逝世（1957年）61周年，也是扶掖我的王雪苔先生去世（2008年）10周年。谨此表示对这两位大师的深切怀念。

　　我师在世时，受市卫生局委托，编写了针灸教材，其"葛氏针灸歌选"由师兄孙锡奎辅佐完成，今录入附录中。

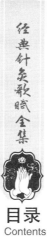

目录
Contents

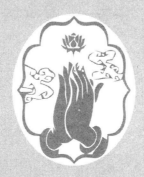

第一章

经　络

一、十二经脉

【出处】

（1）经文及图：《灵枢经白话解》。

（2）歌：①《针灸大全》；②《针灸学》（江苏人民出版社，1957年）；③《经络学》（山东科学技术出版社，2000年）。

【原文】

1. 手太阴肺经

（1）肺脉循行、病候经文

肺手太阴之脉，起于中焦，下络大肠，还循胃口，上膈属肺，从肺系横出腋下，下循臑内，行少阴、心主之前，下肘中，循臂内上骨下廉，入寸口，上鱼，循鱼际，出大指之端；其支者，从腕后直出次指内廉，出其端。是动则病肺胀满，膨膨而喘咳，缺盆中痛，甚则交两手而瞀，此为臂厥。是主肺所生病者，咳，上气，喘喝，烦心，胸满，臑臂内前廉痛，厥，掌中热。气盛有余，则肩背痛风寒，汗出中风，小便数而欠。气虚则肩背痛寒，少气不足以息，溺色变。

（2）经脉循行与病候关系示意图（图1-1）

（3）手太阴肺经经脉歌

①手太阴肺中焦生，下络大肠出贲门，上膈属肺从肺系，系横出腋臑中行。肘臂寸口上鱼际，大指内侧爪甲根。支络还从腕后出，接次指属阳明经，此经多气而少血。是动则病喘与咳，肺胀膨膨缺盆痛，两手交瞀为臂厥。所生病者为气嗽，喘喝烦心胸满结，臑臂之内前廉痛，小便频数掌中热。气虚肩背痛而寒，气盛亦痛风汗出，欠伸少气不足息，遗矢无度溺变别。

②循行歌：手太阴肺中焦起，下络大肠胃口行，上膈属肺从肺系，横出腋下臑内萦，前于心与心包脉，下肘循臂骨上廉，遂入寸口上鱼际，大指桡侧爪甲根，支络还从腕后出，接次指交阳明经。

③主病歌：手太阴经肺主病，胀满喘咳缺盆痛，甚则两手交而瞀，此为臂厥肺是动；咳而上气肺所生，喘喝烦心胸满促，臑臂之内前廉痛，厥掌中热别络生，气盛作痛连肩背，汗出中风溲数欠；气虚肩背痛而寒，少气乏息溺色变。

④此经多气而少血。是动则为喘满咳，膨膨肺胀缺盆痛，两手交瞀为臂厥。肺所生病咳上气，喘喝烦心胸满结，臑臂之内前廉痛，为厥或为掌中热，肩背痛是气有余，小便数欠或汗出。气虚亦痛溺色变，少气不足以报息。

浅注：经文中"上骨下廉"和歌中"臂骨上廉""内""外"前廉等不一致。现在解剖学定位是掌心向前、拇指在外为标准体位，则应是"外前廉"或称桡侧。原文溺色赤，以溺色变成别样为更广义。

（4）经筋

①经文：手太阴之筋，起于大指之上，循指上行，结于鱼后，行寸口外侧，上循

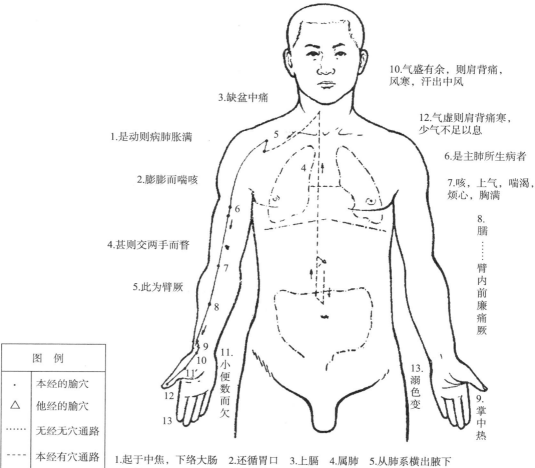

3.缺盆中痛

10.气盛有余，则肩背痛，
风寒，汗出中风

1.是动则病肺胀满

12.气虚则肩背痛寒，
少气不足以息

6.是主肺所生病者

2.膨膨而喘咳

7.咳，上气，喘渴，
烦心，胸满

8.臑……臂内前廉痛厥

4.甚则交两手而瞀

5.此为臂厥

13.溺色变

9.掌中热

11.小便数而欠

图　例

·	本经的腧穴
△	他经的腧穴
······	无经无穴通路
- - -	本经有穴通路

1.起于中焦，下络大肠　2.还循胃口　3.上膈　4.属肺　5.从肺系横出腋下
6.下循臑内，行少阴、心主之前　7.下肘中　8.循臂内上骨下廉　9.入寸口　10.上鱼
11.循鱼际　12.出大指之端　13.其交者，从腕后直出次指内廉，出其端

图1－1　手太阴肺经经脉循行与病候关系示意图

臂，结肘中，上臑内廉，入腋下，出缺盆，结肩前髃，上结缺盆，下结胸里，散贯贲，合贲下，抵季胁。其病当所过者支转筋痛，甚成息贲，胁急，吐血。治在燔针劫刺，以知为数，以痛为腧，名曰仲冬痹也。

②手太阴经筋歌：手太阴筋起大指，循指上行结鱼后，行寸外侧上循臂，结肘上循臑内廉，入腋上出缺盆中，结于肩前结缺盆，下结胸里散贯贲，合贲下抵季胁间。

③经筋的概念：十二经筋是附属于十二经脉的筋肉系统，也是十二经脉之外位于浅表部的筋肉间相互关联的循行体系。它起于四肢末端的指爪，沿四肢上行于颈项，终结于头面，并不与内脏相连。它的病候可表现为属寒属热两方面，以及沿经筋所循行的部位发生掣引、疼痛、转筋等。治疗多用燔针劫刺，以知为度，以痛为腧（即天应穴）。经皆有筋，筋皆可病。

2. 手阳明大肠经

（1）大肠脉循行、病候经文

大肠手阳明之脉，起于大指次指之端，循指上廉，出合谷两骨之间，上入两筋之中，循臂上廉，入肘外廉，上臑外前廉，上肩，出髃骨之前廉，上出于柱骨之会上，下入缺盆，络肺，下膈，属大肠；其支者，从缺盆上颈贯颊，入下齿中，还出夹口，交人中，左之右，右之左，上夹鼻孔。是动则病齿痛颈肿。是主津所生病者，目黄口干，鼽衄，喉痹，肩前臑痛，大指次指痛不用。气有余则当脉所过者热肿，虚则寒栗不复。

（2）经脉循行与病候关系示意图（图1-2）

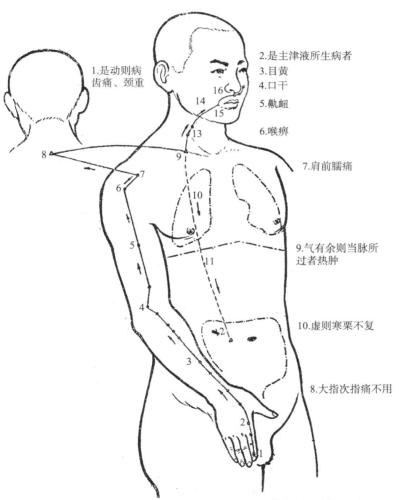

1.是动则病齿痛、颈重

2.是主津液所生病者
3.目黄
4.口干
5.鼽衄
6.喉痹

7.肩前臑痛

9.气有余则当脉所过者热肿

10.虚则寒栗不复

8.大指次指痛不用

1.起于大指次指之端　2.循指上廉，出合谷两骨之间，上入两筋之中　3.循臂上廉　4.入肘外廉　5.上臑外前廉　6.上肩　7.出髃骨之前廉　8.上出于柱骨之会上　9.下入缺盆　10.络肺　11.下膈　12.属大肠　13.其支者，从缺盆上颈　14.贯颊　15.入下齿中　16.还出夹口，交人中，左之右，右之左，上夹鼻孔

图1-2　手阳明大肠经经脉循行与病候关系示意图

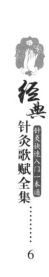
（3）手阳明大肠经经脉歌

①阳明之脉手大肠，示指桡侧起商阳，循指上廉出合谷，两筋歧骨循臂髆，入肘外廉循臑外，肩端前廉柱骨旁，从肩下入缺盆内，络肺下膈属大肠。支从缺盆上入颈，斜贯颊前下齿当，还出人中交左右，上夹鼻孔注迎香。此经气盛血亦盛。是动颐肿并齿痛，所生病者为鼽衄，目黄口干喉痹生。示指疼痛难为用，肩前臑外痛相仍。气有余兮脉热肿，虚则寒栗病偏增。

②循行歌：手阳明经属大肠，示指桡侧起商阳，循指上廉入合谷，两骨两筋中间行，循臂入肘上臑外，肩髃前廉柱骨旁，从肩下入缺盆内，络肺下膈属大肠，支从缺盆上入颈，斜贯两颊下齿当，夹口人中交左右，上夹鼻孔尽迎香。

③主病歌：手阳明动下齿痛，必恶热饮颐颈肿；目黄口干津液病，鼽衄喉痹因热重，肩前臑外相引痛，所过示指痛不用，气盛所过发热肿，虚则寒栗温补奉。

④此经血盛气亦盛。是动齿痛颈亦肿。是主津液病所生，目黄口干鼽衄动，喉痹痛在肩前臑，大指次指痛不用。

（4）经筋

①经文：手阳明之筋，起于大指次指之端，结于腕，上循臂，上结于肘外，上臑，结于髃；其支者，绕肩胛，夹脊；直者，从肩髃上颈；其支者，上颊结于頄；直者，上出手太阳之前，上左角，络头，下右颔。其病当所过者支痛及转筋，肩不举，颈不可左右视。治在燔针劫刺，以知为数，以痛为腧，名曰孟夏痹也。

②手阳明经筋歌：手阳明筋走示指，结于腕桡上循臂，结于肘外循臑前，结于肩上肩髃穴。支者绕胛夹脊旁，直从肩髃上循颈，支者上颊结于頄，直者上出太阳前，上左额角络于头，终于右下颔颊间。

（5）经别

①经文：手阳明之正，从手循膺乳，别于肩髃，入柱骨下，走大肠，属于肺，上循喉咙，出缺盆，合于阳明也。手太阴之正，别入渊腋少阴之前，入走肺，散之大肠，上出缺盆，循喉咙，复合阳明，此为六合也。

②手阳明、太阴经别歌：手阳明正起于手，沿臂肘臑循膺乳，别于肩髃入柱骨，下走大肠属肺中，上循喉咙入缺盆，在此归属手阳明。手太阴正别渊腋，行于少阴前入肺，散肠上出缺盆中，循喉复合阳明经，此为阳明第六合，勤学牢记莫放松。

③经别和六合的概念：经别是由十二经脉别出的支脉所组成的系统，其循行的路线深而且长，由四肢深入内脏，而后出于头颈。包括在十二经范围以内，在阴经和阳经互为表里的配偶之间，即手足少阴合于手足太阳，足厥阴合于足少阳，手足太阴合于手足阳明，手厥阴合于手少阳，称为六合。出入离合，作为中途联系的通路，也就是正经别行的支脉，所以简称为经别。

十二经别行根据十二经脉的表里关系分为六组，每一脏腑的表里为一合，共称为六合。

关于第几合：先于足，太阳（一）、少阳（二）、阳明（三）；继之手，太阳（四）、少阳（五）、阳明（六）。由此排列出第一、二、三、四、五、六合。

3. 足阳明胃经

（1）胃脉循行、病候经文

胃足阳明之脉，起于鼻，交頞中，旁约太阳之脉，下循鼻外，入上齿中，还出夹口，环唇，下交承浆，却循颐后下廉，出大迎，循颊车，上耳前，过客主人，循发际，至额颅。其支者，从大迎前，下人迎，循喉咙，入缺盆，下膈，属胃，络脾。其直者，从缺盆下乳内廉，下夹脐，入气街中。其支者，起于胃口，下循腹里，下至气街中而合，以下髀关，抵伏兔，下膝髌中，下循胫外廉，下足跗，入中趾内间。其支者，下膝三寸而别，下入中趾外间。其支者，别跗上，入大趾间，出其端。是动则病洒洒振寒，善伸数欠，颜黑，病至则恶人与火，闻木声则惕然而惊，心欲动，独闭户塞牖而处，甚则欲上高而歌，弃衣而走，贲响腹胀，是为骭厥。是主血所生病者，狂疟，温淫汗出，鼽衄，口喝唇胗，颈肿喉痹，大腹水肿，膝髌肿痛，循膺、乳、气街、股、伏兔、骭外廉、足跗上皆痛，中趾不用。气盛则身以前皆热，其有余于胃，则消谷善饥，溺色黄。气不足则身以前皆寒栗，胃中寒则胀满。

（2）经脉循行与病候关系示意图（图1-3）

（3）足阳明胃经经脉歌

①胃足阳明交鼻起，下循鼻外入上齿，还出夹口绕承浆，颐后大迎颊车里，耳前发际至额颅。支下人迎缺盆底，下膈入胃络脾宫。直者缺盆下乳内。一支幽门循腹中，下行直合气冲逢，遂由髀关抵膝髌，胻跗中趾内间同。一支下膝注三里，前出中趾外间通。一支别走足跗趾，大趾之端经尽已。此经多气复多血。是动欠伸面颜黑，凄凄恶寒畏见人，忽闻木音心惊惕，闭户塞牖欲独处，登高而歌弃衣走，甚则腹胀乃贲响，凡此诸疾皆骭厥。所生病者为狂疟，温淫汗出鼻流血，口喝唇裂又喉痹，膝髌疼痛腹胀结，气膺伏兔胻外廉，足跗中趾俱痛彻。有余消谷溺色黄，不足身前寒振栗，胃房胀满食不消，气盛身前皆有热。

②循行歌：足阳明胃起鼻頞，互交旁约足太阳，下循鼻外入上齿，夹口环唇交承浆，颐后大迎颊车游，耳前发际至额颅，支循喉咙入缺盆，下膈属胃络脾州，直者下乳夹脐冲，支从胃口腹里通，下至气街中而合，遂下髀关伏兔逢，膝髌之中循胫外，足跗中趾内间终，支者下膝三寸别，下入中趾外间列，又有支者别跗上，大趾之间太阴接。

③主病歌：足阳明动洒洒寒，善伸数欠黑侵颜，病至恶见人与火，闻木声惊心惕然，闭户塞牖欲独处，登高而歌弃衣走，贲响腹胀为骭厥；主血生病狂疟见，温淫汗出鼻鼽衄，口喝唇胗颈喉肿，大腹水肿膝髌痛，膺乳气街股伏兔，骭外足跗上皆痛，下至中趾不为用；气盛身前尽皆热，消谷善饥溺色黄，不足身前皆寒栗，胃中寒则满而胀。

④此经多气复多血，振寒伸欠面颜黑。病至恶见火与人，忌闻木声心惕惕。闭户塞牖欲独处，甚则登高弃衣走。贲响腹胀为骭厥，狂疟温淫及汗出。鼽衄口喝并唇胗，颈肿喉痹腹水肿。膺乳膝髌股伏兔，骭外足跗上皆痛。气盛热在身以前，有余消谷溺黄甚。不足身以前皆寒，胃中寒而腹胀癃。

（4）经筋

①经文：足阳明之筋，起于中三趾，结于跗上，邪外上加于辅骨，上结于膝外廉，

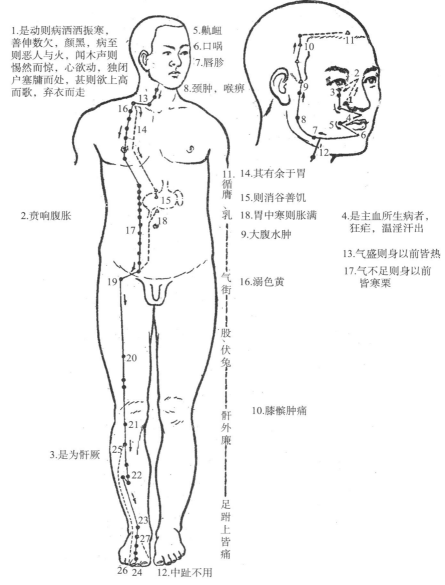

1.是动则病洒洒振寒，善伸数欠，颜黑，病至则恶人与火，闻木声则惕然而惊，心欲动，独闭户塞牖而处，甚则欲上高而歌，弃衣而走

5.鼽衄
6.口㖞
7.唇胗
8.颈肿，喉痹

2.贲响腹胀

11.循膺乳
14.其有余于胃
15.则消谷善饥
18.胃中寒则胀满
9.大腹水肿

16.溺色黄

气街
股、伏兔

骭外廉

10.膝髌肿痛

足跗上皆痛

4.是主血所生病者，狂疟，温淫汗出

13.气盛则身以前皆热
17.气不足则身以前皆寒栗

3.是为骭厥

26 24　12.中趾不用

1.起于鼻　2.交頞中　3.旁约太阳之脉，下循鼻外　4.入上齿中　5.还出夹口，环唇　6.下交承浆　7.却循颐后下廉　8.出大迎，循颊车　9.上耳前，过客主人　10.循发际　11.至额颅　12.其支者，从大迎前下人迎，循喉咙　13.入缺盆　14.下膈　15.属胃，络脾　16.其直者，从缺盆下乳内廉　17.下夹脐，入气街中　18.其支者，起于胃口，下循腹里，下至气街中而合19.以下髀关，抵伏兔　21.下膝髌中　22.下循胫外廉　23.下足跗　24.入中趾内间　25.其支者，下膝三寸而别　26.下入中趾外间　27.其支者，别跗上，入大趾间，出其端

图1-3　足阳明胃经经脉循行与病候关系示意图

直上结于髀枢，上循胁，属脊。其直者，上循骭，结于膝。其支者，结于外辅骨，合少阳。其直着，上循伏兔，上结于髀，聚于阴器，上腹而布，至缺盆而结，上颈，上夹口，合于頄，下结于鼻，上合于太阳，太阳为目上网。阳明为目下网。其支者，从

颊结于耳前。其病足中趾支胫转筋，脚跳坚，伏兔转筋，髀前肿，㿉疝，腹筋急，引缺盆及颊，卒口僻，急者目不合，热则筋纵，目不开。颊筋有寒，则急引颊移口；有热则筋弛纵缓不胜收，故僻。名曰季春痹也。

②足阳明经筋歌：足阳明筋起三趾，结跗斜入外辅骨。上结膝外直髀枢，上循胁肋属于脊。直者循骭结于膝，支者结辅合少阳。直者上循伏兔中，结于髀关聚阴器。上腹而布缺盆结，上颈夹口合于頄。下结鼻中合太阳，目上网属太阳间。目下网属阳明间，支者从颊结耳前。

4. 足太阴脾经

（1）脾脉循行、病候经文

脾足太阴之脉，起于大趾之端，循趾内侧白肉际，过核骨后，上内踝前廉，上腨内，循胫骨后，交出厥阴之前，上膝股内前廉，入腹，属脾络胃，上膈，夹咽，连舌本，散舌下。其支者，复从胃别上膈，注心中。是动则病舌本强，食则呕，胃脘痛，腹胀善噫，得后与气则快然如衰，身体皆重。是主脾所生病者，舌本痛，体不能动摇，食不下，烦心，心下急痛，溏瘕泄，水闭，黄疸，不能卧，强立，股膝内肿厥，足大趾不用。

（2）经脉循行与病候关系示意图（图1-4）

（3）足太阴脾经经脉歌

①太阴脾起足大趾，上循内侧白肉际，核骨之后内踝前，上腨循胫经膝里，股内前廉入腹中，属脾络胃与膈通，夹喉连舌散舌下。支络从胃注心宫。此经气盛而血衰。是动其病气所为，食入即吐胃脘痛，更兼身体重难移，腹胀善噫舌本强，得后与气快然衰。所生病者舌亦痛，体重不食亦如之。烦心心下仍急痛，泄水溏瘕寒疟随，不卧强立股膝肿，疸发身黄大趾痿。

浅注：身体"重"难移，有谓"痛"难移。

②循行歌：太阴脾起足大趾，循趾内侧白肉际，过核骨后内踝前，上腨循胫膝股里，股内前廉入腹中，属脾络胃上膈通，夹咽连舌散舌下，支者从胃注心宫。

③主病歌：足太阴动舌本强，食呕胃脘腹痛胀，善噫得后快然衰，身体皆重脾主病，舌本痛体不能动，食不能下心烦痛，寒疟溏瘕泄水闭，水肿黄疸不能卧，强立股膝内肿痛，厥为足大趾不用。

④此经血少而气壮，是动则病舌本强。食则呕出胃脘痛，心中善噫而腹胀。得后与气快然衰，脾病身重不能摇。瘕泄水闭及黄疸，烦心心痛食难消。强立股膝内多肿，不能卧因胃不和。

（4）经筋

①经文：足太阴之筋，起于大趾之端内侧，上结于内踝。其直者，结于膝内辅骨，上循阴股，结于髀，聚于阴器，上腹，结于脐，循腹里，结于肋，散于胸中。其内者，着于脊。其病足大趾支内踝痛，转筋痛，膝内辅骨痛，阴股引髀而痛，阴器纽痛上引脐，两胁痛引膺中，脊内痛。名曰仲秋痹也。

②足太阴经筋歌：足太阴筋起大趾，上循内踝结此中。直者络于内辅骨，上循阴股结于髀。聚于阴器上行腹，结于脐中循腹部。结于肋骨散胸中，其内附着脊柱里。

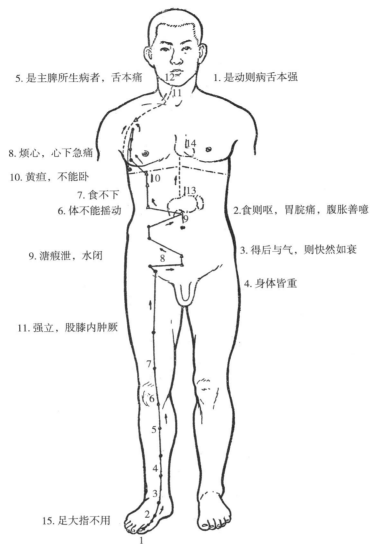

5. 是主脾所生病者，舌本痛　　12　　1. 是动则病舌本强

11

8. 烦心，心下急痛

10. 黄疸，不能卧

7. 食不下

6. 体不能摇动

2. 食则呕，胃脘痛，腹胀善噫

9. 溏瘕泄，水闭

3. 得后与气，则快然如衰

4. 身体皆重

11. 强立，股膝内肿厥

15. 足大指不用

1.起于大趾之端　2.循趾内侧白肉际　3.过核骨后　4.上内踝前廉　5.上腨内，循胫骨后
6.交出厥阴之前　7.上膝股内前廉　8.入腹　9.属脾，络胃　10.上膈　11.夹咽　12.连舌本，
散舌下　13.其支者，复从胃别上膈　14.注心中

图 1－4　足太阴脾经经脉循行与病候关系示意图

（5）经别

①经文：足阳明之正，上至髀，入于腹里，属胃，散之脾，上通于心，上循咽，出于口，上頞頔，还系目系，合于阳明也。足太阴之正，上至髀，合于阳明，与别俱行，上结于咽，贯舌中，此为三合也。

②足阳明、太阴经别歌：足阳明正别髀关，入于腹里属胃经，散络脾经通于心，循咽出于口角旁，上頞下頔还系目，合于阳明足经脉。足太阴正上至髀，合于阳明别并行，上结咽中贯舌本，阳明三合须辨明。

5. 手少阴心经

（1）心脉循行、病候经文

心手少阴之脉，起于心中，出属心系，下膈，络小肠。其支者，从心系上夹咽，系目系。其直者，复从心系却上肺，下出腋下，下循臑内后廉，行太阴、心主之后，下肘内，循臂内后廉，抵掌后锐骨之端，入掌内后廉，循小指之内出其端。是动则病嗌干心痛，渴而欲饮，是为臂厥。是主心所生病者，目黄，胁痛，臑臂内后廉痛厥，掌中热痛。

（2）经脉循行与病候关系示意图（图1-5）

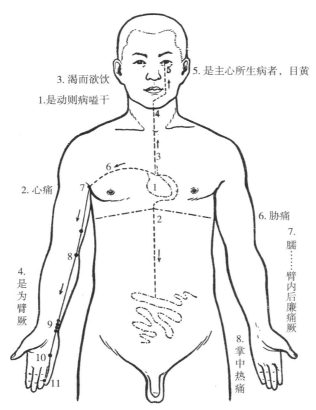

1. 起于心中，出属心系　2. 下膈，络小肠　3. 其支者，从心系　4. 上夹咽　5. 系目系　6. 其直者，复从心系却上肺，下出腋下　7. 下循臑内后廉，行太阴、心主之后　8. 下肘内，循臂内后廉　9. 抵掌后锐骨之端　10. 入掌内后廉　11. 循小指之内出其端

图1-5　手少阴心经经脉循行与病候关系示意图

（3）手少阴心经经脉歌

①手少阴脉起心中，下膈直与小肠通。支者还从肺系走，直上喉咙系目瞳。直者上肺出腋下，臑后肘内少海从，臂内后廉抵掌中，锐骨之端注少冲。多气少血属此经。是动心脾痛难任，渴欲饮水咽干燥，所生胁痛目如金，臑臂之内后廉痛，掌中有热向经寻。

②循行歌：手少阴脉起心中，下膈直络小肠承，支者夹咽系目系，直从心系上肺

腾，下腋循臑后廉出，太阴心主之后行，下肘循臂抵掌后，锐骨之端小指停。

③主病歌：手少阴动病嗌干，心动渴饮臂厥缘；心病目黄胁满痛，臂臑痛厥掌中热。

④此经少血而多气。是动咽干心痛应，目黄胁痛渴欲饮，臂臑内痛掌热蒸。

（4）经筋

①经文：手少阴之筋，起于小指之内侧，结于锐骨，上结肘内廉，上入腋，交太阴，夹乳里，结于胸中，循贲，下系于脐。其病内急，心承伏梁，下为肘网。其病当所过者支转筋痛。名曰季冬痹也。经筋之病，寒则筋急，热则筋弛纵不收，阴痿不用。阳急则反折，阴急则俯不伸。

②手少阴经筋歌：手少阴筋起小指，结于锐骨肘内廉。入腋太阴夹乳里，结胸循贲脐下间。

6. 手太阳小肠经

（1）小肠脉循行、病候经文

小肠手太阳之脉，起于小指之端，循手外侧上腕，出踝中，直上循臂骨下廉，出肘内侧两骨之间，上循臑外后廉，出肩解，绕肩胛，交肩上，入缺盆，络心，循咽，下膈，抵胃，属小肠。其支者，从缺盆循颈上颊，至目锐眦，却入耳中。其支者，别颊上𩑔抵鼻，至目内眦，斜络于颧。是动则病嗌痛颔肿，不可以顾，肩似拔，臑似折。是主液所生病者，耳聋、目黄、颊肿，颈、颔、肩、臑、肘、臂外后廉痛。

（2）经脉循行与病候关系示意图（图1-6）

（3）手太阳小肠经经脉歌

①手太阳经小肠脉，小指之端起少泽，循手外廉出踝中，循臂骨出肘内侧，上循臑外出后廉，直过肩解绕肩胛，交肩下入缺盆内，向腋络心循咽嗌，下膈抵胃属小肠。一支缺盆贯颈颊，至目锐眦却入耳，复从耳前仍上颊。一支别颊上至𩑔，抵鼻外至目内眦，斜络于颧别络接。此经少气还多血，是动则病痛咽嗌，颔下肿兮不可顾，肩如拔兮臑似折。所生病主肩臑痛，耳聋目黄肿腮颊，肘臂之外后廉痛，部分犹当细分别。

②循行歌：手太阳经小肠脉，小指之端起少泽，循手上腕出踝中，上臂骨出肘内侧，两筋之间臑后廉，出肩解而绕肩胛，交肩之上入缺盆，直络心中循咽嗌，下膈抵胃属小肠。支从缺盆上颈颊，至目锐眦入耳中。支者别颊斜上𩑔，抵鼻至于目内眦，其络与足太阳接。

③主病歌：手太阳动病嗌疼，颔肿肩臑拔折形；液病耳聋目色黄，颊肿颈肩肘臂痛。

④嗌痛颔肿头难回，肩似拔兮臑似折，耳聋目黄肿颊间。是所生病为主液，颈颔肩臑肘臂痛，此经少气而多血。

（4）经筋

①经文：手太阳之筋，起于小指之上，结于腕，上循臂内廉，结于肘内锐骨之后，弹之应小指之上，入结于腋下。其支者，后走腋后廉，上绕肩胛，循颈出足太阳之筋前，结于耳后完骨。其支者，入耳中。直者，出耳上，下结于颔，上属目外眦。其病小指支肘内锐骨后廉痛，循臂阴入腋下，腋下痛，腋后廉痛，绕肩胛引颈而痛，应耳中鸣，痛引颔，目瞑，良久乃得视，颈筋急，则为筋瘘颈肿。名曰仲夏痹也。

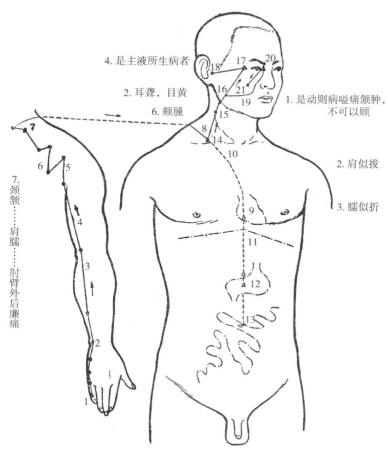

1. 起于小指之端　2. 循手外侧上腕，出踝中　3. 直上循臂骨下廉，出肘内侧两筋之间　4. 上循臑外后廉　5. 出肩解
6. 绕肩胛　7. 交肩上　8. 入缺盆　9. 络心　10. 循咽　11. 下膈　12. 抵胃　13. 属小肠　14. 其支者，从缺盆　15. 循颈
16. 上颊　17. 至目锐眦　18. 却入耳中　19. 其支者，别颊上䪼，抵鼻　20. 至目内眦　21. 斜络于颧

图 1-6　手太阳小肠经经脉循行与病候关系示意图

②手太阳经筋歌：手太阳筋起小指，结腕上循臂内侧。结于肘内锐骨后，入腋结于腋下缝。支从后腋绕肩胛，循颈出走太阳前。结于耳后完骨边。支者入于耳中央。直者出走耳上边，下结于颔属目外。本支曲牙循耳前，目外上额结于角。

（5）经别

①经文：手太阳之正，指地，别于肩解，入腋走心，系小肠也。手少阴之正，别入于渊腋两筋之间，属于心，上走喉咙，出于面，合目内眦，此为四合也。

②手太阳、少阴经别歌：手太阳正别肩解，入腋走心系小肠。手少阴正别渊腋，属心走喉出于面。合于目内至太阳，太阳四合记心间。

7. 足太阳膀胱经

（1）膀胱经循行、病候经文

膀胱足太阳之脉，起于目内眦，上额，交巅。其支者，从巅至耳上角。其直者，从巅入络脑，还出别下项，循肩髆内，夹脊抵腰中，入循膂，络肾属膀胱。其支者，从腰中下夹脊，贯臀，入腘中。其支者，从髆内左右别下贯胛，夹脊内，过髀枢，循髀外后廉下合腘中，以下贯踹内，出外踝之后，循京骨至小趾外侧。是动则病冲头痛，目似脱，项如拔，脊痛，腰似折，髀不可以曲，腘如结，踹如裂，是为踝厥。是主筋所生病者，痔，疟，狂癫疾，头囟项痛，目黄泪出，鼽衄，项、背、腰、尻、腘、踹、脚皆痛，小趾不用。

（2）经脉循行与病候关系示意图（图1－7）

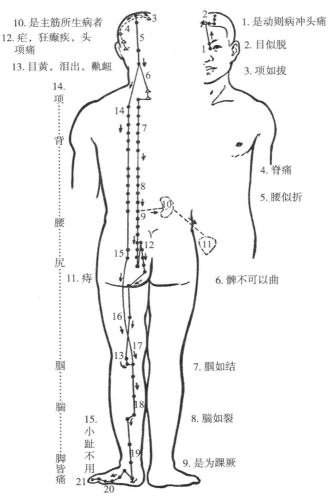

1.起于目内眦　2.上额　3.交巅　4.其支者，从巅至耳上角　5.其直者，从巅入络脑　6.还出别下项
7.循肩髆内　8.夹脊抵腰中　9.入循膂　10.络肾　11.属膀胱　12.其支者，从腰中下夹脊，贯臀
13.入腘中　14.其支者，从髆内左右别下，贯胛，夹脊内　15.过髀枢　16.循髀外　17.从后廉下合腘中
18.以下贯踹内　19.出外踝之后　20.循京骨　21.至小趾外侧

图1－7　足太阳膀胱经经脉循行与病候关系示意图

（3）足太阳膀胱经经脉歌

①足太阳经膀胱脉，目内眦上起额尖。支者巅上至耳角。直者从巅脑后悬，络脑

还出别下项，仍循肩膊夹脊边，抵腰膂肾膀胱内。一支下与后阴连，贯臀斜入委中穴。一支膊内左右别，贯胛夹脊过髀枢，髀外后廉腘中合，下贯腨内外踝后，京骨骨下趾外侧。是经血多气少也。是动头疼不可当，项如拨兮腰似折，髀枢痛彻脊中央，腘如结兮腨如裂，是为踝厥筋乃伤。所生疟痔小趾废，头囟项痛目色黄，腰尻腘脚痛连背，泪流鼻衄及癫狂。

②循行歌：足太阳经膀胱脉，目内眦上额交巅，支者从巅入耳角，直者从巅入脑间，还出下项循肩膊，夹脊抵腰循膂旋，络肾正属膀胱腑，一支贯臀入腘传，一支从膊别贯胛，夹脊循髀合腘行，贯腨出踝循京骨，小趾外侧接至阴。

③主病歌：足太阳动冲头痛，目似脱兮项如拔，脊痛腰折髀难曲，腘如结而腨如裂，踝厥主筋所生病，痔疟狂癫头囟痛，目黄泪出及鼽衄，项背腰尻腘腨脚，痛及小趾不能用。

④此经少气而多血，头痛脊痛腰如折。目似脱兮项似拔，腘如结兮腨如裂。痔疟狂癫疾病生，鼽衄目黄而泪出。囟项眦腰尻腘腨，病若动时皆痛彻。

（4）经筋

①经文：足太阳之筋，起于足小趾，上结于踝，邪上结于膝，其下循足外侧，结于踵，上循跟，结于腘。其别者，结于腨外，上腘中内廉，与腘中并上结于臀，上夹脊，上项。其支者，别入结于舌本。其直者，结于枕骨，上头下颜，结于鼻。其支者，为目上网，下结于頄。其支者，从腋后外廉，结于肩髃。其支者，入腋下，上出缺盆，上结于完骨。其支者，出缺盆，邪上出于頄。其病小趾支跟肿痛，腘挛，脊反折，项筋急，肩不举，腋支缺盆中纽痛，不可左右摇。名曰仲春痹也。

②足太阳经筋歌：足太阳筋小趾起，结于踝前行外膝。下循外踝结于踵，上循足跟结腘已。支别腨外腘内廉，并腘上行结于臀。夹脊上行循于项，支别入结舌本中。直者结于枕骨上，上头下颜结鼻旁。支者目上结于頄，支从腋后结肩髃。支者腋下出缺盆，上行结于完骨中。支者从此缺盆出，斜上出于頄中央。

8. 足少阴肾经

（1）肾脉循行、病候经文

肾足少阴之脉，起于小趾之下，邪走足心，出于然骨之下，循内踝之后，别入跟中，以上腨内，出腘内廉，上股内后廉，贯脊，属肾络膀胱。其直者，从肾上贯肝膈，入肺中，循喉咙，夹舌本。其支者，从肺出络心，注胸中。是动则病饥不欲食，面如漆柴，咳唾则有血，喝喝而喘，坐而欲起，目䀮䀮如无所见，心如悬若饥状，气不足则善恐，心惕惕如人将捕之，是为骨厥。是主肾所生病者，口热舌干，咽肿，上气，嗌干及痛，烦心，心痛，黄疸，肠澼，脊股内后廉痛，痿厥，嗜卧，足下热而痛。

（2）经脉循行与病候关系示意图（图1-8）

（3）足少阴肾经经脉歌

①足经肾脉属少阴，小趾斜趋涌泉心，然骨之下内踝后，别入跟中腨内侵，出腘内廉上股内，贯脊属肾膀胱临。直者从肾贯肝膈，入肺循喉舌本寻。支者从肺络心内，仍至胸中部分深。此经多气而少血，是动病饥不欲食，喘嗽唾血喉中鸣，坐而欲起面

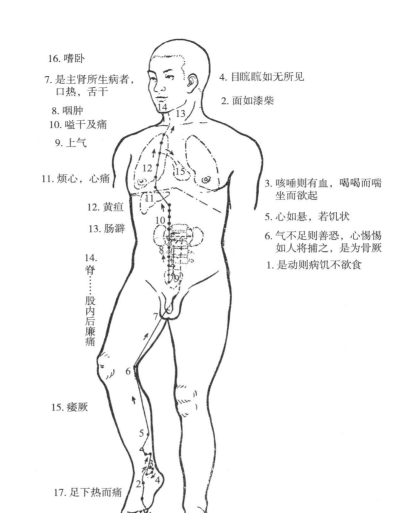

16. 嗜卧

7. 是主肾所生病者，口热，舌干

8. 咽肿
10. 嗌干及痛

9. 上气

11. 烦心，心痛

12. 黄疸

13. 肠澼

14. 脊……股内后廉痛

15. 痿厥

17. 足下热而痛

4. 目䀮䀮如无所见

2. 面如漆柴

3. 咳唾则有血，喝喝而喘坐而欲起

5. 心如悬，若饥状

6. 气不足则善恐，心惕惕如人将捕之，是为骨厥

1. 是动则病饥不欲食

1.起于小趾之下　2.邪走足心　3.出于然骨之下，循内踝之后　4.别入跟中　5.以上腨内
6.出腘内廉　7.上股内后廉　8.贯脊　9.属肾　10.络膀胱　11.其直者，从肾上贯肝膈
12.入肺中　13.循喉咙　14.夹舌本　15.其支者，从肺出络心，注胸中

图 1－8　足少肾经经脉循行与病候关系示意图

如垢，目䀮䀮视气不足，心悬如饥常惕惕。所生病者为舌干，口腔咽痛气贲逼，股内后廉并脊疼，心肠烦痛疸而澼，痿厥嗜卧体怠惰，足下热痛皆肾厥。

②循行歌：足肾经脉属少阴，斜从小趾趋足心，出于然谷循内踝，入跟上腨腘内寻，上股后廉直贯脊，属肾下络膀胱深，直者从肾贯肝膈，入肺夹舌喉咙循，支者从肺络心上，注胸交于手厥阴。

③主病歌：足少阴病饥不食，面如柴漆咳唾血，喝喝而喘坐欲起，䀮䀮无见如悬饥，善恐惕惕如人捕。骨厥主肾生病是，口热舌干及咽肿，上气嗌干病烦心，心痛黄疸并肠澼，腰脊股内后廉痛，痿厥嗜卧少精神，足下热痛经气逆。

④此经多气而少血，是动病饥不欲食。咳唾有血喝喝喘，目㿠悬坐起辄，善恐如人将捕之，咽肿舌干兼口热，脊股后廉之内痛，嗜卧足下热痛彻。

（4）经筋

①经文：足少阴之筋，起于小趾之下，并足太阴之筋，邪走内踝之下，结于踵，与太阳之筋合而上结于内辅之下，并太阴之筋而上循阴股，结于阴器，循脊内挟膂，上至项，结于枕骨，与足太阳之筋合。其病足下转筋，及所过而结者皆痛及转筋。病在此者，主痫瘛及痉，在外者不能俯，在内者不能仰。故阳病者腰反折不能俯，阴病者不能仰。名曰孟秋痹也。

②足少阴经筋歌：足少阴筋小趾下，并入太阴筋向前，斜走踝下结于踵，合于太阳辅下结，并入太阴循阴股，结于阴器循脊内，夹膂至项结枕骨，合与足之太阳筋。

（5）经别

①经文：足太阳之正，别入于腘中，其一道下尻五寸，别入于肛，属于膀胱，散之肾，循膂，当心入散；直者，从膂上出于项，复属于太阳，此为一经也。足少阴之正，至腘中，别走太阳而合，上至肾，当十四椎，出属带脉；直者，系舌本，复出于项，合于太阳，此为一合。成以诸阴之别，皆为正也。

②足太阳、少阴经别歌：足太阳正别入腘，下尻五寸别入肛，属于膀胱散之肾，循膂当心散入中，直从膂上出于项，复合太阳此一经。足少阴正至腘中，别走太阳合至肾，十四椎属带脉生，直系舌本复出项，此为太阳第一合，细心领会莫相混。

9. 手厥阴心包络经

（1）心包脉循行、病候经文

心主手厥阴心包络之脉，起于胸中，出属心包络，下膈，历络三焦。其支者，循胸出胁，下腋三寸，上抵腋下，循臑内，行太阴、少阴之间，入肘中，下臂，行两筋之间，入掌中，循中指，出其端。其支者，别掌中，循小指次指出其端。是动则病手心热，臂肘挛急，腋肿，甚则胸胁支满，心中憺憺大动，面赤目黄，喜笑不休。是主脉所生病者，烦心，心痛，掌中热。

（2）经脉循行与病候关系示意图（图1-9）

（3）手厥阴心包经经脉歌

①手厥阴心主起胸，属包下膈三焦宫。支者循胸出胁下，胁下连腋三寸同，仍上抵腋循臑内，太阴少阴两经中，指透中冲支者别，环指尺侧络相通。是经少气原多血。是动则病手心热，肘臂挛急腋下肿，甚则胸胁支满结，心中憺憺或大动，善笑目黄面赤色。所生病者为心烦，心痛掌热病之则。

②循行歌：手厥阴经心主标，心包下膈络三焦，起自胸中支出胁，下腋三寸循臑迢，太阴少阴中间走，入肘下臂两筋招，行掌心出中指末，支从小指次指交。

③主病歌：手厥阴动手心热，臂肘挛急及腋肿，甚则胸胁支满结，心中憺憺而大动，面赤目黄笑不休，烦心心痛掌中热。

④此经少气原多血，是动则病手心热。肘臂挛急腋下肿，甚则支满在胸胁。心中

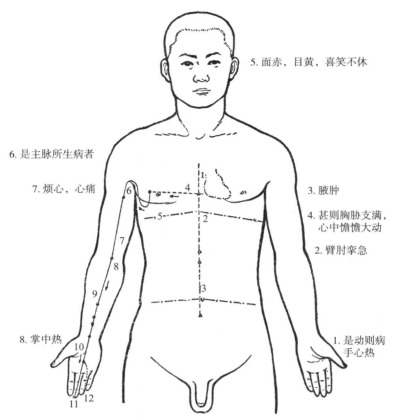

5. 面赤，目黄，喜笑不休

6. 是主脉所生病者

7. 烦心，心痛

3. 腋肿

4. 甚则胸胁支满，心中憺憺大动

2. 臂肘挛急

8. 掌中热

1. 是动则病手心热

1. 起于胸中，出属心包络　2. 下膈　3. 历络三焦　4. 其支者，循胸　5. 出胁，下腋三寸　6. 上抵腋下　7. 循臑内，行太阴、少阴之间　8. 入肘中　9. 下臂，行两筋之间　10. 入掌中　11. 循中指，出其端　12. 其支者，别掌中

图 1－9　手厥阴心包经经脉循行与病候关系示意图

憺憺时大动，面赤目黄笑不歇。是主脉所生病者，掌热心烦心痛掣。

（4）经筋

①经文：手心主之筋，起于中指，与太阴之筋并行，结于肘内廉，上臂阴，结腋下，下散前后夹胁。其支者，入腋，散胸中，结于贲。其病当所过者支转筋，前及胸痛息贲。名曰孟冬痹也。

②手厥阴经筋歌：手厥阴筋起中指，并行太阴结肘内，上循臂阴结腋下，下散前后并夹胁，支者入腋散胸中，心主之脉贲际结。

10. 手少阳三焦经

（1）三焦脉循行、病候经文

三焦手少阳之脉，起于小指次指之端，上出两指之间，循手表腕，出臂外两骨之间，上贯肘，循臑外上肩，而交出足少阳之后，入缺盆，布膻中，散络心包，下膈，循属三焦。其支者，从膻中上出缺盆，上项，系耳后，直上出耳上角，以屈下颊至䪼。其支者，从耳后入耳中，出走耳前，过客主人前，交颊，至目锐眦。是动则病耳聋浑浑焞焞，嗌肿，喉痹。是主气所生病者，汗出，目锐眦痛，颊痛，耳后、肩、臑、肘、臂外皆痛，小指次指不用。

（2）经脉循行与病候关系示意图（图1-10）

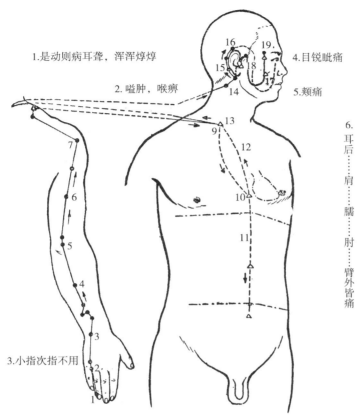

1. 是动则病耳聋，浑浑焞焞
2. 嗌肿，喉痹
3. 小指次指不用
4. 目锐眦痛
5. 颊痛
6. 耳后……肩……臑……肘……臂外皆痛

1. 起于小指次指之端　2. 上出两指之间　3. 循手表腕　4. 出臂外两骨之间　5. 上贯肘　6. 循臑外
7. 上肩　8. 而交出足少阳之后　9. 入缺盆　10. 布膻中，散络心包　11. 下膈，循属三焦　12. 其支者，从膻中　13. 上出缺盆　14. 上项　15. 系耳后直上　16. 出耳上角　17. 以屈下颊至䪼　18. 其支者，从耳后入耳中，出走耳前，过客主入前，交颊　19. 至目锐眦

图1-10　手少阳三焦经经脉循行与病候关系示意图

（3）手少阳三焦经经脉歌

①手经少阳三焦脉，起自环指尺侧端，两指歧骨手腕表，上出臂外两骨间，肘后臑外循肩上，少阳之后交别传。下入缺盆膻中分，散络心包膈里穿。支者膻中缺盆上，上项耳后耳角旋，屈下至颐仍注䪼。一支出耳入耳前，却从上关交曲颊，至目内眦乃尽焉。此经少血还多气，是动耳鸣喉肿痹。所生病者汗自出，耳后痛兼目锐眦，肩臑肘臂外皆痛，环指疼痛亦如废。

浅注：关于三焦，可参阅《灵枢·营卫生会》。

②循行歌：手少阳经三焦脉，起于环指尺侧端，两指之间循表腕，出臂两骨行外关，上行贯肘循臑外，上肩交出少阳寰，入缺盆而布膻中，上络心包下膈从，循属三焦支膻中，从缺上项系耳上，下行耳颊至䪼际，支从耳后耳中存，出走耳前交两颊，

至目锐眦胆经论。

③主病歌：手少阳动病耳聋，浑浑焞焞嗌喉肿，气所生病者汗出，目锐眦痛颊部肿，耳后肩臑肘臂痛，环指疼痛不为用。

④此经少血还多气，耳聋嗌肿及喉痹。气所生病汗出多，颊肿痛及目锐眦，耳后肩臑肘臂外，皆痛废及手环指。

（4）经筋

①经文：手少阳之筋，起于小指次指之端，结于腕，上循臂，结于肘，上绕臑外廉，上肩走颈，合手太阳。其支者，当曲颊入系舌本。其支者，上曲牙，循耳前，属目外眦，上乘颔，结于角。其病当所过者即支转筋，舌卷。名曰季夏痹也。

②手少阳经筋歌：手少阳筋起环指，结于腕中上循臂，结于肘尖绕臑外，上肩走颈合太阳。支从曲颊系舌本，支从曲牙循耳前。属于目外上乘颔，结于额角属太阳。

（5）经别

①经文：手少阳之正，指天，别于巅，入缺盆，下走三焦，散于胸中也。手心主之正，别下渊腋三寸，入胸中，别属三焦，出循喉咙，出耳后，合少阳完骨之下，此为五合也。

②手少阳、厥阴经别歌：手少阳正别于巅，从上而下入缺盆，下走三焦散于胸，是为经脉之根本。心主之正别渊腋，腋下三寸入胸中，别属三焦循喉咙，耳后之下合完骨。此为少阳第五合，心领神会莫疏忽。

11. 足少阳胆经

（1）胆脉循行、病候经文

胆足少阳之脉，起于目锐眦，上抵头角，下耳后，循颈，行手少阳之前，至肩上，却交出手少阳之后，入缺盆。其支者，从耳后入耳中，出走耳前，至目锐眦后。其支者，别锐眦，下大迎，合于手少阳，抵于颅，下加颊车，下颈，合缺盆，以下胸中，贯膈，络肝属胆，循胁里，出气街，绕毛际，横入髀厌中。其直者，从缺盆下腋，循胸，过季胁，下合髀厌中，以下循髀阳，出膝外廉，下外辅骨之前，直下抵绝骨之端，下出外踝之前，循足跗上，入小趾次趾之间。其支者，别跗上，入大趾之间，循大趾歧骨内出其端，还贯爪甲，出三毛。是动则病口苦，善太息，心胁痛，不能转侧，甚则面微有尘，体无膏泽，足外反热，是为阳厥。是主骨所生病者，头痛，颔痛，目锐眦痛，缺盆中肿痛，腋下肿，马刀侠瘿，汗出振寒，疟，胸、胁、肋、髀、膝外至胫、绝骨、外踝前及诸节皆痛，小趾次趾不用。

（2）经脉循行与病候关系示意图（图1-11）

（3）足少阳胆经经脉歌

①足脉少阳胆之经，始从两目锐眦生，抵头循角下耳后，脑空风池次第行，手少阳前至肩上，交少阳后入缺盆。支者耳后贯耳内，出走耳前锐眦循。一支锐眦大迎下，合手少阳抵项根，下加颊车缺盆合，入胸贯膈络肝经，属胆仍从胁里过，下入气冲毛际萦，横入髀厌环跳内，直者缺盆下腋膺。过季胁下髀厌内，出膝外

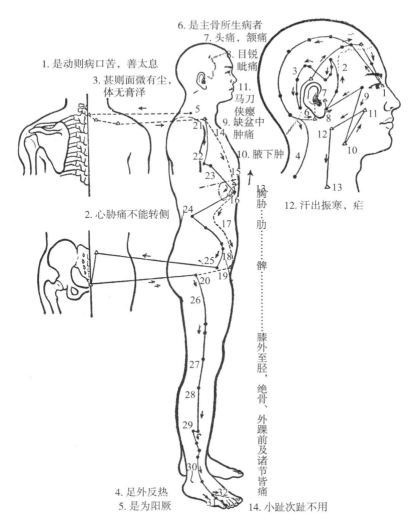

6. 是主骨所生病者
7. 头痛，颔痛
8. 目锐眦痛
11. 马刀侠瘿
9. 缺盆中肿痛
10. 腋下肿
1. 是动则病口苦，善太息
3. 甚则面微有尘，体无膏泽
2. 心胁痛不能转侧
12. 汗出振寒，疟
胸胁……肋……髀……膝外至胫，绝骨、外踝前及诸节皆痛
4. 足外反热
5. 是为阳厥
14. 小趾次趾不用

1.起于目锐眦　2.上抵头角　3.下耳后　4.循颈，行手少阳之前　5.至肩上，却交出手少阳之后
6.入缺盆　7.其支者，从耳后入耳中　8.出走耳前　9.至目锐眦后　10.其支者，别锐眦，下大迎，
合于手少阳　11.抵于颛　12.下加颊车　13.下颈　14.合缺盆　15.以下胸中，贯膈　16.络肝属胆
17.循胁里　18.出气街　19.绕毛际　20.横入髀厌中　21.其直者，从缺盆下腋　22.循胸　23.过季胁
24.下合髀厌中　25.以下循髀阳　26.出膝外廉　27.下外辅骨之前，直下　28.抵绝骨之端　29.下出
外踝之前　30.循足跗上　31.入小趾次趾之间　32.其支者，别跗上，入大趾之间，循大趾歧骨内出
其端，还贯爪甲，出三毛

图 1-11　足少阳胆经经脉循行与病候关系示意图

廉是阳陵，外辅绝骨髁前过，足跗小趾次趾分。一支别从大趾去，三毛之际接肝经。此经多气而少血，是动口苦善太息，心胁疼痛难转移，面尘足热体无泽。所生头疼连锐眦，缺盆肿痛并两腋，马刀侠瘿生两旁，汗出振寒痎疟疾，胸胁髀膝至胻骨，绝骨踝痛及诸节。

　　②循行歌：足少阳脉胆经传，起于两目锐眦边，上抵头角下耳后，循颈行手少阳前，至肩却出少阳后，阳明缺盆之外旋。支者耳后入耳中，出走耳前锐眦逢。支别锐

眦下大迎，合手少阳抵颊宫，下加颊车下颈行，合于缺盆胸中承，贯膈络肝原属胆，胁里气街毛际萦，入髀厌中脉来横。直者缺盆下腋胸，季胁下合髀厌中，下循髀阳膝外廉，下于外辅骨之前，直抵绝骨出外踝，循跗入小次趾间。支别跗上入大趾，循趾歧骨出其端，还贯爪甲出三毛，足厥阴经于此连。

③主病歌：足少阳动病口苦，太息胁痛不能转，甚面微尘体无泽，足外反热阳厥逆。是主骨所生病者，目锐眦痛头颔疼，缺盆肿痛腋下肿，马刀侠瘿与汗出，振寒疟兮胸胁痛，肋髀膝外胫绝骨，外踝前与诸节痛，足之环趾不为用。

④此经多气而少血，是动口苦善太息。心胁疼痛转侧难，足热面尘体无泽。头痛颔痛锐眦痛，缺盆肿痛亦肿胁。马刀侠瘿颈腋生，汗出振寒多疟疾。胸胁髀膝胫绝骨，外踝皆痛及诸节。

（4）经筋

①经文：足少阳之筋，起于小趾次趾，上结外踝，上循胫外廉，结于膝外廉。其支者，别起外辅骨，上走髀，前者结于伏兔之上，后者结于尻。其直者，上乘䏚季胁，上走腋前廉，系于膺乳，结于缺盆。直者，上出腋，贯缺盆，出太阳之前，循耳后，上额角，交巅上，下走颔，上结于頄。支者，结于目外眦，为外维。其病小趾次趾支转筋，引膝外转筋，膝不可屈伸，腘筋急，前引髀，后引尻，即上乘䏚季胁痛，上引缺盆膺乳，颈维筋急，从左之右，右目不开，上过右角，并跷脉而行，左络于右，故伤左角，右足不用，命曰维筋相交。名曰孟春痹也。

②足少阳经筋歌：足少阳筋起次趾，上行至于外踝结。循胫外廉结膝外，支者别起外辅骨。上循直走髀外侧，前者结于伏兔部。后者结于尻骶中，直者上乘䏚季胁。上走腋前系膺乳，结于缺盆窝窝中。直者出腋贯缺盆，太阳之前出上行。上循耳后抵额角，交巅下颔结于頄。支从頄部别出后，结于目外胆经终。

12. 足厥阴肝经

（1）肝脉循行、病候经文

肝足厥阴之脉，起于大趾丛毛之际，上循足跗上廉，去内踝一寸，上踝八寸，交出太阴之后，上腘内廉，循股阴，入毛中，环阴器，抵小腹，夹胃，属肝络胆，上贯膈，布胁肋，循喉咙之后，上入颃颡，连目系，上出额，与督脉会于巅。其支者，从目系下颊里，环唇内。其支者，复从肝别贯膈，上注肺。是动则病腰痛不可以俯仰，丈夫㿗疝，妇人少腹肿，甚则嗌干，面尘脱色。是主肝所生病者，胸满，呕逆，飧泄，狐疝，遗溺，闭癃。

（2）经脉循行与病候关系示意图（图1-12）

（3）肝经经脉歌

①厥阴足脉肝所终，大趾之端毛际丛，足跗上廉太冲分，踝前一寸入中封，上踝交出太阴后，循腘内廉阴股冲，环绕阴器抵小腹，夹胃属肝络胆逢，上贯膈里布胁肋，夹喉颃颡目系同，脉上巅会督脉出。支者还生目系中，下络颊里环唇内。支者便从膈肺通，是经血多气少焉。是动腰痛俯仰难，男疝女人小腹肿，面尘脱色及咽干。所生病者为胸满，呕吐洞泄小便难，或时遗溺并狐疝，临证还须

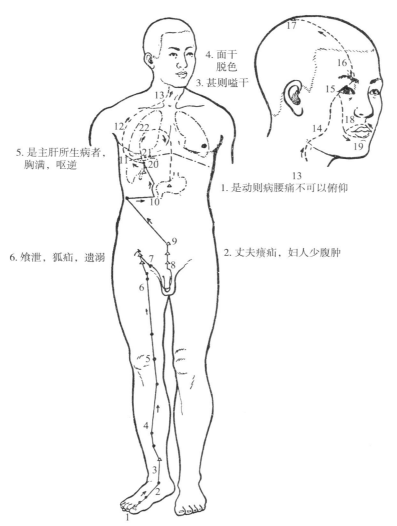

4. 面干
脱色

3. 甚则嗌干

5. 是主肝所生病者，
胸满，呕逆

1. 是动则病腰痛不可以俯仰

2. 丈夫癀疝，妇人少腹肿

6. 飧泄，狐疝，遗溺

1.起于大趾丛毛之际　2.上循足跗上廉　3.去内踝一寸　4.上踝八寸　5.交出太阴之后　6.上腘内廉　7.循股阴
8.入毛中　9.环阴器，抵小腹　10.夹胃　11.属肝，络胆　12.上贯膈，布胁肋　13.循喉咙之后　14.上入颃颡
15.连目系　16.上出额　17.与督脉会于巅　18.其支者，从目系下颊里　19.环唇内　20.其支者，复从肝别
21.贯膈　22.上注肺

图 1－12　足厥阴肝经经脉循行与病候关系示意图

仔细看。

②循行歌：足厥阴肝脉所终，起于大趾毛际丛，循足跗上上内踝，出太阴后入腘中，循股入毛绕阴器，上抵小腹夹胃通，属肝络胆上贯膈，布于胁肋循喉咙，上入颃颡连目系，出额会督顶巅逢，其支复从目系出，下行颊里交环唇，支者出肝别贯膈，上注于肺乃交宫。

③主病歌：足厥阴动病腰痛，丈夫癀疝妇腹肿，甚则嗌干面脱色，是主肝经所生病，胸满呕逆飧泄频，狐疝遗精溺闭癃。

④是经血多而气少，腰痛俯仰难为工。妇少腹肿男癀疝，嗌干脱色面尘蒙。胸满

呕逆及飧泄，狐疝遗尿或闭癃。

（4）经筋

①经文：足厥阴之筋，起于大趾之上，上结于内踝之前，上循胫，上结内辅之下，上循阴股，结于阴器，络诸筋。其病足大趾支内踝之前痛，内辅痛，阴股痛转筋，阴器不用，伤于内则不起，伤于寒则阴缩入，伤于热则纵挺不收。名曰季秋痹也。

②足厥阴经筋歌：足厥阴筋大趾上，结于内踝前循胫。内辅之下循阴股，结于阴器络诸筋。

（5）经别

①经文：足少阳之正，绕髀入毛际，合于厥阴；别者，入季胁之间，循胸里，属胆，散之肝，上贯心，以上夹咽，出颐颌中，散于面，系目系，合少阳于外眦也。足厥阴之正，别跗上，上至毛际，合于少阳，与别俱行，此为二合也。

②足少阳、厥阴经别歌：足少阳正绕髀枢，入于毛际合厥阴。别入季胁循胸里，属胆散肝贯于心。夹咽出颐颌中求，散面系于目系中。合于少阳目外眦，字字句句皆要领。足厥阴正别跗上，上至毛际合少阳。两经并行目外眦，少阳二合记心上。

【概念】经筋和经别（录自《灵枢经白话解》）。

1. 经筋

是一个互有联系的、循行在浅表部位的系统。各经筋都有一定的分布区域，依靠十二经脉的精气渗灌与濡养，所以十二经筋都隶属于十二经脉，以经脉的名称为名，且其循行经过部位大体上和十二经脉是一致的。不同的是，十二经脉是相互衔接、周流贯通并分别内连脏腑。经筋仅循行于体表部，并不入属于内脏，而各经的起点都在四肢末端的指爪，上行于四肢的腕、肘、腋、踝、膝、股之间，结聚在肢节骨介之上，回环曲折，最后终止于头项部。其中分布范围最广的是足三阳的经筋，太阳行身后，少阳行身侧，阳明行身前，都经过缺盆部而到达眼的周围；手三阳的经筋并经过头面，到达额角部位；足三阴的经筋都结聚于阴器，太阴还"结于胁，散于胸中，着乎脊"，少阴还"循脊内，夹膂，上至项，结于枕骨"；手三阴的经筋并到胸中，至贲门部，太阴还下抵季胁，少阴还系于脐。由此可见，经筋的分布范围远超经脉循行所及，但经筋的活动，需要依靠经脉之气来引导，所以仍是着重于与经脉之气的联系。

经筋所发生的病变，"经筋之病，寒则反折筋急，热则筋弛纵不收"。这就是说，因于寒的就发生拘急，因于热的多是筋肉纵缓不能收持。再就上文足阳明经筋的病候中，突然发作"口角歪斜"的例子来看：颊部的筋肉有寒，就发生拘急，牵引颊部就会使口角移动；若有热时，则筋肉松弛无力，纵缓而不能收缩，所以口角就会歪斜。这都可作为临床上辨别寒热虚实的主要依据。

不但如此，在治疗方面，各经筋有病，若因寒邪所致，可以采用燔针劫刺法，一般以局部痛处作为腧穴（邻近患部的穴位可酌选配用）；如属于热证，以泻阳邪为主，就不适用于燔针了。这也就说明了治疗经筋病的主要作用，是着重在输转筋中的阴阳之气，特别是与内脏有关的病证，更须结合十二经脉，根据标本缓急，辨证施治，以调理内脏阴阳偏胜的现象。因此，对于经筋的循行与病候，不可以单纯地、孤立地去理解，这是在临床上应有的认识。

2. 经别

十二经别不仅是联络内脏和体表、沟通十二经脉表里、与十二经循行通路密切相关的另一个系统，而且具有渗灌脏腑、辅佐正经在体内外循环的功用，在生理、病理上和十二经脉有同样重要的价值。归纳以上各个节点所指出的十二经别离、合、出、入的关系，具备了以下几个特点：

①十二经别的循行与正经的不同之处，主要是表现在离合出入的关系方面。由于每一条经别，都是从其中所属的正经分出，即离和出。阳经经别，自本经别出而循行体内后，仍合入本经；阴经经别，自本经别出而循行体内后，不再回入本经，却与其互为表里的阳经相合，即合和入。例如，足太阳与少阴经别合于膝腘窝，上合于项；足少阳与厥阴经别合于毛际；足阳明与太阴经别合于髀；手太阳与少阴经别合于喉咙。这种六合，也就加强了十二经脉在体内的联系。另一方面，各条阴经的循行通路，自胸至手或自足至腹，虽不完全能上行头面，但阴经经别的循行通路，因阴阳相合，仍可借阳经的通路，作用于头面。所以临床上治疗头面疾患时，除了可以取治分布于该部的阳经，并可取治与其互为表里的阴经。如手太阴肺经的列缺穴，是主治头项疾患的穴位，也就是基于经别的原因而来的。

②十二经别的循行都是从四肢开始，深入内脏，然后再上至头颈浅部而表里相合。它出入离合的部位，虽和十二经脉的循行通路有密切的关系，但在循行的顺逆方向上，与十二经脉的循行并不一致，而且还有显著的区别。例如，手三阴经的循行，都是自胸至手，而经别却是自腋行入胸腔以后，再上行至头，合于手三阳经。手三阳经的循行，本来都是从手走头，而手太阳的经别，却是自腋直接下行进入内脏，手少阳的经别，则自头颈而后下行内脏。足三阴经的循行，本来都是从足至胸，而经别却是从足向头，合入于三阳经。足三阳经的循行，本来都是从头至足，而经别却都是从足向头。不过经别循行，其离合的部位，主要还是决定于正经的。例如，足厥阴肝经的循行是"循股阴，入毛中"，而足厥阴经别也是上行毛际。足少阳胆经循行是"出气冲，绕毛际"，足少阳经别也是绕行髀部而入毛际。又因肝经是"入颃颡，连目系"，胆经则"起于目外眦"，所以肝胆二经的经别，也都是相合于目外眦。以此为例，也都说明了经脉和经别之间的相互联系。

③十二经别之中的六阳经，都要行过与其相表里的脏腑，如"足少阳之别散之肝""足阳明之别散之脾""足太阳之别散之肾"；六阴经经别也都行过本脏。这不仅说明了十二经别都和脏腑相联属，在机体内部起着濡养脏腑的作用，而且突出了阴阳两经互为表里的配偶关系。其分布及相互的关联，比四肢由络穴来沟通表里的组织更为缜密，从而不难理解表病在阴经取穴、里病在阳经取穴而能获得一定疗效的原因。另一方面，正由于十二经别都是十二经脉别行的正经，所以不但在病理上基本与正经相同，而且在经别循行通路上所发生的病候，大多也和经脉篇所载的相同。临床实验证明，

经别对部分腧穴主治性能有着很大的影响，各经腧穴所能主治的证候，其发病部位有一些并非经脉所能到达，反而是经别到达之处，取该经腧穴进行治疗，往往能获得显著的疗效。例如，足太阳膀胱经的承山、承扶、合阳等穴，都能治疗痔疾，但是膀胱经的循行通路并不到达肛门，只有经别的循行是"下尻五寸，别入于肛"。由此可见，因为每一经脉都有它的经别，所以某一经腧穴主治的范围并不仅仅局限于经脉的循行部位上。这也就具体说明了经别的作用。

浅注：本歌最早载于《针灸大全》。后世多谓载自《针灸聚英》也概源自本书。其原作者不详，内容基本是《灵枢》原文。明·龚廷贤《万病回春》（1615年）谓：偶阅东垣《医宗起儒》（现未见该书）书中有"经络歌诀十二首，缀为七言，以便诵习，良为尽善……潜为增润"。清·汪昂在《汤头歌诀》（1694年）中也曾"增润古本加注详释"。

由此可见，本歌成于金·李东垣或以前。《针灸大全》之传文至今，"增润"痕迹并不明显。

十二经脉歌，讲的是十二经脉的起止部位、循行路线、气血多少和有关疾病。经络系统，包括十二经脉、经别、经筋、皮部和络脉，其中十二经络为主体（正经），对生理、病理、诊断和治疗有十分重要的指导作用。经言"经脉者，所以决生死，处百病，调虚实，不可不通也"。"不懂脏腑经络，开口动手便错"，所以，对它们的起止、循行、病候，都必须熟记、背诵。

本书列出三种歌，①是必须背诵的，其余两种（②和③）作为对比、参考。除经脉歌外，还有其他（经别、经筋、经文等）歌，初学者可先不诵，俟有丰富临诊经历后，自会在这些知识中寻求答案和方法。

二、奇经八脉

【出处】《医宗金鉴》。

【原文】

1. 奇经八脉总歌

正经经外是奇经，八脉分司各有名，任脉任前督于后，冲起会阴肾同行，阳跷跟外膀胱别，阴跷跟前随少阴，阳维维络诸阳脉，阴维维络在诸阴，带脉围腰如束带，不由常度号奇经。

【附】论经脉有奇经八脉（《针灸大全》）。

《难经》：脉有奇经八脉者，不拘于十二经，何谓也？然：有阳维，有阴维，有阳跷，有阴跷，有冲，有任，有督，有带之脉。凡此八脉者，皆不拘于经，故曰奇经八脉也。经有十二，络有十五，凡二十七气，相随上下，何独不拘于经也？然：圣人图设沟渠，通利水道，以备不然。天雨降下，沟渠溢满，当此之时，霶霈妄作，圣人不能复图也。此络脉满溢，诸经不能复拘也。既不拘于十二经，皆何起何继也。

2. 任脉（见图1－13）

（1）任脉循行经文

《素问·骨空论》：任脉者，起于中极之下，以上毛际，循腹里上关元，至咽喉，上颐循面入目。任脉为病，男子内结七疝，女子带下瘕聚。

《奇经八脉考》：起于中极之下，少腹之内，会阴之分。上行而外出，循曲骨，上毛际，至中极，同足厥阴、太阴、少阴并行腹里，循关元，历石门、气海，会足少阴、冲脉于阴交。循神阙、水分，会足太阴于下脘。历建里，会手太阳、少阳、足阳明于中脘。上上脘、巨阙、鸠尾、中庭、膻中、玉堂、紫宫、华盖、璇玑。上喉咙，会阴维（脉）于天突、廉泉。上颐，循承浆，与手足阳明、督脉会。环唇上，至下龈交，复而分行，循面，系两目下之中央，至承泣而终。

（2）任脉循行歌

任脉起于中极下，会阴腹里上关元。循内上行会冲脉，浮外循腹至喉咽。别络口唇承浆已，过足阳明上颐间。循面入目至睛明，交督阴脉海名传。

（3）相类歌：任脉循行、主病歌

任脉起于中极底，以上毛际循腹里。上于关元至咽喉，上颐循面入目系。病则男子结七疝，女子带下还瘕聚。

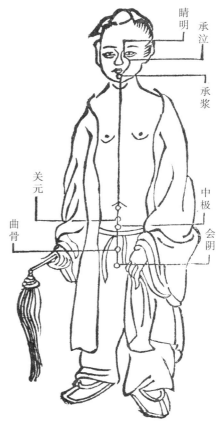

图1－13　任脉循行示意图

3. 督脉（见图1－14）

（1）督脉循行经文

《素问·骨空论》：督脉者，起于少腹，以下骨中央。女子入系廷孔，其孔，溺孔之端也。其络循阴器合篡间，绕篡后，别绕臀，至少阴与巨阳（足太阳）中络者，合少阴上股内后廉，贯脊属肾，与太阳起于目内眦，上额交巅，上入络脑，还出别下项，循肩髆，内夹脊抵腰中，入循膂络肾，其男子循茎下至篡，与女子等，其少腹直上者，贯脐中央，上贯心入喉，上颐环唇，上系两目之下中央。此生病从少腹上冲心而痛，不得前后，为冲疝。其女子不孕，癃痔，遗溺，嗌干。

《奇经八脉考》：其脉起于肾下胞中，至于少腹，乃下行于腰、横骨围之中央，系溺孔之端，男子循茎下至篡；女子络阴器，合篡间。俱绕篡后屏翳穴，别绕臀，至少阴与太阳中络者，合少阴上股内廉，由会阳贯脊，会于长强穴。在骶骨端与少阴会，并脊里上行，历腰俞、阳关、命门、悬枢、脊中、中枢、筋缩、至阳、灵台、神道、身柱、陶道、大椎，与手足三阳会合。上哑门，会阳维，入系舌本。上至风府，会足太阳、阳维，同入脑中，循脑户、强间、后顶、上巅，历百会、前顶、囟会、上星，至神庭，为足太阳、督脉之会。循额中至鼻柱，经素髎、水沟，会手足阳明至兑端，入龈交，与任脉、足阳明交会而终。

浅注：督脉循行路线比较复杂，除上述一条主干外，还有三条分支：①与冲、任二脉同起胞中，出会阴，在尾骶骨端与肾经在股内侧的主干及膀胱经的支脉会合，贯通于脊内，连属肾脏；②从小腹直上贯脐，向上贯心，达咽喉部与冲、任脉会合，上达下颌部，环绕口唇，再至两目下中央；③与膀胱经同起于目内眦，经前额交会于巅，络脑，又别出项下，沿肩胛内侧抵腰，进入脊柱两侧肌肉，联络肾脏。

《十四经发挥》谓"身柱过风门，循陶道、大椎"。日本针灸学家从其说，认为"在脊间第三椎处分开，行至风门，又在第一椎之下会合"。故在传统针灸图上，督脉显示菱形云。

（2）督脉循行歌

督脉少腹骨中央，女子入系溺孔疆，男子之络循阴器，绕篡之后别臀

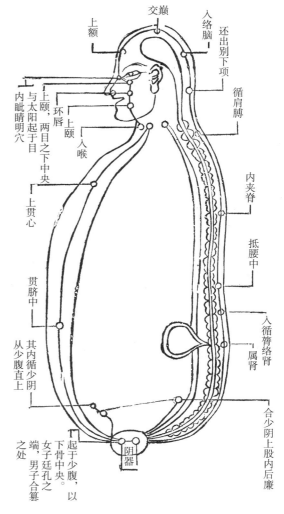

图1-14 督脉循行示意图

方，至少阴者循腹里，会任直上关元行，属肾会冲街腹气，入喉上颐环唇当，上系两目中央下，始合内眦络太阳，上额交巅入络脑，还出下项肩膊场，夹脊抵腰入循脊，络肾茎篡等同乡，此是申明督脉路，总为阳脉之督纲。

（3）相类歌：督脉循行、主病歌

督起小腹骨中央，入系廷孔络阴器。合篡至后别绕臀，与巨阳络少阴比。上股贯脊属肾行，上同太阳起内眦。上额交巅络脑间，下项循肩仍夹脊。抵腰络肾循男茎，下篡亦与女子类。又从少腹贯脐中，贯心入喉颐及唇。上系目下中央际，此为并任亦同冲。大抵三脉同一本，灵素言之每错综。督病少腹冲心痛，不得前后冲疝攻。其在女子为不孕，嗌干遗溺及癃痔。或有脊强而反折，大人癫病小儿风。

4. 冲脉（见图 1 - 15）

（1）冲脉循行经文

《素问·骨空论》：冲脉者，起于气街，并少阴之经（《难经·二十八难》谓足阳明之经）。夹脐上行，至胸中而散。

《灵枢·逆顺肥瘦》：夫冲脉者，五脏六腑之海也，五脏六腑皆禀焉。其上者，出于颃颡，渗诸阳，灌诸精；其下者，注少阴之大络，出于气街，循阴股内廉，入腘中，伏行骭骨内，下至内踝之后，属而别其下者，并于少阴之经，渗三阴；其前者，伏行出跗，属下，循跗入大趾间，渗诸络而温肌肉。

《奇经八脉考》：其脉与任脉，皆起于少腹之内胞中。其浮而外者，起于气冲，并足阳明、少阴经之间，循腹上行至横骨，夹脐左右各五分，上行历大赫……至胸中而散。

浅注：冲脉的循行比较复杂。其另外的路线：①上述主线在"至胸中而散"的延续，又"接力"上行到颃颡（唇口周围）；②由小腹部分出，向后行于脊里，通于督脉；③起于肾下，由气冲穴浅出体表，沿阴股内廉行于腘窝，经胫骨内缘斜入内踝，并足少阴肾经，下行足底；④从内踝又有分支沿足背进入大趾间，故"公孙冲脉胃心胸"。

（2）冲脉循行歌

冲脉起于腹气街，后天宗气气冲来，并于先天之真气，相并夹脐上胸街，大气至胸中而散，会合督任充身怀，分布脏腑诸经络，名之曰海不为乖。

浅注：气街是指气行往来的径路。《灵枢·卫气》载："胸气有街，腹气有街，头气有街，胫气有街。故气在头者，止之于脑；气在胸者，止之膺与背腧；气在腹者，止之背腧、与冲脉于脐左右之动脉者；气在胫者，止之于气街与承山、踝上以下。"

（3）相类歌：冲脉循行、主病歌

冲起气街并少阴，夹脐上行胸中至。冲为五脏六腑海，五脏六腑所禀气。上渗诸阳灌诸精，从下冲上取兹义。亦有并肾下冲者，注少阴络气街出，阴股内廉入腘中，伏行骭骨内踝际。下渗三阴灌诸络，以温肌肉至跗趾。逆气里急冲脉病，寒客喘动应手指。

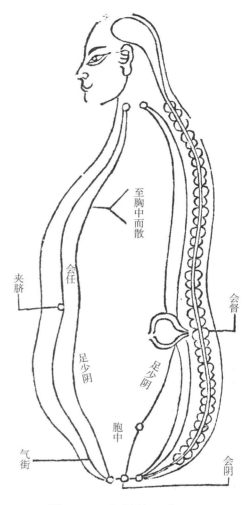

图 1 - 15　冲脉循行示意图

5. 带脉（见图 1 – 16）

（1）带脉循行经文

《灵枢·经别》：足少阴之正，至腘中，别走太阳而合，上至肾，当十四椎，出属带脉；直者，系舌本，复出于项，合于太阳。

《难经·二十八难》：带脉者，起于季胁，回身一周。

《奇经八脉考》：带脉者，起于季胁足厥阴之章门穴，同足少阳循带脉穴，围身一周，如束带然。又与足少阳会于五枢、维道。

（2）带脉循行歌

带脉足少阴经脉，上腘别走太阳经，合肾十四椎属带，起于季胁绕身行。

（3）相类歌

带脉周回季胁间，会于维道足少阳，带脉为病腹中满，腰溶溶若坐水中。

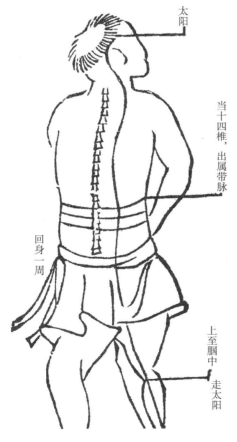

图 1 – 16　带脉循行示意图

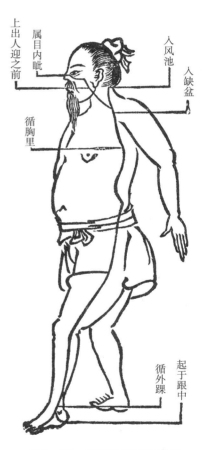

图 1 – 17　阳跷脉循行示意图

6. 阳跷脉（见图 1 – 17）

（1）阳跷脉循行经文

《灵枢·寒热病》：足太阳有通项入于脑者，正属目本，名曰眼系，头目苦痛取之，在项中两筋间。入脑，乃别。阴跷、阳跷，阴阳相交，阳入阴，阴出阳，交于目锐眦。

《灵枢·脉度》：跷脉者，少阴之别，起于然骨之后，上内踝之上，直上循阴股入阴，上循胸里，入缺盆，上出人迎之前，入頄，属目内眦，合于太阳、阳跷而上行，气并相还则为濡目，气不荣则目不合。

《难经·二十八难》：阳跷脉者，起于跟中，循外踝上行，入风池。

《奇经八脉考》：阳跷者，足太阳之别脉。其脉起于跟中，出于外踝下足太阳申脉穴，当踝后绕跟，以仆参为本，上外踝上三寸，以跗阳为郄，直上循股外廉，循胁后胛，上会手太阳、阳维于臑俞，上行肩膊外廉，会手阳明于巨骨，会手阳明、少阳于肩髃，上人迎，夹口吻，会手足阳明、任脉于地仓。同足阳明上而行巨髎，复会任脉于承泣，至目内眦与手足太阳、足阳明、阴跷，五脉会于睛明穴。从睛明上行入发际，下耳后，入风池而终。

（2）阳跷脉循行歌

阳跷脉起于跟中，上合三阳外踝行。从胁循肩入颈頄，属目内眦太阳经。

（3）相类歌：阴跷、阳跷脉循行、主病歌

阳跷起自足眼里，循外踝上入风池。阴跷内踝循喉嗌，本足阴阳脉别支。阴缓阳急阳跷病，瞑目不眠阳盛疾。阳缓阴急阴跷病，瞑目嗜眠阴盛矣。

7. 阴跷脉 （见图 1 - 18）

（1）阴跷脉循行经文

《难经·二十八难》：阴跷脉者，亦起于跟中，循内踝上行，至咽喉，交贯冲脉。

《奇经八脉考》：阴跷者，足少阴之别脉，其脉起于跟中足少阴然谷穴之后，同足少阴循内踝下照海穴，上内踝之上二寸，以交信为郄，直上循阴股入阴，上循胸里，入缺盆，上出人迎之前，至喉咙，交贯冲脉，入頄内廉，上行属目内眦，与手足太阳、足阳明、阳跷，五脉会于睛明而上行。

（2）阴跷脉循行歌

阴跷亦起于跟中，少阴之别内踝行。上循阴股入胸腹，上至咽喉到睛明。

（3）相类歌

见阳跷脉。

8. 阳维脉 （见图 1 - 19）

（1）阳维脉循行经文

《素问·刺腰痛》：阳维之脉，脉与太阳合腨下间，去地一尺所。

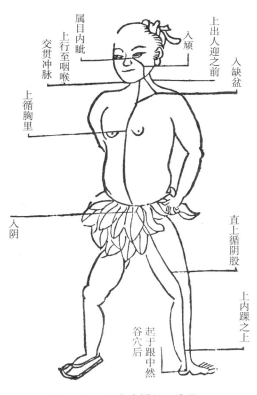

图 1 - 18　阴跷脉循行示意图

《奇经八脉考》：阳维起于诸阳之会，其脉发于足太阳金门穴，在足外踝下一寸五分，上外踝七寸，会足少阳于阳交，为阳维之郄。循膝外廉，上髀厌，抵少腹侧，会足少阳于居髎。循胁肋，斜上肘，上会手阳明、手足太阳于臂臑。过肩前，与手少阳会于臑会、天髎，却会手足少阳、足阳明于肩井。入肩后，会手太阳、阳跷于臑俞，上循耳后，会手足少阳于风池（《医宗金鉴》：后至风府、哑门穴，维络诸阳会于督脉）。上脑空、承灵、正营、目窗、临泣，下额与手足少阳、阳明，五脉会于阳白，循头，入耳，上至本神而止。

（2）阳维脉循行歌

阳维脉起足太阳，外踝之下金门疆。从肪背肩项面头，维络诸阳会督场。

（3）相类歌：阴维、阳维脉循行、主病歌

诸阴交起阴维脉，发足少阴筑宾郄。诸阳会起阳维脉，太阳之郄金门穴。阳维为病苦寒热，阴维为病心痛是。

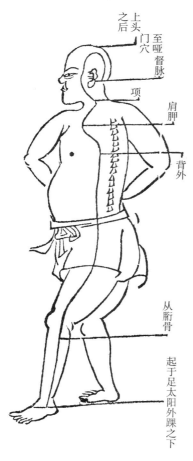

图 1-19　阳维脉循行示意图

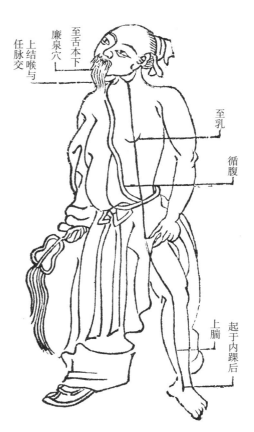

图 1-20　阴维脉循行示意图

9. 阴维脉 （见图 1-20）

（1）阴维脉循行经文

《难经·二十八难》：阴维，起于诸阴交也。

《素问·刺腰痛》：刺飞阳之脉（阳维脉），在内踝上五寸，少阴之前，与阴维之会。

《奇经八脉考》：阴维起于诸阴之交，其脉发于足少阴筑宾穴，为阴维之郄，在内踝上五寸腨肉分中。上循股内廉，上行入少腹，会足太阴、厥阴、少阴、阳明于府舍，上会足太阴于大横、腹哀。循胁肋会足厥阴于期门，上胸膈夹咽，与任脉会于天突、廉泉，上至顶前而终。

（2）阴维脉循行歌

阴维脉起足少阴，内踝上行穴筑宾，循腹至乳上结喉，维络诸阴会于任。

（3）相类歌

见阳维脉。

【附】奇经八脉周身交会歌（《针灸大全》）。

督脉起自下极俞，并于脊里上风府，过脑额鼻入龈交，为阳脉海都纲要。任脉起于中极底，上腹循喉承浆里，阴脉之海任所为。冲脉出胞至胸止，从腹会咽络口唇，女人成经为血室，脉并少阴之肾经，与任督本于会阴，三脉并起而异行。阳跷起自足跟里，循外踝上入风池。阴跷内踝循喉嗌，本是阴阳脉别支。诸阴会起阴维脉，发足少阴筑宾郄。诸阳会起阳维脉，太阳之郄金门是。带脉周环回胁间，会于维道足少阳。所谓奇经之八脉，维系诸经乃顺常。

浅注：奇经是十二经之外的八条经脉，具有网络沟通、统摄协调、溢蓄调节的作用，在很多方面补充了十二经的不足。奇经八脉是八法针灸的根基，与十二经脉循行一样，必须熟记其循行歌。

三、十二经本一脉歌

【出处】《针灸大全》，源于《灵枢·营气》。

【原文】中焦肺起脉之宗，出手大指之端冲。大肠即起手示指，上行环口交鼻里。胃经源又下鼻交，出足大趾之端毛。脾经继起趾端上，注于心中少阴向。心经中指入掌循，手内端出小指行。小肠小指外端起，上斜络颧目内眦。膀胱经从目内生，至足小趾外侧行。肾脉动于小趾下，起注胸中过腹胯。心包出处又连胸，循掌心到中指中。三焦环指起尺侧，环走耳前目锐眦。胆家接起目锐旁，走足大趾三毛上。足肝就起三毛际，注入肺中循不已。

浅注："次指""大指次指"，意为从大拇指起的第二指，即示指（学名）、盐指、食指；"小指次指"，是从小指起的第二指，即环指（学名）、无名指。今名亦是。

【同类歌】

1. 十二经脉起止歌

【出处】《类经图翼》。

【原文】经始太阴而厥阴最后，穴先中府而终则期门。原夫肺脉，胸中始生，出腋下而行于少商，终食指而接乎阳明。大肠起自商阳，终迎香于鼻外。胃历承泣而降，寻厉

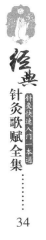

兑于足经。脾自足之隐白，趋大包于腋下。心由极泉而出，注小指之少冲。小肠兮，起端于少泽，维肩后，上络乎听宫。膀胱穴自睛明，出至阴于足外。肾以涌泉发脉，通俞府于前胸。心包起乳后之天池，络中冲于手中指。三焦始环指之外侧，从关冲而丝竹空。胆从瞳子髎穴，连窍阴于足之四趾。肝因大敦而上，至期门而复于太阴肺经。

2. 十二经起止歌

【出处】《医宗金鉴》。

【原文】肺起中府止少商，大肠商阳止迎香。胃起承泣终厉兑，脾起隐白大包乡。心起极泉少冲止，小肠少泽止听宫。膀胱睛明止至阴，肾起涌泉俞府终。包络天池中冲止，三焦关冲止竹空。胆瞳子髎止窍阴，肝起大敦止期门。

3. 十二经穴周流歌

【出处】《医宗金鉴》。

【原文】中府为初注少商，少商别络注商阳，商阳复向迎香走，香接头维至库房，维下降兮趋厉兑，兑传隐白至胸乡，隐白上升达大包，大包仍续极泉场，泉贯少冲心部井，少泽相连即小肠，泽会听宫睛明分，睛明下造至阴强，至阴斜出涌泉底，泉穴还归俞府藏，俞府天池横络截，池出中冲心主张，中冲并于关冲合，关冲宛转丝竹傍，丝竹更贯瞳髎穴，瞳髎下入窍阴方，窍阴横亘大敦井，敦上期门肝脉当，期门历遍还中府，经络周流仔细详。

4. 脏腑十二经起止歌（经穴起止歌）

【出处】《针灸大全》。

【原文】手肺少商中府起，大肠商阳迎香二。足胃头维厉兑三，脾部隐白大包四。手心极泉少冲来，小肠少泽听宫去。膀胱睛明至阴间，肾经涌泉俞府位。心包天池中冲随，三焦关冲耳门继。胆家瞳子髎窍阴，厥肝大敦期门至。十二经穴始终歌，学者铭于肺腑记。

浅注：经脉起止必知，但不需背这些歌。

注意：肺经是中府起，至少商。规律是手阴经胸→手，手阳经走手→头，足阳经头→足，足阴经足→胸。

四、手足十二经脉所属歌

【出处】《医宗金鉴》。

【原文】五脏六腑共包络，手足所属三阴阳。太阴足脾手肺脏，阳明足胃手大肠。少阴足肾手心脏，太阳足膀手小肠。厥阴足肝手包络，少阳足胆手焦当。

【相类歌】

1. 三阴三阳歌

【出处】《针灸聚英》。

【原文】丙手太阳壬足阳，庚手阳明戊足乡，焦手少阳甲足类，辛手太阴己足详，丁手少阴癸足论，心包厥阴乙足量。

一论甲窍阴，胆足少阳经。乙木是大敦，肝经足厥阴。丙少泽小肠，名为手太阳。丁心少冲穴，少阴手中央。戊厉兑胃穴，足上阳明决。己隐白脾乡，太阴足中绝。庚商阳大肠，阳明在手乡。辛少商为肺，太阴掌上详。壬至阴膀胱，原是足太阳。涌泉肾经穴，足上少阴乡。

三焦为父手少阳，包络手上厥阴母。甲胆原来属窍阴，三焦足是少阳经。乙木属肝名大敦，包络同归踝厥阴。丙似太阳少泽乡，壬属膀胱足太阳。辛属肺经少商穴，己隐脾足太阴详。丁少冲来却属心，涌泉肾足少阴井。庚拟商阳大肠络，戊胃厉兑足阳明。

浅注：本歌分三段，重复报出三阴三阳。第一段（七言），先手、先阳（太阳、阳明、少阳），后阴（太阴、少阴、厥阳）。第二段（五言）按天干顺序排列，形成阳（腑）阴（脏）交互出现。第三段（七言）按属性，如第二句少阳（手三焦、足胆）；第三句厥阴（足肝、手包络）；第四句太阳（手小肠、足膀胱）；第五句太阴（手肺、足脾）。但第一句是脏腑关系，前半句（三焦、阳）为父，后半句（包络、阴）为母，即《针经指南》谓"手少阳三焦经，诸阳气之父……手厥阴心包络经，诸阴之母"。本歌繁冗，且三段重复无必要。初学者难解，而会者不需它。

2. 十二经歌

【出处】《类经图翼》。

【原文】太阳小肠足膀胱，阳明大肠足胃当，少阳三焦足胆配，太阴手肺足脾乡，少阴心经足为肾，厥阴包络足肝方。

浅注：此歌上者为手，初学者难辨脏与腑之阴阳名称（太阴、厥阴、少阴；太阳、少阳、阳明），不必勉强，可顺其自然。

五、十二经流注时序歌（十二经纳地支歌）

【出处】《针灸大全》。

【原文】肺寅大卯胃辰宫，脾巳心午小未中，申胱酉肾心包戌，亥三子胆丑肝通。

浅注：①也可写为"申胱酉肾戌包络"。②本歌很重要，记此一歌可免记很多歌，如"十二经本一脉歌""脏腑起止歌""十二经穴周流歌""十二经营行次序逆歌"等。它是学习中医的基础，也是子午流注针法的入门歌。

【相类歌】

1. 十二经营行次序逆顺歌（《医宗金鉴》称为"十二经相传次序歌"）

【出处】《类经图翼》。

【原文】肺大胃脾心小肠，膀肾包焦胆肝续，手阴脏手阳走头，足阴足腹阳头足。

（此脏腑相传之序，及上下所行之次也）

浅注：手阴脏手阳走头，即手的阴经是从脏（胸）走手、阳经是从手到头。

2. 地支十二属

【出处】《扁鹊神应针灸玉龙经》。

【原文】十二经行十二时，子原是胆丑肝之，肺居寅位大肠卯，辰胃流传巳在脾，午字便随心脏定，未支须向小肠宜，申胱酉肾戌包络，惟有三焦亥上推。

六、十二经气血多少歌

【出处】《针灸大全》。

【原文】多气多血经须记，大肠手经足经胃。少血多气有六经，三焦胆肾心脾肺。多血少气心包络，膀胱小肠肝所异。

浅注：①《类经图翼》简化为：多气多血唯阳明，少气太阳同厥阴，二少太阴常少血，六经气血须分明。②更可简化为：多气多血阳明经（或多气多血胃大肠），少气多血厥太阳（其余六经均为多气少血）。③十二经气血多少各异，这与其阴阳属性、所主节气和时辰有关。这可作为针刺补泻、深浅和留针时间、艾灸壮数的参考依据。例如，气血多的经脉多取泻法，多气多血还可选用出血泻法。少气者不宜泻气、少血者不宜泻血等。盛行的放血疗法，可起到调理脏腑阴阳、增强血脉功能、泻实补虚、清滞泻瘀的作用。

七、内景赋

【出处】《类经图翼》。

【原文】尝计夫，人生根本兮由乎元气，表里阴阳兮升降沉浮。出入营运兮周而复始，神机气立兮生生化化无休。经络兮行乎肌表，脏腑兮通于咽喉。喉在前，其形坚健；咽在后，其质和柔。喉通呼吸之气，气行五脏；咽为饮食之道，六腑源头。气食兮何能不乱，主宰者会厌分流。从此兮下咽入膈，脏腑兮阴阳不侔（相等）。五脏者，肺为华盖而上连喉管；肺之下，心包所护而君主可求，此即膻中，宗气所从。膈膜周蔽，清虚上宫。脾居膈下，中州胃同。膜联胃左，运化乃功。肝叶障于脾后，胆腑附于叶东。两肾又居脊下，腰间有脉相通。主闭蛰封藏之本，为二阴天一之宗。此属喉之前窍，精神须赖气充。又如六腑，阳明胃先。熟腐水谷，胃脘通咽。上口称为贲门，谷气从而散宣。输脾经而达肺，诚脏腑之大源。历幽门之下口，联小肠而盘旋。再小肠之下际，有阑门者在焉。此泌别之关隘，分清浊于后前。大肠接其右，导渣秽于大便；膀胱无上窍，由渗泄而通泉。羡二阴之和畅，皆气化之自然。再详夫脏腑略备，三焦未言。号孤独之腑，擅总司之权。体三才而定位，法六合而象天。上焦如雾兮，霭氤氲之天气；中焦如沤兮，让营血之新鲜；下焦如渎兮，主宣通乎壅滞，此所以上焦主内而不出，下焦主出而如川。又总诸脏之所居，隔高低之非类。求脉气之往来，果何如而相济。以心主之为君，朝诸经之维系。是故怒动于心，肝从而炽。欲念方萌，肾经精沸，构难释之苦思，枯脾中之生意。肺脉涩而气沉，为悲忧于心内。惟脉络有以相通，故气得从心而至。虽诸脏之归心，实上系之联肺。肺气何生，根从脾胃。赖水谷于敖仓，化精微而为气。气旺则精盈，精盈则气盛。此是化源根，坎里藏真命。虽内景之缘由，尚根苗之当究。既云两肾之前，又曰膀胱之后。出大肠之上左，居小肠之下右。其中果何所藏？蓄坎离之交姤，为生气之海，为元阳之窦。辟精血于子宫，司人生之夭寿。称命门者是也，号天根者非谬。使能知地下有雷声，方悟得春光弥宇宙。

浅注：本赋实为中医脏腑生理学。若耐心研读，对针灸医生自拟针灸处方很有用。

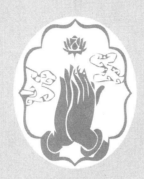

第二章

腧　穴

一、十四经穴歌

【出处】

(1)《医学入门》（在前，此歌最多采用，实用，必须背诵）。

(2)《医宗金鉴》（在中）。

(3)《医经小学》（在后，本赋各经顺序均从指/趾端起，任、督脉是由上而向下）。《针灸大全》之"周身经穴赋"与（3）全同，应是取自《医经小学》。

【原文】

1. 手太阴肺经穴歌

(1) 手太阴肺十一穴，中府云门天府诀，侠白尺泽孔最存，列缺经渠太渊涉，鱼际少商一韭叶。

(2) 手太阴肺十一穴，中府云门天府列，次则侠白下尺泽，又次孔最与列缺，经渠太渊下鱼际，抵指少商如韭叶。

(3) 手太阴（肺）兮大指侧，少商鱼际兮太渊穴。经渠兮列缺，孔最兮尺泽。侠白共天府为邻，云门与中府相接。

2. 手阳明大肠经穴歌

(1) 手阳明穴起商阳，二间三间合谷藏，阳溪偏历温溜长，下廉上廉手三里，曲池肘髎五里近，臂臑肩髃巨骨当，天鼎扶突禾髎接，鼻旁五分号迎香。

(2) 手阳明穴起商阳，二间三间合谷藏，阳溪偏历历温溜，下廉上廉三里长，曲池肘髎迎五里，臂臑肩髃巨骨起，天鼎扶突接禾髎，终以迎香二十止。

(3) 手阳明兮大肠之经，循商兮二间三间而行。历合谷阳溪之俞，过偏历温溜之滨。下廉上廉三里而近，曲池肘髎五里之程。臑髎上于巨骨，天鼎纡乎扶突。禾髎唇连，迎香鼻迫。

3. 足阳明胃经穴歌

(1) 四十五穴足阳明，头维下关颊车停。承泣四白巨髎经，地仓大迎对人迎。水突气舍连缺盆，气户库房屋翳屯，膺窗乳中延乳根。不容承满梁门起，关门太乙滑肉门，天枢外陵大巨存。水道归来气冲次，髀关伏兔走阴市。梁丘犊鼻足三里，上巨虚连条口位，下巨虚跳上丰隆。解溪冲阳陷谷中，内庭厉兑经穴终。

浅注：从不容起，穴在腹部，故用"起"。

(2) 四十五穴足阳明，承泣四白巨髎经，地仓大迎登颊车，下关头维对人迎。水突气舍连缺盆，气户库房屋翳寻，膺窗乳中下乳根，不容承满出梁门。关门太乙滑肉起，天枢外陵大巨里。水道归来达气街，髀关伏兔走阴市。梁丘犊鼻足三里，上巨虚连条口底。下巨虚上有丰隆，解溪冲阳陷谷同。内庭厉兑阳明穴，大趾次趾之端终。

(3) 胃乃足之阳明，厉兑趋乎内庭。过陷谷冲阳之分，见解溪丰隆之神。下巨虚兮条口陈，上巨虚兮三里仍。犊鼻引入梁丘阴市之下，伏兔上贯髀关气冲之经。归来兮水道，大巨兮外陵。运天枢兮滑肉，礼太乙兮关门。梁门兮承满，不容兮乳根。乳中之膺窗屋翳，库房之气户缺盆。气舍水突，人迎大迎。地仓兮巨髎续，四白兮承泣分。御颊车于下关，张头维于额垠。

4. 足太阴脾经穴歌

（1）二十一穴脾中州，隐白在足大趾头。大都太白公孙盛，商丘三阴交可求。漏谷地机阴陵穴，血海箕门冲门开。府舍腹结大横排，腹哀食窦连天溪，胸乡周荣大包随。

（2）足太阴脾由足拇，隐白先从内侧起。大都太白继公孙，商丘直上三阴坞。漏谷地机阴陵泉，血海箕门冲门前。府舍腹结大横上，腹哀食窦天溪连。胸乡周荣大包尽，二十一穴太阴全。

（3）足太阴兮脾中州，隐白出兮大趾头。赴大都兮瞻太白，访公孙兮至商丘。越三阴之交，而漏谷地机可即；步阴陵之泉，而血海箕门是求。入冲门兮府舍轩豁，解腹结兮大横优游。腹哀食窦兮，接天溪而同派；胸乡周荣兮，缀大包而如钩。

5. 手少阴心经穴歌

（1）九穴午时手少阴，极泉青灵少海深，灵道通里阴郄邃，神门少府少冲寻。

（2）手少阴心起极泉，青灵少海灵道全，通里阴郄神门下，少府少冲小指边。

（3）迨夫真心为手少阴。少冲出乎小指，少府直乎神门。阴郄通里兮，灵道非远；少海青灵兮，极泉何深。

6. 手太阳小肠经穴歌

（1）手太阳穴一十九，少泽前谷后溪薮。腕骨阳谷养老绳，支正小海外辅肘。肩贞臑俞接天宗，髎外秉风曲垣首。肩外俞连肩中俞，天窗乃与天容偶。锐骨之端上颧髎，听宫耳前珠上走。

（2）手太阳经小肠穴，少泽先于小指设。前谷后溪腕骨间，阳谷须同养老列。支正小海上肩贞，臑俞天宗秉风合。曲垣肩外复肩中，天窗循次上天容。此经穴数一十九，还有颧髎入听宫。

（3）手之太阳，小肠之荣。路从少泽，步前谷后溪之隆；道遵腕骨，观阳谷养老之崇。得支正于小海，逐肩贞以相从。值臑俞兮遇天宗，乘秉风兮曲垣中。肩外俞兮肩中俞，启天窗兮见天容。匪由颧髎，曷造听宫。

7. 足太阳膀胱经穴歌

（1）足太阳穴六十七，睛明目内红肉藏。攒竹眉冲与曲差，五处寸半上承光。通天络却玉枕昂，天柱后际筋外乡。大杼背部第二行，风门肺俞厥阴四。心俞督俞膈俞强，肝胆脾胃俱挨次，三焦肾气海大肠，关元小肠到膀胱。中膂白环仔细量，自从大杼至白环，各节脊外寸半量。上次中下八髎穴，位在骶骨孔中央。会阳阴尾骨外取，附分夹脊第三行。魄户膏肓与神堂，譩譆膈关魂门九，阳纲意舍仍胃仓。肓门志室胞肓续，二一椎下秩边场。承扶臀横纹中央，殷门浮郄到委阳。委中合阳承筋是，承山飞扬踝跗阳。昆仑仆参连申脉，金门京骨束骨忙，通谷至阴小趾旁。

（2）足太阳经六十七，睛明攒竹曲差参。五处承光接通天，络却玉枕天柱边。大杼风门引肺俞，厥阴心膈肝胆居。脾胃三焦肾俞穴，大肠小肠膀胱如。中膂白环皆二行，去脊中间寸半许。上髎次髎中与下，会阳须下尻旁取。还有附分在三行，二椎三寸正相当。魄户膏肓与神堂，譩譆膈关魂门旁。阳纲意舍及胃仓，肓门志室连胞肓。秩边承扶殷门穴，浮郄相邻是委阳。委中再下合阳去，承筋承山相次长。飞扬跗阳达昆仑，仆参申脉过金门。京骨束骨近通谷，小趾外侧寻至阴。眉冲督气关元俞，后人将此四穴补。

浅注：本应67穴，但在《医宗金鉴》以及"周身经穴赋"所著年代尚未计眉冲、督俞、气海俞、关元俞4穴，故计为63穴。

（3）足膀胱兮太阳，交背部之二行。穷至阴于通谷之口，寻束骨于京骨之乡。申脉命仆参以前导，昆仑辟金门于踝傍。奋跗阳飞扬之志，转承山承筋之行。至于合阳委中委阳，浮郄殷门以相从，承扶秩边而胞肓。入志室兮肓门胃仓，开意舍兮振彼阳纲。出魂门兮膈关，乃譩譆乎神堂。膏肓兮在四椎之左右，魄户兮随附分而会阳。下中次上之髎，白环中膂之房。膀胱俞上小肠，关元俞上大肠。气海肾焦兮胃脾乡，胆肝膈督兮心俞当。厥阴肺俞之募，风门大杼之方。天柱坚兮玉枕络却。通天溪兮见彼承光。自五处曲差眉冲而下，造攒竹睛明之场。

8. 足少阴肾经穴歌

（1）足少阴穴二十七，涌泉然谷太溪溢。大钟水泉通照海，复溜交信筑宾实。阴谷膝内跗骨后，以上从足走至膝。横骨大赫联气穴，四满中柱肓俞脐。商曲石关阴都密，通谷幽门寸半辟，计数腹上穴十一。步廊神封膺灵墟，神藏彧中俞府毕。

（2）足少阴肾二十七，涌泉然谷照海出。太溪水泉连大钟，复溜交信筑宾立。阴谷横骨趋大赫，气穴四满中注得。肓俞商曲石关蹲，阴都通谷幽门值。步廊神封出灵墟，神藏彧中俞府毕。

（3）足少阴兮肾属，涌泉流于然谷。太溪大钟兮水泉缘，照海复溜兮交信续。从筑宾兮上阴谷，掩横骨兮大赫麓。气穴四满兮中注，肓俞上通兮商曲。守石关兮阴都宁，闭通谷兮幽门肃。步廊神封而灵墟存，神藏彧中而俞府足。

9. 手厥阴心包经穴歌

（1）九穴心包手厥阴，天池天泉曲泽深，郄门间使内关对，大陵劳宫中冲侵。

（2）心包九穴天池近，天泉曲泽郄门认，间使内关逾大陵，劳宫中冲中指尽。

（3）手厥阴心包之络，中冲发中指之奇。自劳宫大陵而往，逐内关间使而驰。叩郄门于曲泽，酌天泉于天池。

10. 手少阳三焦经穴歌

（1）二十三穴手少阳，关冲液门中渚旁，阳池外关支沟正，会宗三阳四渎长，天井清冷渊消泺，臑会肩髎天髎堂，天牖翳风瘈脉青，颅息角孙丝竹张，和髎耳门听有常。

（2）手少三焦所从经，二十三穴起关冲。液门中渚阳池历，外关支沟会宗逢。三阳络入四渎内，注于天井清冷中。消泺臑会肩髎穴，天髎天牖经翳风。瘈脉颅息角耳门，和髎上行丝竹空。

（3）手少阳三焦之脉，在环指尺侧之端。关冲开乎液门，中渚阳池外关。支沟会宗三阳络，四渎天井清冷渊。消泺臑会，肩髎相连。天髎处天牖之下，翳风让瘈脉居先。颅息定而角孙近耳，丝竹空而和髎倒悬。耳门既辟，夏蚋闻焉。

11. 足少阳胆经穴歌

（1）少阳足经瞳子髎，四十四穴行迢迢。听会上关颔厌集，悬颅悬厘曲鬓翘。率谷天冲浮白次，窍阴完骨本神邀。阳白临泣开目窗，正营承灵脑空摇。风池肩井渊腋泉，辄筋日月京门标。带脉五枢维道续，居髎环跳风市招。中渎阳关阳陵泉，阳交外丘光明宵。阳辅悬钟丘墟外，临泣地五侠溪豪，第四趾角窍阴瞧。

（2）足少阳经瞳子髎，四十四穴行迢迢。听会客主颔厌集，悬颅悬厘曲鬓翘。率谷天冲浮白次，窍阴完骨本神至。阳白临泣开目窗，正营承灵脑空是。风池肩井渊腋长，辄筋日月京门乡。带脉五枢维道续，居髎环跳市中渎。阳关阳陵复阳交，外丘光明阳辅高。悬钟丘墟足临泣，地五侠溪窍阴毕。

（3）足少阳兮胆经，穴乃出乎窍阴。溯侠溪兮地五会，过临泣兮丘墟平。悬钟兮阳辅光明，外丘兮阳交阳陵。西出阳关兮，抵中渎风市之境；环跳居髎兮，循维道五枢之宫。考夫带脉，询至京门。日月丽兮辄筋荣，渊腋泄兮肩井盈。临风池兮脑空鸣，穿窍阴兮完骨明。举浮白于天冲，接承灵于正营。目窗兮临泣，阳白兮本神。率谷回兮曲鬓出，悬厘降兮悬颅承。颔厌兮嘉客主人，听会兮瞳子髎迎。

12. 足厥阴肝经穴歌

（1）一十四穴足厥阴，大敦行间太冲侵，中封蠡沟中都近，膝关曲泉阴包临。五里阴廉急脉穴，章门常对期门深。

（2）足厥阴经一十四，大敦行间太冲是。中封蠡沟伴中都，膝关曲泉阴包次。五里阴廉上急脉，章门才过期门至。

（3）厥阴在足，肝经所钟。起大敦于行间，循太冲于中封。蠡沟中都之会，膝关曲泉之宫。袭阴包于五里兮，阴廉乃发；寻急脉于章门兮，期门可攻。

13. 督脉经穴歌

（1）督脉中行二十八，长强腰俞阳关密，命门悬枢脊中枢，筋缩至阳灵台逸。神道身柱陶道长，大椎平肩二十一。哑门风府脑户深，强间后顶百会率。前顶囟会上星圆，神庭素髎水沟窟。兑端开口唇中央，龈交唇内任督毕。

（2）督脉行脊之中行，二十八穴始长强，腰俞阳关入命门，悬枢脊中中枢长，筋缩至阳归灵台，神道身柱陶道开，大椎哑门连风府，脑户强间后顶排，百会前顶通囟会，上星神庭素髎对，水沟兑端在唇上，龈交上齿缝之内。

（3）督脉行乎背部中，兑端接兮龈交从。素髎在鼻兮，水沟疏通；神庭入发兮，上星瞳朦。囟会现兮前顶，百会俨兮尊崇。后顶辅兮强间逢，脑户闭兮风府空。哑门通于大椎兮，陶道夷坦；身柱标于神道兮，灵台穹窿。至阳立下，筋缩中枢脊中，接脊悬枢，命门重重。歌阳关兮舞腰俞，愿长强兮寿无穷。

14. 任脉经穴歌

（1）任脉三八起会阴，曲骨中极关元锐。石门气海阴交仍，神阙水分下脘配。建里中上脘相连，巨阙鸠尾蔽骨下。中庭膻中慕玉堂，紫宫华盖璇玑夜。天突结喉是廉泉，唇下宛宛承浆舍。

（2）任脉中行二十四，会阴潜伏两阴间。曲骨之前中极在，关元石门气海边。阴交神阙水分处，下脘建里中脘前。上脘巨阙连鸠尾，中庭膻中玉堂联。紫宫华盖循璇玑，天突廉泉承浆端。

（3）至若任脉行乎腹与胸，承浆泄兮廉泉通。窥天突于璇玑，捣华盖于紫宫。登玉堂兮膻中集，履中庭兮鸠尾冲。瞻巨阙兮上脘中脘，过建里兮下脘攸同。水分兮神阙缥缈，阴交兮气海鸿蒙。石门直兮关元中极，曲骨横兮会阴乃终。

浅注：①大椎平肩二十一：大椎在第七颈椎下，平肩取之。若从下向上数是在二十一椎之上。②陶道长：身柱在三椎下，陶道在一椎下，中间无穴而距离长。③阴交仍：阴交是任、冲、肾三脉之交会穴；"仍"，古为"三"之意。

【附】周身经穴赋（前已分段录入各经脉歌诀，为便玩诵，再整体重复列出）

【出处】原《医经小学》，录自《针灸大全》。

【原文】手太阴兮大指侧，少商鱼际兮太渊穴，经渠兮列缺，孔最兮尺泽。侠白共天府为邻，云门与中府相接（左右共二十二穴）。

手阳明兮大肠之经，循商阳兮二间三间而行。历合谷阳溪之俞，过偏历温溜之滨，下廉上廉三里而近，曲池肘髎五里之程。臑髃（即臂臑、肩髃二穴）上于巨骨，天鼎纡乎扶突。禾髎唇连，迎香鼻迫（左右共四穴）。

胃乃足之阳明，历兑趋乎内庭。过陷谷冲阳之分，见解溪丰隆之神。下巨虚兮条口陈，上巨虚兮三里仍。犊鼻引入梁丘阴市之下，伏兔上贯髀关气冲之经。归来兮水道，大巨兮外陵。运天枢兮滑肉，礼太乙兮关门。梁门兮承满，不容兮乳根。乳中之膺窗屋翳，库房之气户缺盆。气舍水突，人迎大迎。地仓兮巨髎续，四白兮承泣分。御颊车于下关，张头维于额垠（左右共九十六穴）。

足太阴兮脾中州，隐白出兮大趾头，赴大都兮瞻太白，访公孙兮至商丘。越三阴之交，而漏谷地机可即；步阴陵之泉，而血海箕门是求。入冲门兮府舍轩豁，解腹结兮大横优游。腹哀食窦兮，接天溪而同派；胸乡周荣兮，缀大包而如钩（左右共四十二穴）。

迨夫真心为手少阴。少冲出乎小指，少府直乎神门。阴郄通里兮，灵道非远；少海青灵兮，极泉何深（左右共十八穴）。

手之太阳，小肠之荣。路从少泽，步前谷后溪之隆；道遵腕骨，观阳谷养老之祟。

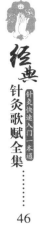

得支正于小海，逐肩贞以相从。值臑俞兮遇天宗，乘秉风兮曲垣中。肩外俞兮肩中俞，启天窗兮见天容。匪由颧髎，曷造听宫（左右共三十八穴）。

足膀胱兮太阳，交背部之二行。穷至阴于通谷之口，寻束骨于京骨之乡。申脉命仆参以前导，昆仑辟金门于踝傍。奋跗阳飞扬之志，转承山承筋之行。至于合阳委中委阳，浮郄殷门以相从，承扶秩边而胞肓。入志室兮肓门胃仓，开意舍兮振彼阳纲。出魂门兮膈关，乃谵语乎神堂。膏肓兮在四椎之左右，魄户兮随附分而会阳。下中次上之髎，白环中膂之房。膀胱俞上小肠，关元俞上大肠。气海肾焦兮胃脾乡，胆肝膈督兮心俞当。厥阴肺俞之募，风门大杼之方。天柱坚兮玉枕络却，通天溪兮见彼承光。自五处曲差眉冲而下，造攒竹睛明之场（左右共一百三十四穴）。

足少阴兮肾属，涌泉流于然谷。太溪大钟兮水泉缘，照海复溜兮交信续。从筑宾兮上阴谷，掩横骨兮大赫麓。气穴四满兮中注，肓俞上通兮商曲。守石关兮阴都宁，闭通谷兮幽门肃。步廊神封而灵墟存，神藏。或中而俞府足（左右共五十四穴）。

手厥阴心包之络，中冲发中指之奇。自劳宫大陵而往，逐内关间使而驰。叩郄门于曲泽，酌天泉于天池（左右共十八次）。

手少阳三焦之脉，在环指尺侧之端。关冲开乎液门，中渚阳池外关。支沟会宗三阳络，四渎天井清冷渊。消泺臑会，肩髎相连。天髎处天牖之下，翳风让瘛脉居先。颅息定而角孙近耳，丝竹空而和髎倒悬。耳门既辟，夏蚋闻焉。

足少阳兮胆经，穴乃出乎窍阴。溯侠溪兮地五会，过临泣兮丘墟平。悬钟兮阳辅光明，外丘兮阳交阳陵。西出阳关兮，抵中渎风市之境；环跳居髎兮，循维道五枢之宫。考夫带脉，询至京门。日月丽兮辄筋荣，渊腋泄兮肩井盈。临风池兮脑空鸣，穿窍阴兮完骨明。举浮白于天冲，接承灵于正营。目窗兮临泣，阳白兮本神。率谷回兮曲鬓出，悬厘降兮悬颅承。颔厌兮嘉客主人，听会兮瞳子髎迎（左右共八十八穴）。

厥阴在足，肝经所钟。起大敦于行间，循太冲于中封。蠡沟中都之会，膝关曲泉之宫。袭阴包于五里兮，阴廉乃发；寻急脉于章门兮，期门可攻（左右二十八穴）。

至若任脉行乎腹与胸，承浆泄兮廉泉通。窥天突于璇玑，捣华盖于紫宫。登玉堂兮膻中逢，履中庭兮鸠尾冲。瞻巨阙兮上脘中脘，过建里兮下脘攸同。水分兮神阙缥缈，阴交兮气海鸿蒙。石门直兮关元、中极，曲骨横兮会阴乃终（凡二十四穴）。

督脉行乎背部中，兑端接兮龈交从。素髎在鼻兮，水沟疏通；神庭入发兮，上星瞳朦。囟会现兮前顶，百会俨兮尊崇。后顶辅兮强间逢，脑户闭兮风府空。哑门通于大椎兮，陶道夷坦，身柱缥于神道兮，灵台穹窿。至阳立下，筋缩中枢脊中，接脊悬枢，命门重重。歌阳关兮舞腰俞，愿长强兮寿无穷（左右共二十八穴）。

浅注：①轩豁：开朗。②缀大包如钩（脾经）：从经络图可见，脾经上升至周荣穴而突降至大包，如缀之钩。③蚋：为蜹之省写，《康熙字典》谓蚊。闻夏蚋之声，即连夏天蚊虫嗡嗡声也能听到。④鸿蒙（任脉）：天地开辟之前，是一团混沌的元气，叫鸿蒙。⑤至阳立下（督脉）：第七椎下之至阳，与第九椎之下筋缩，隔无穴的第八椎，故曰"立下"。

本赋适于医而儒者玩味，对初学者未必适用，学习以主要歌赋（1）为主。

二、十四经穴分寸歌

【出处】

（1）《医宗金鉴》为主（后人有多处改动）。

（2）《针灸聚英》在中，以《十四经发挥》为主编写，名为"十四经步穴歌"。

（3）《针灸学》（江苏人民出版社，1957年）"十四经经穴歌"。

【原文】

1. 手太阴肺经穴分寸歌

（1）中府乳上三肋间，云门上行寸六许，云在璇玑旁六寸，大肠巨骨下二骨，天府腋三动脉求，侠白肘上五寸主，尺泽肘中约纹是，孔最腕侧七寸处，列缺腕上一寸半，经渠寸口陷中取，太渊掌后横纹头，鱼际节后散脉里，少商大指内侧端，鼻衄刺血立时止。

浅注：乳中在四肋间，乳上三肋（第一肋间）是中府；"寸六"即再上一肋（第一肋上、锁骨下）是云门，恰在大肠经巨骨下陷中，动脉应手处。

（2）太阴肺兮出中府，云门之下一肋许。云门气户旁二寸，人迎之下二骨数。天府腋下三寸求，侠白肘上五寸主。尺泽肘中约文论，孔最腕上七寸取。列缺腕侧一寸半，经渠寸口陷中是。太渊掌后横纹头，鱼际节后散脉举。少商大指桡侧端，此穴若针疾减愈。

（3）一手太阴是肺经，臂内拇侧上下循。中府乳上数三肋，云门锁骨窝里寻。二穴相差隔一肋，距胸中行六寸平。天府腋下三寸取，侠白肘上五寸擒。尺泽肘中横纹处，孔最腕上七寸凭。列缺交叉示指尽，经渠寸口动脉行。太渊掌后横纹是，鱼际节后散脉萦。少商穴在大指内，去指甲角韭叶明。

2. 手阳明大肠经穴分寸歌

（1）商阳食指内侧边，二间寻来本节前。三间节后陷中取，合谷虎口歧骨间。阳溪腕上筋间是，偏历腕后三寸安。温溜腕后去五寸，池前四寸下廉看。池前三寸上廉中，池前二寸三里逢。曲池屈肘纹头尽，肘髎上臑外廉近。大筋中央寻五里，肘上三寸向里行。臂臑肘上七寸量，肩髃肩端举臂取。巨骨肩尖端上行，天鼎喉旁四寸真。扶突天突旁三寸，禾髎水沟旁五分。鼻旁五分点迎香，大肠经穴自分明。

（2）手阳明经属大肠，食指内侧起商阳。本节前取二间定，本节后取三间强。歧骨陷中寻合谷，阳溪腕中上侧详。腕后三寸是偏历，五寸之中温溜当。下廉上廉各一寸，上廉池下三寸方。屈肘曲中曲池得，池下二寸三里场。肘髎大骨外廉陷，五里肘上三寸量。臂臑髃下一寸取，肩髃肩端两骨当。巨骨肩端叉骨内，天鼎缺盆之上针。扶突曲颊下一寸，禾髎五分水沟旁。鼻孔两旁各五分，左右二穴皆迎香。

浅注："臂臑髃下一寸取"不妥，应为"三寸"或按其"髃下三角肌端"，即腘端。

（3）二手阳明属大肠，臂前外侧须审量。商阳示指桡侧取，二间握拳节前方。三间握拳节后取，合谷虎口歧骨当。阳溪腕上两筋内，偏历腕上三寸量。温溜腕后上五寸，池前四寸下廉乡。池下三寸上廉穴，三里池下二寸长。曲池曲肘纹头是，肘髎大骨外廉旁。肘上三寸寻五里，臂臑髃下腘端详。肩髃肩峰举臂取，巨骨肩尖骨陷藏。天鼎扶下一寸取，扶突鼎上结喉旁。禾髎水沟旁半寸，鼻旁五分是迎香。

3. 足阳明胃经穴分寸歌

（1）胃之经兮足阳明，承泣目下七分寻。四白目下一寸取，巨髎鼻孔旁八分。地仓夹吻四分近，大迎颔前寸三中。颊车耳下曲颊陷，下关耳前动脉行。头维神庭旁四五，人迎喉旁寸五真。水突筋前人迎下，气舍喉下一寸乘。缺盆舍下横骨陷，相去中行四寸明。气户横骨一肋间，库房屋翳膺窗近。乳中正在乳头心，次有乳根出乳下，各下一肋不相侵。以下腹穴须另陈，不容巨阙旁二寸，其下承满与梁门，关门太乙滑肉门。天枢脐旁二寸寻，枢下一寸即外陵。枢下二寸大巨穴，枢下三寸水道在，水下一寸归来存。气冲鼠蹊上一寸，又距曲骨二寸匀。髀关膝上有尺二，伏兔膝上六寸是。阴市膝上方三寸，梁丘膝上二寸记。膝髌陷中犊鼻存，膝眼三寸下三里，里下三寸上廉穴，膝下八寸条口位。膝下九寸下廉看，踝上八寸丰隆量。解溪跗上系鞋处，就在踝横纹中央。冲阳跗上五寸唤，陷谷庭后二寸间。内庭次趾外间陷，厉兑大次趾外端。

（2）胃之经兮足阳明，承泣目下七分寻。四白一寸不可深，巨髎鼻孔傍八分。地仓夹吻四分近，大迎曲颊前寸三。颊车耳下八分针，下关耳前动脉认。头维本神寸五取，人迎喉旁大脉真。水突在颈大筋下，直至气舍上人迎。气舍迎下夹天突，缺盆横骨陷中亲。气户俞府旁二寸，至乳六寸又四分。库房屋翳膺窗近，乳中正在乳头心。次有乳根出乳下，各下一肋不相侵。穴夹幽门一寸五，是穴不容依法数。其下承满至梁门，关门太乙从头举。节次续排滑肉门，各各一寸为君数。天枢穴在夹脐傍，外陵枢下一寸当。二寸大巨三水道，归来四寸中极旁。气冲曲骨旁二寸，来下气冲脉中央。髀关兔后六寸分，伏兔市上三寸强。阴市膝上三寸许，梁丘二寸得共场。膝髌陷中寻犊鼻，膝下三寸求三里。里下三寸上廉地，条口上廉下二寸。下廉条下一寸系，丰隆条口外一寸，上踝八寸分明记。解溪冲阳后寸半，冲阳陷上二寸系。陷谷内庭后二寸，内庭次趾外间是。厉兑大趾次趾端，去爪如韭胃所起。

（3）三足阳明是胃经，起于头面向下行。承泣眼眶边缘下，四白目下一寸匀。巨髎鼻旁直瞳子，地仓吻旁四分零。大迎颔前寸三陷，颊车耳下曲颊临。下关耳前扪动脉，头维四五傍神庭。人迎结喉旁寸五，水突迎下大筋凭。直下气舍平天突，缺盆锁骨陷凹寻。气户锁下一肋上，相去中行四寸评，库房屋翳膺窗接，各隔一肋乳中停。乳根乳下一肋处，胸部诸穴君须明。不容巨阙旁二寸，其下承满与梁门。关门太乙滑肉门，天枢脐旁二寸平，外陵大巨水道穴，归来气冲曲骨邻。诸穴相隔皆一寸，俱距中行二寸程。髀关膝上交分内，伏兔膝上起肉形。阴市膝上方三寸，梁丘膝上二寸呈，髌外下陷是犊鼻，膝下三寸三里迎。膝下六寸上巨虚，踝上八寸条口行，再下一寸下巨虚，条外一寸丰隆盈。解溪跗上系鞋处，冲阳跗上五寸明。陷谷庭后二寸取，次趾外侧是内庭。厉兑次趾外甲角，四十五穴须记清。

4. 足太阴脾经穴分寸歌

（1）大趾端内侧隐白，节前陷中求大都。太白节后核骨下，节后一寸公孙呼。商丘内踝微前陷，踝上三寸三阴交。踝上六寸漏谷是，膝下五寸地机朝。膝下内侧阴陵泉，血海膝髌上内廉。箕门穴在鱼腹上，动脉应手越筋间。冲门横骨两端动，去腹中行三寸半。冲上七分是府舍，距离中线四寸算。舍上三寸取腹结，大横平脐容易点。腹哀建里旁四寸，中庭旁六食窦全。天溪胸乡周荣穴，四肋三助二肋间，大包腋下六寸全。

（2）大趾内侧隐白位，大都节后陷中起。太白核骨下陷中，公孙节后一寸至。商丘有穴属经金，踝下微前陷中是。内踝三寸三阴交，漏谷六寸有次第。膝下五寸为地机，阴陵内侧膝辅际。血海分明膝髌上，内廉肉际二寸地。箕门血海上六寸，筋间动脉须详谛。冲门大横五寸下，府舍横下四寸三。腹结横下寸三分，大横平脐非比假。横上三寸是腹哀，直与食窦相连亚。食窦天溪及胸乡，周荣各一寸六者。大包渊腋下三寸，出九肋间当记也。

（3）四是脾经足太阴，后内侧线向上循。隐白大趾内甲角，大都节前陷中寻。太白核骨白肉际，节后一寸公孙明。商丘踝前陷中找，踝上三寸三阴交。踝上六寸漏谷是，膝下五寸地机朝。膝内辅下阴陵泉，血海膝髌上内廉。箕门鱼腹大筋内，冲门耻骨上边缘。冲上七分求府舍，再上三寸腹结连。结上寸三大横穴，适当脐旁四寸骈。腹哀建里旁四寸，中庭旁六食窦全。天溪胸乡周荣上，每隔一肋陷中湮。大包腋下方六寸，上直渊腋三寸悬。

浅注：大都穴在本节（跖趾关节）之前，古书谓节后指的是趾间关节之后。

5. 手少阴心经穴分寸歌

（1）少阴心起极泉中，腋下筋间动引胸，青灵肘上三寸取，少海肘后端五分，灵道掌后一寸半，通里腕后一寸同。阴郄腕后内半寸，神门掌后锐骨隆，少府小指本节末，小指内侧取少冲。

（2）少阴心起极泉中，腋下筋间脉入胸。青灵肘节上三寸，少海肘内节后容。灵道掌后一寸半，通里腕后一寸同。阴郄五分动脉取，神门掌后锐骨隆。少府节后劳宫直，小指内侧取少冲。

（3）五是心经小指边，极泉腋窝动脉牵。青灵肘上三寸觅，少海肘后五分连。灵道掌后一寸半，通里腕后一寸同。阴郄去腕五分是，神门锐骨端内缘。少府小指本节后，少冲小指桡侧边。

6. 手太阳小肠经穴分寸歌

（1）小指端外为少泽，前谷本节前外侧。节后横纹取后溪，腕骨腕前骨陷侧。阳谷锐骨下陷取，腕上一寸名养老。支正腕后五寸量，小海肘端五分好。肩贞腋上一寸找，臑俞大骨下陷考。天宗肩胛下窝中，秉风岗上举有空。曲垣肩中曲胛陷，外俞一椎三寸外。中俞大椎二寸旁，天窗扶突后陷详。天容耳下曲颊后，颧髎面颧锐端量。

听宫耳中珠子上，此为小肠手太阳。

（2）手小指端为少泽，前谷外侧节前索。节后陷中寻后溪，腕骨陷前看外侧。腕中骨下阳谷讨，腕上一寸名养老。支正腕后量五寸，小海肘端五分好。肩贞胛下两骨解，臑俞大骨之下保。天宗骨下有陷中，秉风髎后举有空。曲垣肩中曲胛陷，外俞胛上一寸从。肩中二寸大椎旁，天窗颊下动脉详。天容耳下曲颊后，颧髎面顺锐端量。听宫耳端大如菽，此为小肠手太阳。

（3）六小肠经手太阳，臂外后廉尺侧详。少泽小指外甲角，前谷泽后节前扬。后溪握拳节后取，腕骨腕前骨陷当。阳谷锐骨下陷取，养老转手髁空藏。支正腕后上五寸，小海肘内纹头裹。肩贞胛下两骨解，臑俞臑后骨下方。天宗胛岗下陷取，秉风岗上骨边量。曲垣胛上曲胛陷，一椎旁三外俞章。大椎旁二中俞穴，天窗扶后大筋厢。天容耳下曲颊后，颧髎颧骨下廉乡。听宫二穴归何处，耳屏中前陷中央。

7. 足太阳膀胱经穴分寸歌

（1）足太阳兮膀胱经，目内眦角始睛明。眉毛内侧攒竹取，眉冲半寸傍神庭。曲差入发五分际，神庭旁开寸五起。横看五处上星平，承光通天络却穴，后循俱是寸五行。玉枕夹脑户寸三，入发二五枕骨定。天柱项后发际取，大筋外廉之陷中。自此夹脊开寸五，第一大杼二风门。三椎肺俞厥阴四，心五督六膈七论。肝九胆十脾十一，胃俞十二椎下寻。十三三焦十四肾，气海俞在十五椎，大肠十六小十八，十七关元俞可推。膀胱俞穴十九椎，中膂俞穴二十下，白环俞穴廿一椎，小肠俞至白环内。腰空上次中下髎，会阳阴尾尻骨旁，第一侧线诸穴了。再从脊旁开三寸，第二椎下为附分，三椎魄户四膏肓，第五椎下寻神堂。第六譩譆膈关七，第九魂门十阳纲。十一椎下意舍存，十二胃仓穴已分。十三肓门端正在，十四志室不须论，十九胞肓廿一秩，第二侧线诸穴匀。继向臀部横纹取，承扶臀下陷中央。殷门扶下方六寸，委阳腘外两筋乡。浮郄实居委阳上，相去只有一寸长。委中在腘约纹里，向下二寸寻合阳。承筋合阳直下取，穴在腨肠之中央。承山腨下分肉间，外踝七寸上飞扬。跗阳外踝上三寸，昆仑后跟陷中央。仆参跟下脚边上，申脉踝下五分张。金门申前墟后取，京骨外侧骨际量。束骨本节后肉际，通谷节前陷中强。至阴却在小趾侧，太阳之穴始周详。

（2）足太阳兮膀胱经，目眦内角始睛明。眉头陷中攒竹名，曲差二穴伴神庭。五处挨排夹上星，承光五处后寸半。通天络却亦停匀，玉枕横夹于脑户。天柱夹项后发际，大筋外廉陷中是，夹脊相去寸五分。大杼一椎二风门，肺俞三椎厥阴四。心俞五椎之下论。更有膈俞相梯级，第七椎下隐然立。第八椎下穴无有。肝俞数椎当第九，十椎胆俞脾十一。十二椎下胃俞取，三焦肾俞次第下，十三十四两椎主，大肠俞在十六椎。小肠十八椎下止，十九椎下寻膀胱。中膂内俞椎二十，白环二十一椎当。上髎次髎中与下，一空二空夹腰胯。会阳阴尾两旁分，尺寸须看督脉分。第二椎下外附分，夹脊相去古法云。先从脊后量三寸，不是灸狭能伤筋。魄户三椎膏肓四，四五三分分明是。第五椎下索神堂，第六譩譆两穴出。膈关第七魂门九，阳纲意舍十十一。胃仓肓门屈指弹，椎看十二与十三。志室次之为十四，胞肓十九合详参。秩边廿一椎下详，承扶臀阴纹中央。殷门承扶六寸直，浮郄一寸上委阳。委阳却与殷门并，腘中外廉两筋乡。委中膝腘约纹里，此下二寸寻合阳。承筋腨肠中央是，承山腨下分肉傍。飞阳外踝上七寸，跗阳踝上三寸量。金门正在外踝下，昆仑踝后跟骨中。仆参跟骨下陷是，申脉分明踝下容。京骨外侧大骨下，束骨本节后陷中。通谷本节前陷是，至阴小趾外侧逢。

浅注：本歌缺眉冲、督俞、气海俞和关元俞四穴。秩边穴在二十椎旁还是二十一椎旁，往说不一，现从后者。

（3）七足太阳膀胱经，目内眦角是睛明，眉头陷中攒竹取，眉冲直上傍神庭。曲差庭旁一寸半，五处直后上星平。承光通天络却穴，后行俱是寸半程。玉枕脑户旁寸三，入发三寸枕骨凭。天柱项后大筋外，再下脊旁寸半循。第一大杼二风门，三椎肺俞四厥阴。心五督六膈俞七，九肝十胆仔细寻。十一脾俞十二胃，十三三焦十四肾。气海十五大肠六，七八关元小肠分。十九膀胱廿中膂，廿一椎旁白环生。上次中下四髎穴，荐骨两旁骨陷盈。尾骨之旁会阳穴，第二侧线再细详。以下夹脊开三寸，二三附分魄户当。四椎膏肓神堂五，六谚语七膈关藏。第九魂门阳纲十，十一意舍二胃仓。十三肓门四志室，十九胞肓廿一秩。承扶臀下横纹取，殷门扶下六寸当。委阳腘窝沿外侧，浮郄委阳一寸上。委中膝腘纹中处，纹下二寸寻合阳。承筋合下腓肠中，承山腨下分肉藏。飞扬外踝上七寸，跗阳踝上三寸量。昆仑外踝骨后陷，仆参跟下骨陷方。踝下五分申脉是，踝前骨陷金门乡。大骨外侧寻京骨，小趾本节束骨良。通谷节前陷中好，至阴小趾爪角巧。六十七穴分三段，头背下肢次第找。

浅注：膀胱经线长、穴多，原文中"头背下肢次第找"，指头项部、背腰部和下肢部。

8. 足少阴肾经穴分寸歌

（1）足掌心中是涌泉，然谷内踝一寸前。太溪踝后跟骨上，照海踝下四分安。水泉溪下一寸觅，大钟跟后踵筋间。复溜溪上二寸取，交信溜前五分骈，二穴隔筋在前后，复溜在后交信前。筑宾内踝上腨分，阴谷屈膝两筋间。横骨平取曲骨边，大赫气穴并四满，中注肓俞亦相连，诸穴上行皆一寸，俱距中行半寸边。商曲又平下脘取，石关阴都通谷联，幽门适当巨阙侧，五穴分寸量同前。胸从中行开二寸，步廊却在中庭边，神封灵墟及神藏，或中俞府璇玑旁，每穴上行皆一肋，旁开二寸仔细量。

（2）肾经起处有其所，涌泉屈足卷趾取。然谷踝前大骨下，踝后跟上太溪府。溪下五分寻大钟，照海踝下阴跷生。踝上二寸复溜名，溜前筋骨取交信，亦曰踝上二寸行。筑宾五寸腨分处，阴谷膝内着骨辅。横骨有陷如仰月。大赫气穴四满据，中注肓俞正夹脐，六穴五寸各一数，商曲石关上阴都。通谷幽门一寸居，幽门半寸夹巨阙。步廊神封过灵墟，神藏或中至俞府，各隔一肋不差殊。欲知俞府居何方，璇玑之旁各二寸。

浅注：本歌缺水泉穴；筑宾原文为六寸。

（3）八足少阴肾经属，后内侧线足走腹。足心凹陷是涌泉，大骨之下取然谷。太溪内踝后陷中，照海踝下四分逐。水泉跟下内侧边，大钟溪泉踵筋间。复溜踝上二寸取，交信溜前五分骈。踝上五寸寻筑宾，阴谷膝内两筋安。上从中行开半寸，横骨平取曲骨沿。大赫气穴并四满，中注肓俞亦相牵。商曲又凭下脘取，石关阴都通谷言，幽门适当巨阙侧，诸穴相距一寸连。以下六穴上肋间，距离中行二寸宽。步廊却近中庭穴，神封灵墟神藏兼。或中俞府平璇玑，相隔一肋仔细研。

9. 手厥阴心包经穴分寸歌

（1）心络起自天池间，乳后旁一腋下三。天泉绕腋下二寸，曲泽屈肘陷中参。郄门去腕后五寸，间使腕后三寸然。内关去腕后二寸，大陵掌后横纹间。劳宫环中指间取，中冲中指之末端。

（2）厥阴心包何处得，乳后一寸天池索。天泉腋下二寸求，曲泽内纹寻动脉。郄门去腕五寸通，间使腕后三寸逢。内关去腕才二寸，大陵掌后两筋中。劳宫屈中环指取，中指之末取中冲。

（3）九心包络手厥阴，前正中线诸穴匀。天池乳后旁一寸，天泉腋下二寸循。曲泽肘内横纹上，郄门去腕五寸寻，间使腕后方三寸，内关掌后二寸停。掌后横纹大陵在，尺桡骨间陷中扪。劳宫屈指掌心取，中指末端中冲生。

10. 手少阳三焦经穴分寸歌

（1）环指尺侧端关冲，液门小次指陷中。中渚液门上一寸，阳池腕前表陷中。外关腕后二寸陷，腕后三寸支沟名。支沟横外取会宗，空中一寸用心攻。腕后四寸三阳络，肘前五寸四渎称。天井肘外大骨后，骨罅中间一寸横。肘后二寸清泠渊，肘后五寸是消泺。臑会肩前三寸量，肩髎臑上陷中央。天髎肩井后一寸，天牖天容之后旁。翳风耳后尖角陷，瘈脉耳后青筋看。颅息亦在青络上，角孙耳上发下间。耳门耳缺前起肉，和髎耳前锐发乡。欲知丝竹空何在，眉梢陷中不须量。

（2）三焦环指外关冲，环小指间名液门。中渚环指本节后，阳池表腕上陷存。腕上二寸外关络，支沟腕上三寸约。会宗腕后三寸空，须详一寸毋令错。腕后四寸臂大脉，外廉陷中三阳络。四渎骨外并三阳，天井肘上一寸侧。肘上二寸清泠渊，消泺臂外肘分索。臑会肩头三寸中，肩髎肩端臑上通。天髎盆上毖骨际，天牖傍颈后天容。翳风耳后当骨陷，瘈脉耳后鸡足逢。颅息耳后青络脉，角孙耳郭开有空。丝竹眉后陷中看，和髎耳前锐发同。耳门耳珠当耳缺，此穴禁灸分明说。

（3）十手少阳属三焦，后正中线头侧绕。关冲环指尺侧外，液门节前指缝邀。中渚液门上一寸，阳池腕表横纹遭。腕后二寸取外关，支沟腕后三寸安。会宗沟外横一寸，三阳络在四寸间。肘前五寸称四渎，肘后一寸天井酌。肘后二寸清泠渊，渊臑之间取消泺。臑会肩端下三寸，肩髃后一肩髎寻。天髎肩井后寸陷，天牖颈肌后下扪。耳垂后陷翳风讨，瘈脉耳后青络找。颅息亦在青络上，角孙耳上发际标。耳门耳前缺陷处，和髎耳前锐发交。欲知丝竹空何在，眼眶外缘上眉梢。

11. 足少阳胆经穴分寸歌

（1）外眦五分瞳子髎，耳前陷中听会绕。上关颧弓上缘是，内斜曲角颔厌照，斜后下行悬颅定，悬厘颅下半寸绕。曲鬓耳前发际上，入发寸半率谷交。天冲率后斜五分，后下一寸浮白呈。窍阴穴在枕骨下，完骨耳后发际认，入发四分须记真。本神神庭旁三寸，入发五分眦上凭。阳白眉上一寸许，却与瞳子相对直。入发五分头临泣，临后一寸是目窗，窗后一寸正营穴，承灵又在正营后，相去寸半见甲乙。风池直上寻脑空，夹脑户旁二寸的。风池耳后尖角陷，肩井大椎肩峰间，大骨之前寸半取，渊腋腋下三寸从。再从渊腋横前取，相隔一寸辄筋逢。日月期门下一肋，十二肋端是京门。季下平脐寻带脉，带下三寸五枢真。前下五分维道认，居髎髂前转子取，环跳髀枢宛中陷，风市垂手中指终。中渎膝上五寸陈，阳关阳陵上三寸，阳陵膝下一寸量，腓骨头前陷中央。阳交外踝上七寸，此系斜属三阳分，外丘踝上七寸斟，踝上五寸光明着。踝上四寸阳辅穴，踝上三寸悬钟列，丘墟踝前陷中觅，丘下三寸足临泣，临下五分地五会，会下一寸侠溪接。欲觅窍阴归何处，小趾次趾外侧角。

浅注：①阳交穴附近是三条阳经（胆经、胃经、膀胱经）靠近处（即"三阳分肉间"）。②因为定穴尺寸的变化，故今对原文有较多改动。

（2）少阳胆经髎起外，耳前陷中寻听会。上关耳前开口空，悬厘脑空下廉揣。悬颅正在曲角端，颔厌脑空上廉看。曲鬓偃正尖上边，率谷曲鬓半寸安。本神耳上入发际，四分平横向前是。曲鬓之旁各一寸。阳白眉上一寸记，临泣有穴冲两目，直入发际五分属。目窗正营各一寸。承灵营后寸五录。天冲耳上二寸居，浮白发际一寸符。窍阴枕下动有穴，完骨耳后四分通。脑空正夹玉枕骨，风池后发际陷中。肩井大骨前半寸，渊液脉下三寸按。辄筋平前却一寸，期门在肋第二端。日月期下五分断，京门监骨腰间看。带脉季肋寸八分，五枢带下三寸间。维道五寸二分得，居髎八寸三分寻。环跳髀枢宛宛论，膝上五寸中渎搜。阳关阳陵上三寸，阳陵膝下一寸求。阳交外踝上七寸，向后五分寻外丘。光明除踝上五寸，阳辅踝上四寸取。悬钟三寸即绝骨，丘墟踝前陷中出。临泣寸半后侠溪，地五会穴一寸灸。侠溪小次歧骨间，窍阴足小次趾端。

（3）十一胆经足少阳，从头走足行身旁。外眦五分瞳子髎，听会耳前珠陷详。上关颧骨上一寸，内斜曲角颔厌当。悬颅悬厘近头维，相距半寸君勿忘。曲鬓耳前发际标，入发寸半率谷交。天冲率后斜五分，浮白率下一寸绕。窍阴穴在枕骨上，完骨耳后发际好。本神神庭三寸旁，阳白眉上一寸量。入发五分头临泣，庭维之间取之良。目窗正营及承灵，相距寸半脑空绍，风池耳后发际陷，颅底筋外有陷凹。肩井缺盆上寸半，渊腋腋下三寸从，辄筋腋前横一寸，日月乳下三肋逢。京门十二肋骨端，带脉章下平脐看。五枢髂上上棘前，略下五分维道见。居髎维后斜三寸，环跳髀枢陷中间。风市垂手中指寻，中渎膝上五寸陈，阳关陵上膝髌外，腓骨头前阳陵存。阳交外踝上七寸，外丘相平五分后。光明踝五阳辅四，踝上三寸悬钟寻。踝前陷中丘墟间，临泣四趾本节扣。临下五分地五会，本节之前侠溪匀。四趾外端足窍阴，四十四穴仔细吟。

12. 足厥阴肝经穴分寸歌

（1）足大趾端名大敦，行间大趾缝中存。太冲本节后二寸，踝前一寸号中封，蠡沟踝上五寸是，中都踝上七寸中。膝关阴陵后一寸，曲泉屈膝尽横纹。阴包膝上方四寸，气冲三寸下五里。阴廉冲下只二寸，急脉阴旁二寸半，章门脐上二旁六，乳下两肋取期门。

（2）大敦拇趾看毛聚，行间缝尖动脉处。节后有络亘五会，太冲之脉堪承据。中封正在内踝前，蠡沟踝上五寸注。中都踝上七寸详，中都正在复溜宫，阴陵膝尖两折中。内踝之上七寸详，少阴相直冲骨中。膝关犊鼻下二寸，曲泉纹头两筋逢。阴包四寸膝髌上，内廉筋间索其当。五里气冲内寸半，直下三寸阴股向。阴廉穴在横纹胯，章门脐上二寸量。横取六寸看两旁，期门乳下各二肋。

（3）十二肝经足厥阴，前内侧线穴细分。大敦拇趾三毛处，行间大次趾缝寻。太冲本节后寸半，踝前一寸取中封。踝上五寸蠡沟是，中都踝上七寸循。膝关犊鼻下二寸，曲泉屈膝尽横纹。阴包膝上方四寸，五里股内动脉存。阴廉恰在鼠蹊下，急脉阴旁二五真。十一肋端章门是，乳下二肋寻期门。

13. 督脉经穴分寸歌（见图2－1）

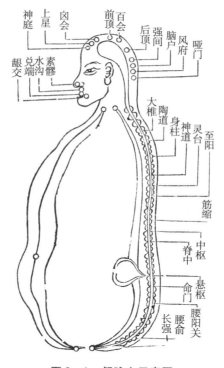

图2－1　督脉穴示意图

（1）督脉廿八行脊梁，尾闾骨端是长强。二十一椎为腰俞，十六阳关细推详。十四命门与脐对，十三悬枢在其间。十一椎下寻脊中，十椎之下中枢藏。九椎之下筋缩取，七椎之下乃至阳。六灵五神三身柱，陶道一椎之下乡。一椎之上大椎穴，入发五分哑门行。风府一寸宛中取，脑户二五枕骨上。发上四寸强间位，五寸五分后顶强。七寸百会顶中取，耳尖直上发中央。前顶前行八寸半，前行一尺囟会量。一尺一寸上星会，入发五分神庭当。鼻尖准头素髎穴，两眉中间穿印堂，水沟鼻下人中藏。兑端唇尖端上取，龈交齿上龈缝乡。

（2）督脉龈交唇上乡，兑端正在唇中央。水沟鼻下沟中索，素髎宜向鼻端详。头形北高面南下，先以前后发际量。分为一尺有二寸，发上五分神庭当。庭上五分上星位，囟会星上一寸强。上至前顶上寸半，寸半百会顶中央。后顶强间脑户三，相去各是一寸五。后发五分定哑门，门上五分是风府。上有大椎下尾骶，分为二十有一椎。大椎第一节上是，一椎节下陶道知。身柱第三椎节下，神道第五不须疑。灵台第六至阳七，筋缩第九椎下思。脊中悬枢命门穴，十一十三十四节。阳关镇住十六椎，二十一下腰俞窥。其下长强伏地取，此穴针之痔根愈。（未述十椎下之中枢穴）

（3）十三督脉行脊梁，尾闾骨端是长强。二十一椎为腰俞，十六阳关平髋量。命门十四三悬枢，十一椎下脊中藏。中枢十椎九筋缩，七椎之下乃至阳。六灵五神三身柱，陶道一椎之下襄。大椎正在一椎上，诸阳会此仔细详。哑门入发五分际，风府一寸宛中当。府上寸半寻脑户，强间户上寸半量。后顶再上一寸半，百会七寸顶中央。前顶囟会俱寸五，上星入发一寸良。神庭五分入发际，素髎鼻尖准头乡。水沟鼻下上唇陷，兑端唇上尖端藏。龈交上齿龈缝里，经行背头居中行。

14. 任脉经穴分寸歌（见图 2－2）

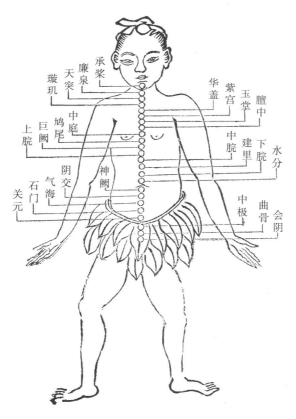

图 2－2　任脉穴示意图

（1）任脉会阴两阴间，曲骨毛际陷中安。中极脐下四寸取，关元脐下三寸连。脐下二寸石门是，脐下寸半气海全。脐下一寸阴交穴，脐之中央即神阙。脐上一寸为水分，脐上二寸下脘列。脐上三寸名建里，脐上四寸中脘接。脐上五寸上脘在，脐上六寸巨阙穴。鸠尾蔽骨下五分，中庭膻下寸六取。膻中却在两乳间，膻上寸六玉堂主。膻上紫宫三寸二，膻上四八华盖举。膻上璇玑五寸八，玑上一寸天突取。廉泉颌下结上已，承浆颐前下唇中。

　　浅注：每上一肋为一寸六分，但璇玑在华盖上一寸，故为五寸八。

　　（2）任脉会阴两阴间，曲骨脐下毛际安。中极脐下四寸取，三寸关元二石门。气海脐下一寸半，阴交脐下一寸论。分明脐内号神阙，水分一寸复上列。下脘建里中上脘，各各一寸为君说。巨阙上脘上寸半，鸠尾蔽骨一寸按。中庭膻中寸六分，膻中两乳中间看。玉堂紫宫及华盖，相距寸六即一肋。华盖璇玑一寸量，璇玑突下一寸当。天突结下宛宛取，廉泉颌下骨尖傍。承浆颐前唇棱下，任脉之部宜审详。

　　（3）十四任脉走腹胸，直线上行居正中。会阴两阴中间取，曲骨耻骨联合从。中极关元石门穴，每穴相距一寸均。气海脐下一寸半，脐下一寸阴交明。肚脐中央名神阙，水分下脘建里匀。中脘上脘皆一寸，巨阙脘上一寸行。鸠尾歧骨下一寸，中庭胸剑联合中。膻中正在两乳间，玉堂紫宫华盖重，相距一肋璇玑穴，胸骨上缘天突通。廉泉颌下结喉上，承浆唇下宛宛中。

　　浅注：《标幽赋》载"取五穴用一穴必端，取三经使一经可正"，可见上列经穴分寸歌，难免会有粗疏笼统之处，故需结合文字叙述，相辅理解。

　　【同类歌】百穴法歌。

　　【出处】《神应经》，括号内为今另有之传文。《类经图翼》名之"十四经针灸要穴歌"。

　　【原文】手之太阴经属肺，尺泽肘中约纹是。列缺侧腕寸有半，经渠寸口陷脉记。太渊掌后横纹头，鱼际节后散脉里（鱼际大指节后起）。少商大指内侧寻，相距如韭此为美（相离爪甲如韭耳）。

　　手阳明经属大肠，食指内侧号商阳。本节前取二间定，本节后三间勿忘。歧骨陷中寻合谷，阳溪腕中上侧详。三里曲池下二寸，曲池曲肘外辅当。肩髃肩端两骨觅，五分夹孔取迎香。

　　足阳明兮胃之经，头维本神寸五分。颊车耳下八分是，地仓侠吻四分临。伏兔阴市上三寸，阴市膝上三寸针。三里膝下三寸取，上廉里下三寸主。下廉上廉下三寸，解溪腕上系鞋处。冲阳陷谷上二寸，陷谷庭后二寸举。内庭次趾外间求，厉兑如韭足次趾。

　　足之太阴经属脾，隐白大趾内角宜。大都节前白肉际，太白核骨下陷为，公孙节后一寸得，商丘踝下前取之。内踝三寸三阴交，阴陵膝内辅下施。

　　手少阴兮心之经，少海肘内节后明（灵道去掌寸半长）。通里掌后才一寸，神门掌后锐骨精（少府相随本节边，少冲甲角须求内，二穴皆从小指连）。

　　手太阳兮小肠索，小指外端取少泽。前谷外侧本节前，后溪节后仍外侧。腕骨腕前起骨下，阳谷锐下腕中得。小海肘端去五分，听宫耳珠如菽侧。

　　太阳膀胱何处看，睛明目内眦角畔。攒竹两眉头陷中，络却后发四寸半。肺俞三椎膈俞七，肝俞九椎之下按。肾俞十四椎下旁，膏肓四椎三寸算。委中膝腘约纹中，承山腨下分肉断。昆仑踝下后五分，金门踝下陷中撰。申脉踝下筋骨间，可容爪甲慎勿乱。

　　少阴肾兮安所觅，涌泉卷趾足中心。然谷踝前骨下识，太溪内踝后五分。照海踝下四分的，复溜内踝上二寸。太溪踝后动中寻（踝后五分太溪直，阴谷内辅骨下寻，大筋小筋中可揣）。

手厥阴兮心包络，曲泽肘内横纹求。间使掌后三寸量，内关二寸始无错，大陵掌后两筋间（欲取劳宫掌内看），中冲中指之端度（爪甲相连向指端）。

手少阳兮三焦论，小次指间名液门。中渚环指本节后，阳池表腕有穴存。腕后二寸外关络，支沟腕后三寸闻。天井肘上一寸许，角孙耳郭开口分。丝竹眉后陷中按，耳门耳缺之前寻。

足少阳胆取听会，开口陷中分明揣（开口耳前有空位）。目上入发际五分，临泣之穴于斯在。目窗泣上一寸存，风池发后际中论。肩井骨前看寸半，带脉肋下寸八分。环跳髀枢寻宛宛，风市髀外两筋显，阳陵膝下一寸求，阳辅踝上四寸远。绝骨踝上三寸从，丘墟踝前有陷中，临泣侠溪后寸半，侠溪小次歧骨缝（窍阴四趾内之端）。

厥阴肝经在何处，大敦拇趾有毛聚。行间骨间动脉中，太冲节后有脉据。中封一寸内踝前，曲泉纹头两筋着。章门脐上二寸量，横取六寸看两旁，期门乳旁一寸半（期门乳下二肋详）。

督脉水沟鼻柱下，上星入发一寸止。百会正在顶之巅，风府后发一寸里。哑门后发际五分，大椎第一骨上存，腰俞二十一椎下，请君仔细详经文，穴在其真功自隆。

任脉中行正居腹，关元脐下三寸录。气海脐下一寸半，神阙脐中随所欲。水分脐上一寸求，中脘脐上四寸取。膻中两乳中间索，承浆宛宛唇下搜。

《类经图翼》后记：以上要穴乃十四经溪谷气血所聚之处，皆极切于用者，较之诸穴有所不同，故撮为此款，以便记诵。凡业针灸家者，不可不加之意也。

【同类歌】以下分区取穴，尤适于局部数经脉纠结之区分。

1. 背部俞穴歌

【出处】《医统》。

【原文】一节大杼，风门肺俞，厥阴心督，膈肝胆脾，胃俞三焦，肾俞气海，大肠关元，小肠胱俞，中膂白环，上次中下，膏肓魂门，四花六穴，腰俞命门，穴皆可彻。

浅注：魂门几近心俞穴。"四花"实为膈俞和胆俞。"六穴"费解，应为四穴。四花和魂门还有别说，因取法烦琐，不作引述。

2. 十二背俞穴歌

【出处】《腧穴学》。

【原文】三椎肺俞厥阴四，心五肝九十胆俞。十一脾俞十二胃，十三三焦椎旁居。肾俞却与命门平，十四椎外穴是真，大肠十六小十八，膀胱俞第十九平。

三、奇经八脉分寸歌

【出处】《医宗金鉴》。

【原文】督、任脉分寸歌已录在"十四经穴分寸歌"中。

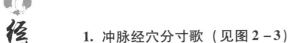

1. 冲脉经穴分寸歌（见图 2-3）

冲脉分寸同少阴，起于横骨至幽门，上行每穴皆一寸，穴距中行各五分。

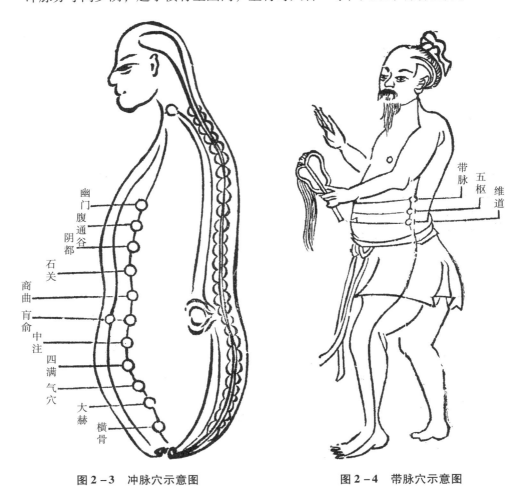

幽门
腹通谷
阴都
石关
商曲
肓俞
中注
四满
气穴
大赫
横骨

带脉
五枢
维道

图 2-3 冲脉穴示意图　　　　　图 2-4 带脉穴示意图

2. 带脉经穴分寸歌（见图 2-4）

带脉部分足少阳，季肋寸八是其乡，带下三寸五枢穴，过章五三维道当。
浅注：带脉在章门下一寸八分；维道在章门下五寸三分。

3. 阳跷脉经穴分寸歌（见图 2-5）

阳跷脉起足太阳，申脉外踝五分藏。仆参后绕跟骨下，跗阳外踝三寸乡。居髎肩骨上陷取，肩髃一穴肩尖当。肩上上行名巨骨，肩胛之上臑俞坊。口吻旁四地仓位，鼻旁八分巨髎疆。目下七分是承泣，目内眦出睛明昂。

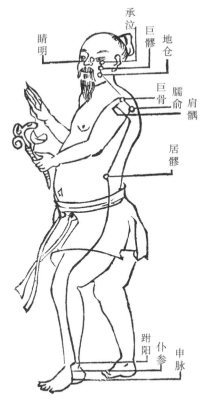

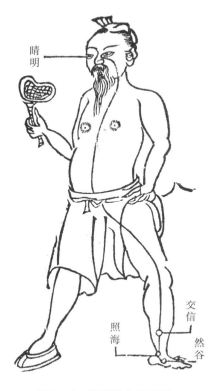

图 2 - 5　阳跷脉穴示意图　　　　　图 2 - 6　阴跷脉穴示意图

4. 阴跷脉经穴分寸歌（见图 2 - 6）

阴跷脉起足少阴，足内踝前然谷寻，踝下一寸照海陷，踝上二寸交信真。目内眦外宛中取，睛明一穴甚分明。

5. 阳维脉经穴分寸歌（见图 2 - 7）

阳维脉起足太阳，外踝一寸金门藏。踝上七寸阳交位，肩后胛上臑俞当。天髎穴在缺盆上，肩上陷中肩井乡。本神入发四分许，眉上一寸阳白详。入发五分临泣穴，上行一寸正营场，枕骨之下脑空位，风池耳后陷中藏，项后入发哑门穴，入发一寸风府疆。

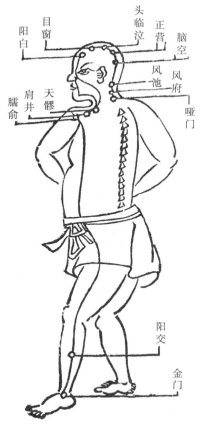

图 2-7 阳维脉穴示意图

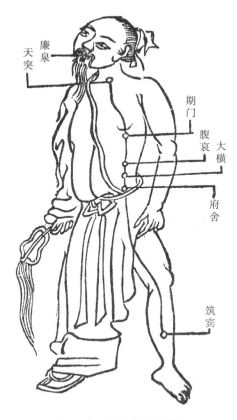

图 2-8 阴维脉穴示意图

6. 阴维脉经穴寸歌（见图2-8）

阴维脉起足少阴，内踝之后寻筑宾。少腹之下称府舍，大横平脐是穴名，此穴去中四寸整，行至乳下腹哀明。期门直乳二肋缝，天突结喉下一寸。（阴维脉从天突穴上行至廉泉穴，此阴维脉气所发也）

浅注： 选穴和定穴，是针灸治疗成功的关键之一。本节讲的是定穴，要想定穴准确，必须先明确尺寸的定法（见下之"周身折量法"），并要熟记穴位的位置。这就要背诵其尺寸、取法，但还必须参照有关"取穴法"的白话叙述，及实体触摸，两者结合，不断验证。单靠背诵歌诀难获明晰指导，乃因歌诀受字数、音韵限制而难能全面表述。

建议： 先背诵"十四经穴歌"，再在老师指导下不断摸索穴位，扩大所知穴位量。按"十四经穴歌"的穴位顺序背诵分寸歌，其中以"百穴法歌"为简要可行。

四、周身折量法

1. 骨度分寸歌

【出处】《腧穴学》。

【原文】用针取穴必中的，全身骨度君宜悉。前后发际一尺二，定骨之间九寸制。天突下九到胸歧，歧至脐间八寸厘。脐至横骨五寸分，两乳之间八寸宜。脊柱腧穴椎间取，腰背诸穴依次列。横骨悉依同身寸，胛边脊中三寸别。腋肘横纹九寸设，肘腕之间尺二折。横辅上廉一尺八，内辅内踝尺三说。髀下尺九到膝中，膝至外踝十六从。外踝尖至足底下，骨底折作三寸通。

浅注：可参阅《灵枢·骨度》。

2. 骨度分寸度量法

横八竖八脐下五，乳锁中段数肋骨，腰背肩胛六寸记，四段三线二十一。前臂十二大臂九，股骨十九胫十六。

浅注："四段三线二十一"即头项、胸背、腰、骶四段，背正中线、第一侧线、第二侧线，以及胸、腰、骶二十一个椎体。

3. 周身折量法

【出处】《针灸大全》。

【原文】

（1）徐凤先生述言

夫取穴之法，必有分寸。念凤幸遇明师，口传心授，逐部折量。谨按《明堂》《铜人》资生《甲乙》诸经，参考订定孔穴，集成歌括，名曰周身折量法也，使学者易于记诵，则孔穴了然在目。倘有未俱，以俟后之君子更加削正，庶斯道之不朽云。

（2）先论取周身寸法

《千金》云：尺寸之法，依古者八寸为尺，八分为寸。乃取本人男左女右手中指上第一节为一寸；又有取手大拇指第一节横度为一寸。以意消详，巧拙在人。亦有长短不定者。今考定以男左女右，大指与中指相屈如环，取中指中节横纹上下相去长短为一寸，谓之周身寸法为准则。

（3）周身折量法歌

1）头部中行一十四穴：平眉三寸定发际，大椎三寸亦如是。却来折作尺二寸，发上五分神庭位。庭上五分名上星，星上一寸囟会真。前顶去囟一寸五，顶上寸半百会所。神聪百会四花求，各取一寸风痫主。后顶会后半寸中，强间顶后过五。脑户去间寸五分，户后寸半定风府。府下五分哑门中，门下五分发际终。更有明堂一穴差。

浅注：①"四花"可能指四神聪，一并计入方得十四穴。②为便记忆，可改为"囟前百会与后强，脑户风府寸五分"。

白话叙述据《针灸点穴手册》（江苏人民出版社，1961 年，下同）。

（白）头项区：从后发际正中直上一寸，当后头骨下缘点风府穴；风府下五分，当风府与后发际之间点哑门穴。从前发际正中直上五分（当后发际到哑门的长度）点神庭穴，再上五分（当后发际到风府的长度）点上星穴，再上一寸点囟会穴。从囟会到风府（九寸）之间点后顶，后顶与囟会之间（四寸半）等分点百会和前顶，后顶与风府之间（四寸半）等分点强间与脑户。

2）头部二行左右一十四穴：曲差夹庭寸半量，五处仍夹上星旁。处后承光寸半中，寸半通天络却在。玉枕横纹于脑户，发际之上二寸五。天柱在顶后发际，大筋外廉陷中是。眉冲二穴两眉头，直上入发际相求。《铜人》经中不曾载，《明堂》经载近曲差。

（白）额角上入发际五分处点本神，从神庭到本神三寸之间点曲差，由曲差向中线旁开一寸点眉冲。曲差后五分上星之旁点五处，五处后一寸五分点承光，承光后一寸五分点通天，通天后一寸五分点络却，络却适当在百会后五分旁开一寸八分处。玉枕平脑户，下对天柱穴。天柱平哑门，在项后大筋外侧。

3）头部三行左右一十二穴：临泣二穴当两目，直入发际五分属。目窗泣后量一寸，正营窗后一寸足。承灵营后寸五分，去灵寸半是脑空。风池脑后取少阳。（阳维督脉包当阳之穴。本直上入发一寸。风眩鼻塞不可废也。风池是手足少阳、阳维脉之会穴）

（白）从曲差到本神之间点临泣，临泣后一寸点目窗，目窗后一寸点正营，正营后一寸五分点承灵，承灵当在络却之前五分旁开一寸八分处。脑空平玉枕，下对风池穴。风池平风府，在头骨下完骨后筋肉凹陷中。

4）侧头部左右二十六穴：脑空上廉为颔厌，脑空之中号悬颅。悬厘脑空下廉取，耳上三寸天冲居。率谷耳上一寸半，曲鬓耳上当曲隅。角孙耳郭当中取，开口有空治目齿。窍阴耳上动有空，浮白耳后入发际。一寸之中审端的，颅息耳后青络脉。瘈脉耳本后边中，鸡足青脉上相逢。完骨耳后四分际，耳尖后陷是翳风。

（白）从鬓发前缘直上平神庭点头维，从耳尖正中边缘向前一横指点曲鬓，从曲鬓到头维之间划一弧线，二分之一处点悬颅，悬颅与曲鬓之间点悬厘，悬颅与头维之间点颔厌。从耳尖直上平悬颅点率角，率角后一横指点天冲。耳后完骨后下缘点完骨，从天冲到完骨划一弧线，由上而下等分点浮白和窍阴。

5）面部中行六穴：素髎一穴鼻柱头，鼻下人中是水沟。兑端开口唇珠上，龈交唇内齿上求。唇下宛宛承浆穴，颔下廉泉到结喉。

6）面部二行左右十六：眉头有穴名攒竹，内眦之畔睛明属。巨髎八分夹鼻旁，孔畔五分迎香录。更有禾髎夹人中，相去五分左右同。

7）面部三行左右十六：面部三行十六通，眉上一寸阳白宫。目下七分取承泣。四白目下一寸同。地仓四分夹口吻，大迎曲颔前陷中。

8）面部四行左右十六：本神寸半曲差旁，头维本神寸五量。丝竹空居眉后旁，瞳子髎皆五分详。颧髎面颊下廉取，兑骨端下陷中当。（注：兑骨也是颧髎穴的别名）

9）侧面部左右十四穴：上关一名客主人，下关之禁久留针。上关耳前开口取，下关耳下合口寻。耳门目后量寸半，听会耳前陷中看。耳前缺处号耳门，听宫耳前珠子畔。耳下曲颊名颊车，和髎上前锐发下。

浅注：侧面部可能是十四穴，今据原文重新排列如下：上关耳前开口取，该穴又名客主人。下关耳前合口取，该穴之禁久留针。耳门目后量寸半，耳前缺处是耳门。听宫耳前珠子畔，听会耳前陷中看。耳下曲颊名颊车，和髎上前锐发下。

（白）颜面区：①在耳后尖角陷中，当耳垂按贴内侧边缘处点翳风穴。将耳翼按贴完骨上，于耳边缘对耳孔点瘈脉穴，当耳尖所着处点角孙穴，在角孙与瘈脉之间点颅息穴。在耳珠上方缺口处微前陷中点耳门穴；在耳门下，平耳珠点听宫穴；在听宫穴下，平耳珠下缘点听会穴（按听宫、听会开口有空）。和髎穴在鬓发内耳门穴斜上一横指，平耳根成等边三角形。在听宫前一横指许，颧骨弓下缘点下关穴，在颧骨弓上对下关点客主人穴。②在目内眦角与鼻骨边缘点睛明穴；在眉头陷中点攒竹穴；在眉至前发际下三分之一处，平眉中部点阳白穴；在眉梢外端陷中点丝竹空穴；在丝竹空下目外眦角五分处点瞳子髎；在目下眼眶上缘点承泣穴；在眼眶下缘点四白穴。③在鼻端软骨陷中点素髎穴，在鼻翼旁斜上直对睛明点迎香穴；在鼻翼下旁开上直瞳子（正视）点巨髎穴；在鼻柱下，鼻唇沟上三分之一处点水沟穴；在水沟旁，鼻孔下点禾髎穴；在水沟下，上唇尖端，赤白肉际处点兑端穴。口角旁上对巨髎点地仓穴，口下颐唇沟之中央点承浆穴。在曲颊前，下颚骨上动脉应手处点大迎穴；在曲颊上筋肉凹陷中点颊车穴，颊车穴当咬牙筋肉鼓起部。

10）肩膊部左右二十六穴：肩膊之穴二十六，缺盆之上肩井当，天髎盆上甓骨际，巨骨肩端上两行。肩之前廉为臑会，肩髃膊骨陷中揣。肩髃臑上举臂取，髃后肩贞当骨解。臑会髆上大骨中，大骨之下名天宗，天宗之前秉风穴，肩中曲髆曲垣中。肩外俞髆上廉折，肩中俞髆下廉通。（注："甓"音秘，在肩胛骨上部。"髆"字此处指肩胛骨）

（白）肩胛区：正坐垂手，在腋后横纹尖端上一横指点肩贞穴；在肩髎后大骨下对肩贞点臑俞；天宗在肩胛之中央，与臑俞、肩贞成等边三角形；秉风在天宗直上肩胛上缘凹陷中；由秉风穴向内开一寸五分许，当肩胛骨上缘曲胛凹陷中点曲垣穴；从缺盆直上，与肩部大骨前点肩井穴；在肩井与曲垣之间点天髎穴；在云门穴之外上方大骨下缘点巨骨穴；在肩端两骨间凹陷中（举臂有空）点肩髃穴；在肩端后侧举臂有凹陷处点肩髎穴（肩髎在肩髃之后，相隔一肌）。

11）背部中行十四穴：上有大椎下尾骶。分为二十有一椎。古来自有折量法，同身三尺而取俞。九寸八分分上七，上之七节既是椎。平肩大椎大骨下，第一陶道三身柱。四椎无穴神道五，灵台第六椎下数。至阳七椎八又缺，筋缩九椎十中枢。十一脊中十二无，十三椎下号悬枢。十四命门空十五，阳关十六平髋量。十七至二十俱无，二十一椎名腰俞。下去更有长强穴，请君逐一细寻之。中间七节长二分，大要十四与平脐。一尺二寸一分四。后有密户宜审思。

浅注：①背部骨之尺寸，详见于《灵枢·骨度》及《类经图翼·骨度》，其计算繁复而翔实。由于须要折量换算，使用不便，所以今人已在此基础上演变出同身寸法、骨度分寸折量法、自然标志取穴法。②密户：《黄庭经》谓："上有魂灵下关元，左为少阳右太阴，后密户、前生门，出日入月呼吸存。"

12）背部二行左右四十六穴：中行各开寸五分，第一大杼二风门。肺俞三椎厥阴四，五椎之下是心俞。督俞六椎膈俞七，八椎无俞肝九觅。胆俞十一脾俞，十二椎下胃俞知。三焦肾俞气海俞，十三十四十五居。大肠关元俞怎量，十六十七椎两旁。十八椎下小肠俞，十九椎下取膀胱。中膂内俞椎二十，白环二十一椎量。上髎次髎中与下，一空二空夹腰髁。此为背部之二行，又有会阳阴尾旁（腰髁即腰骶骨，本节实为五十穴）。

13）背部三行二十八穴：去脊左右各三寸，第二椎下名附分。魄户第三椎下取，膏肓四椎下三寸。神堂第五谚谖六，膈关七椎八魂门。阳纲十意舍十一，胃仓十二椎下觅。肓门十三直肋间，志室十四椎下看。胞肓二穴十九取，秩边廿一椎下止。

14）侧颈部左右十八穴（实二十穴）：曲颊之后名天容，缺盆之上寻天牖。完骨之下发际上，天柱之穴天容后。颈上大筋是天窗，扶突后寸天鼎双。扶突人迎后寸半，缺盆肩下横骨当。人迎穴在颈大脉，此穴禁灸免人伤。水突穴在人迎下，气舍又居天突旁。

（白）颈区：头稍仰起，在颈横纹中央微前陷中点廉泉穴；在结喉下胸骨切迹上缘凹陷中点天突穴；平结喉至动脉应手处点人迎；在天突旁，锁骨直上，对人迎点气舍；在气舍与人迎之间点水突穴；在气舍旁，锁骨上缘，下对乳头点缺盆穴。人迎后斜上一寸五分点扶突穴；扶突后微微斜上一寸点天窗（以上二穴斜向后上方，与下颚骨成平行线）；曲颊后与天窗相隔一肌点天容穴，在扶突下一寸（稍向后斜）点天鼎穴。在天容与天柱穴之间划为三等分，在天容旁一等分处点天牖，天牖当在完骨之下方。

颈部如以横线划分：①从结喉上缘向后沿下颚骨边缘有两穴（廉泉、天容）；②平结喉斜向后与下颚骨呈并行线有三穴（人迎、扶突、天窗）；③平结喉下缘斜向后与下颚骨呈平行线有两穴（水突、天鼎）；④从胸骨柄上，沿锁骨上缘有三穴（天突、气舍、缺盆）；⑤天牖与天容、天窗呈等边三角形。

15）膺部中行七穴（寸六是一肋间）：天突喉下宛宛中，璇玑突下一寸逢。玑下一寸华盖穴，盖下寸六分紫宫。玉堂宫下一寸六，两乳中间是膻中。中庭膻下仍寸六，四穴各低一肋同。

16）膺部二行左右十二穴（距胸中线二寸）：璇玑之旁二寸所，锁骨之下寻俞府。府下寸六分或中，或下寸六神藏逢。神下寸六灵墟穴，墟下寸六到神封。封下寸六步廊是，膺部二行穴尽矣。

17）膺部三行左右十二穴（距胸中线四寸）：俞府之旁二寸寻，穴名气户主胸襟。库房屋翳膺窗共，各下一肋冲乳真。乳中正当乳之上，乳根乳下一肋相。

18）膺部四行十二穴（距中线六寸，乳中线外二寸）：气户两旁二寸分，巨骨之下寻云门。门下一寸是中府，周荣在下一肋中。胸乡天溪并食窦，各下一肋寸六同。

19）侧腋部八穴（腋下第四肋间）：腋下三寸名渊腋，向前一寸名辄筋。天池乳头外一寸，大包腋下六寸真。

20）腹部中行十五穴（脐上八寸，脐下五寸）：腹部中行寻鸠尾，歧骨之下一寸是。巨阙在尾下一寸，尾下二寸上脘记。尾下三寸中脘名，尾下四寸是建里。尾下五寸下脘中，尾下六寸水分比。神阙脐中气合真，脐下一寸阴交是。脐下寸半气海中，脐下二寸石门里。脐下三寸名关元，脐下四寸中极底。曲骨毛际陷中求，会阴两阴间是矣。

21）腹部二行左右二十二穴（距中线半寸）：幽门半寸巨阙边，下去一寸通谷然。阴都石关及商曲，肓俞中注四满连。气穴大赫并横骨，各下一寸分明言。

22）腹部三行左右二十四穴（距中线两寸）：巨阙两旁两寸是，名曰不容依法取。下有承满与梁门，关门太乙滑肉止。以上各下一寸当，天枢二穴夹脐旁。枢下一寸外陵是，枢下二寸名大巨。水道在枢下三寸，枢下四寸归来比。气冲又在归来下，鼠蹊之上一寸许。

23）腹部四行左右十四穴（距中线四寸）：期门在胸肝之募，不容穴旁寸半取。日月门下一肋求，腹哀穴下一寸所。大横哀下三寸整，腹结横下寸三看。府舍在横下四寸，横下五寸冲门断。

24）侧胁部左右十二穴：章门脾募季肋端，监骨腰中京门看。带脉腋下一寸八，五枢带下三寸安。维道有穴真无价，五寸三分章门下。居髎合取八寸三，胁堂二骨门腋下。

25）手太阴肺之经左右十八穴（只述上肢之穴，下同）：少商大指端桡侧，鱼际本节后散脉。太渊掌后陷中求，经渠寸口陷中得。列缺侧腕上寸半，腕上七寸孔最汗。尺泽肘中动脉中，侠白去肘五寸逢。天府在腋下三寸，以鼻取之禁灸同。

浅注：①天府：上肢伸直向前，以鼻尖触处是穴。②孔最：治热病汗不出。

26）手阳明大肠之经左右二十八穴：商阳盐指桡侧边，二间来寻本节前。三间节后陷中取，合谷虎口歧骨间。阳溪上侧腕中是，偏历腕后三寸安。温溜腕后去五寸，池前四寸下廉看。池前三寸上廉中，池前二寸三里逢。曲池曲骨纹头尽，肘髎大骨外廉近。大筋中央寻五里，肘上三寸行向里。臂臑肘上七寸量，两筋肱骨陷中取（古书称两筋两骨取臂臑，今据解剖学改之）。

27）手厥阴心包络之经左右十八穴：中指桡端是中冲，劳宫横纹在掌中。大陵掌后两筋陷，内关掌后二寸同。掌后三寸名间使，郄门去腕五寸所。曲泽肘窝横纹中，腋下二寸天泉府。

28）手少阳三焦之经左右二十四穴：无名指外端关冲，指间节前液门中。中渚本节后陷凹，阳池手表腕上取。外关腕后二寸求，腕后三寸是支沟。会宗二穴在腕后，支沟尺侧一寸留。腕后四寸三阳络，四渎肘前五寸着。天井肘外骨后迁，肘上三寸清冷渊。消泺二穴在肩下，臂外腋斜肘分下。

29）手少阴心之经左右十八穴：小指内廉端少冲，少府掌内直劳宫。神门掌后锐骨际。去掌五分阴郄中。掌后一寸名通里，掌后寸半灵道是。少海肘内横纹取，青灵肘上三寸许。极泉腋下筋间认，动脉入胸寻仔细。

30）手太阳小肠之经左右十六穴：少泽小指外廉端，前谷侧本节前看。后溪节后掌纹尽，腕骨外侧陷中安。阳谷腕侧锐骨下，养老骨上寻外髁。支正腕后五寸在，小海肘端五分外。

31）足太阴脾之经左右二十二穴：大趾端内侧隐白，本节前陷求大都。太白内侧核骨下，节后一寸公孙呼。商丘内踝微前高，踝上三寸三阴交。漏谷踝上六寸是，地机膝下五寸取。膝下内侧阴陵泉，血海膝髌上内廉。箕门一穴在鱼腹，动脉应手越筋间。

32）足厥阴肝之经左右二十二穴：足大趾端名大敦，行间足趾外边逢。太冲本节后二寸，踝前一寸号中封。蠡沟踝上五寸是，中都踝上七寸中。膝关膝眼下二寸，曲泉屈膝尽横纹。阴包膝上四寸许，气冲下三寸五里。阴廉离气冲二寸，动脉中央下羊矢。

浅注：羊矢是胃经气冲穴。此处羊矢可能指急脉穴。计入此穴，则为左右二十四穴。

33）足阳明胃之经左右三十六穴：厉兑趾端足二趾，内庭次趾外间取。陷谷去庭二寸间，冲阳去庭五寸止。解溪去庭六寸半，丰隆外踝八寸此。下巨虚膝下九寸，条口膝下八寸许。上巨虚下六寸中，膝下三寸是三里。犊鼻穴在膝髌下，梁丘膝上二寸已。阴市膝上三寸求，伏兔膝上六寸取。髀关穴在伏兔后，膝眼四穴膝前矣。

34）足少阴肾经二十穴：足掌心中是涌泉，然谷直上内踝前。太溪踝后跟骨上，大钟足跟后冲迁。水泉溪下一寸觅，照海内踝下微前。此穴即是阴跷络，复溜踝上二寸连。溜前半寸取交信，太阴之后少阴前。筑宾内踝上腨分，阴谷膝内骨后边。

35）足少阳胆之经左右二十八穴（实三十穴）：第四趾端是窍阴，侠溪本节陷中寻。去溪一寸地五会，临泣去地寸半真。丘墟外踝前陷中，踝上三寸是悬钟。踝上四寸名阳辅，光明踝上五寸通。外丘阳交同七寸，阳陵膝下一寸逢。阳关陵上三寸外，膝上五寸中渎中。风市垂手中指尽，环跳在砚子骹（网称"碾子骨"，文献是"髀枢"）中。侧卧屈上伸下足，取之得法治诸风。

36）足太阳膀胱之经左右三十六穴：小趾外侧至阴足，本节前陷中通谷。束骨节后陷中求，骨下肉际寻京骨。阳跷踝下即申脉，金门外踝下取得。仆参隅中跟骨下，昆仑跟后寻骨踝。踝上三寸跗阳当，踝上九寸名飞扬。承山兑腨肠下取，承筋在腨肠中央。合阳委中下一寸，委中在腘纹中张。委阳外廉两筋内，浮郄在阳一寸上。殷门扶下六寸取，承扶臀下横纹上。

五、井荥输原经合歌

【出处】《针经指南》（原名"释流注十二经络所属法"）。
【原文】

少商鱼际与太渊，经渠尺泽肺相连。商阳二三间合谷，阳溪曲池大肠牵。
隐白大都太白脾，商丘阴陵泉要知。厉兑内庭陷谷胃，冲阳解溪三里随。
少冲少府属于心，神门灵道少海寻。少泽前谷后溪腕，阳谷小海小肠经。
涌泉然谷与太溪，复溜阴谷肾所宜。至阴通谷束京骨，昆仑委中膀胱知。
中冲劳宫心包络，大陵间使传曲泽。关冲液门中渚焦，阳池支沟天井瞧。
大敦行间太冲看，中封曲泉属于肝。窍阴侠溪临泣胆，丘墟阳辅阳陵泉。

浅注：《灵枢·本输》："凡刺之道，必通十二经络之所终始，络脉之所别处，五输之所留，六腑之所与合……肺出于少商……溜于鱼际。"《灵枢·顺气一日分为四时》:"脏主冬，冬刺井……病在脏者取之井……饮食不节得病者，取之于合。"各经都有井、荥、输、经、合（五输穴，又称"五行穴"）。阴经原穴是由输穴"兼任"的。无论是补母泻子法，还是子午流注针法，都需随口诵出。这是一首基础歌，必须熟背。本歌排列原则是按脏腑流注，但将脏列前、腑列后。另《针灸大全》述:"又按《千金》云，六阴经亦有原穴：乙中部，丁通里，己公孙，辛列缺，癸水泉，包络内关也。"今录之聊为参考。

可参阅《灵枢》"九针十二原"和"邪气脏腑病形"。

【同类歌】

1. 脏腑五输穴歌

【出处】《医宗金鉴》。

（1）五脏井荥输经合歌

太阴肺脉井少商，鱼际之穴号荥乡，太渊一穴名为输，经渠经合尺泽当。

太阴脾井隐白穴，流于大都荥来接，太白为输经商丘，阴陵泉是合之穴。

少阴心脉井少冲，寻至少府即名荥，神门一穴为输穴，经合灵道少海真。

少阴肾脉井涌泉，然谷为荥顺天然，太溪为输经复溜，阴谷为合膝前旋。

厥阴心包井中冲，掌中劳宫即为荥，大陵穴取名为输，间使经合曲泽终。

厥阴肝脉井大敦，行间之穴便为荥，太冲之处为输穴，经合中封曲泉名。

（2）六腑井荥输原经合歌

阳明大肠井商阳，二间为荥输三间，合谷原经阳溪取，曲池为合正相当。

阳明胃脉井厉兑，内庭为荥须要会，陷谷名输冲阳原，经合解溪三里位。

太阳小肠井少泽，流于前谷为荥穴，后溪为输原腕骨，经合阳谷小海歇。

太阳膀胱井至阴，通谷为荥亦穴名，束骨为输原京骨，昆仑为经合委中。

少阳三焦井关冲，寻至液门号为荥，输原中渚阳池取，经合支沟天井中。

少阳胆脉井窍阴，侠溪为荥是穴名，输原临泣丘墟穴，经归阳辅合阳陵。

2. 子午流注十二经井荥输原经合歌

【出处】《针灸大全》。

【原文】

手大指内太阴肺，少商为井荥鱼际，太渊之穴号输原，行入经渠尺泽类。

示指阳明曰大肠，商阳二间三间详，合谷阳溪依穴取，曲池为合正相当。

中指厥阴心包络，中冲掌中劳宫索，大陵为输也是原，间使从容求曲泽。

环指尺侧是三焦，关冲寻至液门头，输原中渚阳池取，经合支沟天井求。

手小指内少阴心，少冲少府井荥寻，神门输穴兼原穴，灵道仍须少海真。

手小指外属小肠，少泽流于前谷内，后溪腕骨为输原，阳谷为经合小海。

足大趾内太阴脾，井荥隐白大都推，太白输原经商丘，阴陵泉合要须知。

足大趾端厥阴肝，大敦为井荥行间，太冲为输原都是，经在中封合曲泉。

足第二趾阳明胃，厉兑内庭须要会，陷谷冲阳经解溪，三里膝下三寸是。
足掌心中少阴肾，涌泉然谷天然定，太溪肾输又为原，复溜阴谷能医病。
足第四趾少阳经，窍阴为井侠溪荥，输原临泣丘墟穴，阳辅阳陵泉认真。
足小趾外属膀胱，至阴通谷井荥当，束骨次寻京骨穴，昆仑经合委中央。

3. 本输穴即景诗十二首

【出处】《子午流注说难》，吴棹仙先生著。

【原文】

渔翁（咏手太阴肺五输穴）
少商湖海一渔翁，鱼际太渊任转篷，漫道经渠不可测，还教尺泽起蛟龙。

夜色（咏手阳明大肠六输穴）
商阳茅屋两三间，合谷阳溪第几弯，九曲池边云影淡，满天星斗浴波澜。

秋风（咏足阳明胃六输穴）
秋风厉兑内庭西，陷谷冲阳过解溪，三里未知何日到，几番翘首欲思齐。

野寺（咏足太阴脾五输穴）
隐白云中一老僧，大都离俗少人憎，几回太白商丘过，汲饮阴陵泉几升。

班师（咏手少阴心五输穴）
少冲少府把师班，兵马神门得胜还，灵道战书前日发，而今少海已归山。

观涨（咏手太阳小肠六输穴）
浮萍少泽任东西，前谷渊源绕后溪，腕骨又通阳谷涧，交流小海欲倾堤。

茅亭（咏足太阳膀胱六输穴）
茅亭结起至阴边，通谷浮云四望烟，束骨近同京骨峙，昆仑遥与委中连。

远眺（咏足少阴肾五输穴）
秋高远眺涌泉边，然谷太溪豁眼帘，复溜一帆阴谷去，江山览胜碧连天。

秋燕（咏手厥阴心包络五输穴）
中冲孤雁彻云霄，几度劳宫破寂寥，转过大陵来间使，深渊曲泽莫招摇。

咏蝶（咏手少阳三焦六输穴）
关冲桃李液门裁，中渚阳池次第开，花落支沟香满涧，一天井字蝶飞来。

别恨（咏足少阳胆六输穴）
窍阴别后恨相牵，几侠溪临泣杜鹃，怀抱丘墟情未毕，烦君阳辅寄陵泉。

春游（咏足厥阴肝五输穴）
云霞烟锁大敦峰，忘却行间转太冲，坐望中封无路入，曲泉流水听淙淙。

原按：此明万历梁大川题李南丰（李梴）《医学入门》之作。仙与任君应秋讨论之，润色之，以博当代儒而医者一粲。

六、十二经原穴歌

【出处】《针经指南》（"释流注十二经动脉原穴所出法"）。

【原文】

甲出丘墟乙太冲，丙居腕骨是原中，丁出神门原内过，戊胃冲阳气可通。

己出太白庚合谷，辛原本出太渊同，壬归京骨阳池穴，癸出太溪大陵中。

浅注：这是一个基本歌，必须熟背。《灵枢·九针十二原》曰："五脏有六腑，六腑有十二原，十二原出于四关，四关主治五脏，五脏有疾，当取之十二原。"

【相类歌】十二原穴歌。

【出处】《针灸学》。

【原文】

手太阴原太渊量，手阳明原合谷乡。足阳明原冲阳是，足太阴原太白良。

手少阴原神门现，手太阳原腕骨牵。足太阳原号京骨，足少阴原太溪连。

手厥阴原大陵穴，手少阳原阳池陷。足少阳原丘墟位，足厥阴原太冲间。

七、十五络穴歌

【出处】《医经小学》。《针灸大全》有录。

【原文】

人身络脉一十五，我今逐一从头举。手太阴络为列缺，手少阴络即通里。

手厥阴络名内关，手太阳络支正是，手阳明络偏历当，手少阳络外关位。

足太阳络号飞扬，足阳明络丰隆系，足少阳络是光明，足太阴络公孙寄。

足少阴络为大钟，足厥阴络蠡沟配。阳督之络号长强，阴任之络号尾翳。

脾之大络大包是，十五络脉君须记。

浅注：《素问·平人气象论》载："胃之大络，名曰虚里，贯膈络肺，出于左乳下，其动应衣，脉宗气也。"《类经图翼》《类经》及他书均有胃经大络之说。据此，本歌之末句可为"脾之大络号大包，胃有大络名虚里"。虚里穴在左乳根穴下心尖转动显处。虚里是宗气汇聚之处，为十二经脉气所宗。葛洪《肘后备急方》载"灸双乳下治咳喘"。现代有用治肺炎者。

【相类歌】十六络穴歌。

【出处】《针灸学》。

【原文】

手太阴络名列缺，阳明之络偏历当，丰隆穴系阳明足，胃之大络虚里乡，

足太阴络公孙穴，脾经大络大包场。手少阴络在通里，手太阳络支正疆，

足太阳络飞扬记，足少阴络大钟藏。手厥阴络内关地，手少阳络外关央，

足少阳络光阴位，足厥阴络蠡沟堂。尾翳相承任脉络，督之络脉号长强。

浅注：尾翳，今指鸠尾穴。

八、十六郄穴歌（郄穴歌）（背诵）

【出处】《针灸集锦》。

【原文】

　　孔最温溜肺大肠，水泉金门肾膀胱。中都外丘肝与胆，阴郄养老心小肠。
　　郄门会宗心包焦，地机梁丘脾胃乡。交信跗阳阴阳跷，筑宾阳交维阴阳。

【相类歌】十六郄穴歌（参考）。

【出处】《针灸学》。

【原文】

　　　　　　郄犹孔隙义，本是气血集。病征反应点，临床能救急。
　　　　　　肺向孔最取，大肠温溜逼。胃经是梁丘，脾应地机彻。
　　　　　　心经取阴郄，小肠养老名。膀胱求金门，肾向水泉觅。
　　　　　　心包郄门寻，三焦会宗列。胆郄在外丘，肝郄中都立。
　　　　　　阳跷走跗阳，阴跷交信必。阳维郄阳交，阴维筑宾取。

九、十二经募穴歌

【出处】录自《针灸聚英》，后诸家不断完善。

【原文】

　　大肠天枢肺中府，小肠关元心巨阙，膀胱中极肾京门，肝募期门胆日月。
　　胃募中脘脾章门，三焦募在石门穴，膻中气会何经募，心主包络厥阴也。

十、八会穴歌（背诵其中一首）

【出处】《针灸聚英》，后人变换顺序。

【原文】

　　腑会中脘脏章门，筋会阳陵髓绝骨，骨会大杼气膻中，血会膈俞太渊脉。
　　腑会中脘脏章门，髓会绝骨筋阳陵，骨大杼兮血膈俞，气膻中兮脉太渊。
　　脏会章门腑中脘，髓筋绝骨阳陵泉，骨会大杼脉太渊，血会膈俞气膻中。
　　腑会中脘脏章门，髓会绝骨筋阳陵，骨会大杼脉太渊，血会膈俞气膻中。

十一、下合穴歌（背诵）

【出处】《针灸学》。

【原文】

　　　　　　　　胃经下合三里乡，上下巨虚大小肠。
　　　　　　　　膀胱当合委中穴，三焦下合属委阳。
　　　　　　　　胆经之合阳陵泉，腑病取用效必彰。

　　浅注：《灵枢》谓："六腑皆出足之三阳，上合于手者也。"手足诸阳经即六腑，其气下合于足三阳经，故称下合穴。它对治疗本腑病有重要作用。《灵枢·邪气脏腑病形》曰："荥输治外经，合治内腑。"例如，诊断和治疗阑尾炎时可取上巨虚（合于大肠）和下巨虚（合与小肠），因阑尾处于两者之间。"大肠病者，肠中切痛而鸣濯濯，冬日重感于寒即泄，当脐而痛，不能久立，与胃同候，取巨虚上廉。"这是过敏性结肠炎，取用大肠的下合穴。

小结：特定穴是指具有特殊性能和治疗作用，并有特定称的腧穴。前面已分别提到若干，包括四肢肘膝以下的五输穴、原穴、郄穴、络穴、下合穴、八脉交会穴，以及背俞穴、募穴、八会穴、交会穴、阿是穴等。这些都是要穴，甚至在没有参考针灸处方的条件下，也可用以上腧穴组合出很有效的针灸处方。日本本间祥白先生的讲解（1951 年）比较贴近现代人，今结合做如下阐述：

1. 原穴（增加自然愈合力之穴）

人的生命力来自先天和后天，来自父母的先天原气在肾。其活动在脐下肾间，由气海至关元穴之周围，得到三焦（简说为消化）之营养，就是营卫。它们不断地注入身体各部，以补充生命力。这种与营卫混合的先天原气称为三焦原气。三焦之气在十二经最彰显者为原穴。"五脏六腑有疾病皆取其原。"原穴在临床上的应用十分广泛：①诊断：疾病能反应于原穴；②治疗：原络配穴、按时取穴等。

2. 络穴（对慢性病有效之穴）

由经脉别出的穴，与阴阳表里经脉联络之穴，经之病最能反映之穴。邪盛之病此处可见气凝、气结、压痛等；经脉虚则见其周围塌陷无力等。针灸此穴除治本经病外，还能治相关脏腑病。

浅注：我师训：络穴位置一般都离经而外出联络，如列缺、外关、丰隆等皆如是。

3. 郄穴（对急性病有效之穴）

郄者，间隙也，是经脉之气血输注较深处。急性重病时此处有反应或出现血络，可以帮助诊断；同时，在此处针灸或泻血常有显效。

4. 俞穴（在背部，对阴病有效）

背俞穴是脏腑气血输注于背腰部之所。有病时可表现出发硬、压痛，为治疗慢性症状有效穴，灸更佳。

5. 募穴（在腹部，对阳病有效）

募有汇集之意，脏腑气血由内向外聚集于此，此处也是疾病反应点。据阴病行阳、阳病行阴法，故募穴可以治阳病。

6. 八脉交会穴

手足各取一穴配合，可以治全身之疾患。其另一种用法是配合时辰行灵龟八法或飞腾八法（八法神针）。

7. 八会穴

主治各种相关疾患，包括热病及其他病证。例如，血会膈俞用治各种血证；骨会、筋会、髓会治骨及软组织疾病。

8. 交会穴（可治数经病证）

两条或两条以上经脉，在循行路线上相互交叉会合部位的腧穴，可以治本经病，又可治相交各经脏腑病证。例如，三阴交。

9. 下合穴

已介绍。

10. 经验效穴

如"四总穴"，集中在治疗歌诀中。

11. 阿是穴

病证局部反应明显之穴。

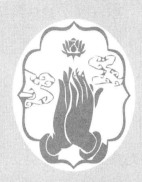

第三章

刺 灸

一、铜人指要赋（有基础后细读）

【出处】《凌门传授铜人指穴》。

【原文】行针之士，要辨浮沉，脉明虚实，针别浅深，经脉络脉之别，巨刺缪刺之分。经络闭塞，须用砭针，疏导脏腑，寒温必明。浅深补泻，经气之正，自有常数。漏水百刻，五十度周。经络流注，各应其时。先脉诀病，次穴蠲疴。左手揗穴，右手置针。刺荣无伤卫，刺卫无伤荣。气悍则针小而入浅，气涩则针大而入深。气滑出疾，气涩出迟。深则欲留，浅则欲疾。候其气至，必辨于针。徐而疾者实，实而迟者虚。虚则实之，满则泄之，菀陈则除之，邪盛则虚之。刺虚者须其实，刺实者须其虚。经气已至，慎守勿失，谨守其法，勿更变也。

贼邪新客，未有定处，推之则前，引之则止，其来不可迎，其往不可追。损其有余，补其不足，先去血脉，而后调之，无问其病，以平为期。若有若无，若得若失，五脏已定，九候以备，诊脉病明，行针病愈。众脉不见，众凶不闻，外内相得，无以形先，可玩往来，乃施于人。

手动若务，针耀而匀，伏如横弩，起如发机。见其乌乌，见其稷稷，从见其飞，不知其谁，静意是义，观适之变，是谓冥冥。莫知其形，如临深渊，手如握虎，如待所贵，不知日暮。其气以至，适而自护。五虚勿近，五实勿远，扪而循之，切而散之，推而按之，弹而怒之，爪而下之，通而取之。

阴募在腹，阳俞在背。脏病取原，腑病取合。脏俞治脏病，腑募治腑病。出入导气，补泻同精。善行水者，不能注冰，善穿地者，不能凿冻。权衡以平，气口成寸，以决死生。

饮食入胃，游溢精气，上输于脾，脾气散精，上归于肺，通调水道，下输膀胱；食气入胃，散精于肝，淫气于筋；食气入胃，浊气归心，淫精于肺。五劳五癖，九气七情，六淫六腑，九窍九州，四气三因，伤风伤寒，杂病奇病，妇人小儿，盛则泻之，虚之补之，不盛不虚，以经取之。

浅注：本赋内容多取自《内经》"宝命全形论""离合真邪论"。《灵枢·九针十二原》论述针家应掌握的知识，《针灸聚英》录后对之评谈。作者明·凌汉章，浙江归安双林人，号卧岩先生，其著《针灸内篇》《流注辨惑》均已失传。

二、金针赋（熟读方知其奥义）

【出处】《针灸大金》，原名"梓岐风谷飞经走气撮要金针赋"，泉石老人著。

【原文】此金针赋乃先师秘传之要法。得之者每每私藏而不以示人，必待价之金乃可得也。予今以活人为心，更不珍藏。载于卷中，与同志之士共知。学者慎勿轻视。若能熟读详味，久当见之，则用针之法，尽于此矣。

金针赋序

大明洪武庚辰（公元1400年）仲春，余学针法。初学于洞玄先生，孟仲倪公。明年父殁过维阳，又学于东隐先生，九思彭公，深得二先生发明，窦太师针道之书梓岐风谷飞径走气补泻之法。游江湖间，以之参问他师，皆不过能谈其概，及求精微之妙百不一二，间有知者亦莫尽知其奥。余于是甚悦于心，则知世所得者鲜矣，固深胸臆，宝而重之。数年间用而百发百中，无不奏效。永乐己丑（公元1409年），惜余遭诬，徙居于民乐耕锄之内，故退寓西河，立其堂曰资深，其号曰泉石，心以遯（遁）守自娱。过者皆曰此读书耕者之所也。凡有疾者求治，不用于针，多用于灸，自是梓岐风谷之法荒废，而名不闻。非不以济人之心为心，盖不欲取誉于时矣。今也余年向暮，髭鬓皆霜。恐久失传，眷眷在念。正统己未（公元1439年）春末，养疾之暇，阅其所传针法之书，繁而无统。于是撮其简要，不愧踈庸，编集成文名曰金针赋。金乃世之宝也，非富贵不能得之，岂贫贱所能有也，名其金，称其贵也，贵能劫疾于顷刻之间。故以观夫发端，而嗟夫结之，则深叹美其法，而有收效之捷异耳。篇中首论头病取足，左病取右，男女早晚之气，手足经络顺逆之理；次论补泻下针，调气出针之法；末论治病躯，运气血，通接至微之妙。而又叮咛勉其学者，务必以尽精诚，则可以起沉疴之疾。言虽直，其义详明，尤且贯穿次第有序。使后之学者易为记诵，其传不泯。俟他日有窦汉卿复出，而攻之熟造之深，得于心而应手，显用光大，必念乎今之删繁撮简成文者谁欤。是亦遗言于后也，必学者敬之哉！时正统四年己未（公元1439年）岁八月既望谨识。

梓岐风谷飞经走气撮要金针赋

观夫针道，捷法最奇。须要明于补泻，方可起于倾危。先分病之上下，次定穴之高低。头有病而足取之，左有病而右取之。男子之气，早在上而晚在下，取之必明其理；女子之气，早在下而晚在上，用之必识其时。午前为早属阳，午后为晚属阴。男女上下，凭腰分之。手足三阳，手走头而头走足；手足三阴，足走腹而胸走手。阴升阳降，出入之机。逆之者为泻为迎；顺之者为补为随。春夏刺浅者以瘦，秋冬刺深者以肥。更观元气厚薄，浅深之刺尤宜。

原夫补泻之法，妙在呼吸手指。男子者，大指进前左转，呼之为补，退后右转，吸之为泻，提针为热，插针为寒；女子者，大指退后右转，吸之为补，进前左转，呼之为泻，插针为热，提针为寒。左与右有异，胸与背不同。午前者如此，午后者反之。是故爪而切之，下针之法；摇而退之，出针之法；动而进之，催针之法；循而摄之，行气之法。搓则去病，弹则补虚，肚腹盘旋，扪为穴闭。沉重豆许曰按，轻浮豆许曰提。一十四法，针要所备。补者一退三飞，真气自归；泻者一飞三退，邪气自避。补则补其不足，泻则泻其有余。有余者为肿为痛，曰实；不足者为痒为麻，曰虚。气速效速，气迟效迟。死生贵贱，针下皆知。贱者硬而贵者脆，生者涩而死者虚，候之不至，必死无疑。

且夫下针之法，须爪按重而切之，次令咳嗽一声，随咳下针。凡补者呼气，初针刺至皮内，乃曰天才；少停进针，刺至肉内，是曰人才；又停进针，刺至筋骨之间，名曰地才。此为极处，就当补之。再停良久，却须退针至人之分，待气沉紧，倒针朝病。进退往来，飞经走气，尽在其中矣。凡泻者吸气，初针至天，少停进针，直至于地，得气泻之。再停良久，即须退针，复至于人，待气沉紧，倒针朝病，法同前矣。其或晕针者，神气虚也，以针补之，以袖掩之，口鼻气回，热汤与之。略停少顷，依前再施。

及夫调气之法，下针至地之后，复人之分。欲气上行，将针右捻；欲气下行，将针左捻。欲补先呼后吸，欲泻先吸后呼。气不至者，以手循摄，以爪切掐，以针摇动，进捻搓弹，直待气至。以龙虎升腾之法，按之在前使气在后，按之在后使气在前，运气走至疼痛之所。以纳气之法，扶针直插，复向下纳，使气不回。若关节阻涩，气不过者，以龙虎龟凤通经接气，大段之法，驱而运之，仍以循摄爪切，无不应矣，此通仙之妙。

况夫出针之法，病势既退，针气微松；病未退者，针气如根，推之不动，转之不移，此为邪气吸拔其针，乃真气未至，不可出之。出之者，其病即复，再须补泻，停以待之，直候微松，方可出针豆许，摇而停之。补者吸之去疾，其穴急扪；泻者呼之去徐，其穴不闭。欲令腠密，然后吸气。故曰：下针贵迟，太急伤血；出针贵缓，太急伤气。以上总要，于斯尽矣。

考夫治病，其法有八：一曰烧山火，治顽麻冷痹，先浅后深，用九阳而三进三退，慢提紧按。热至，紧闭插针，除寒之有准。二曰透天凉，治肌热骨蒸，先深后浅，用六阴而三出三入，紧提慢按，徐徐举针，退热之可凭。皆细细搓之，去病准绳。三曰阳中隐阴，先寒后热，浅而深，以九六之法，则先补后泻也。四曰阴中隐阳，先热后寒，深而浅，以六九之方，则先泻后补也。补者直须热至，泻者务待寒侵，犹如搓线，慢慢转针。盖法浅则用浅，法深则用深，二者不可兼而紊之也。五曰子午捣臼，水蛊膈气，落穴之后，调气均匀，针行上下，九入六出，左右转之，十遭自平。六曰进气之诀，腰背肘膝痛，浑身走注疼，刺九分，行九补，卧针五七吸，待气上行。亦可龙虎交战，左捻九而右捻六，是亦住痛之针。七曰留气之诀，痃癖癥瘕，刺七分，用纯阳，然后乃直插针，气来深刺，提针再停。八曰抽添之诀，瘫痪疮癞，取其要穴，使九阳得气，提按搜寻，大要运气周遍，扶针直插，复向下纳，回阳倒阴，指下玄微，胸中活法，一有未应，反复再施。

若夫过关过节催运气，以飞经走气，其法有四：一曰青龙摆尾，如扶船舵，不进不退，一左一右，慢慢拨动。二曰白虎摇头，似手摇铃，退方进圆，兼之左右，摇而振之。三曰苍龟探穴，如入土之象，一退三进，钻剔四方。四曰赤凤迎源，展翅之仪，入针至地，提针至天，候针自摇，复进其原，上下左右，四围飞旋。病在上吸而退之，病在下呼而进之。

至夫久患偏枯，通经接气之法，已有定息寸数。手足三阳，上九而下十四，过经四寸；手足三阴，上七而下十二，过经五寸。在乎摇动出纳，呼吸同法，驱运气血，顷刻周流，上下通接，可使寒者暖而热者凉，痛者止而胀者消。若开渠之决水，立时见功，何倾危之不起哉？虽曰病有三因，皆从气血。针分八法，不离阴阳。盖经络昼夜之循环，呼吸往来之不息。和则身体康健，否则疾病竞生。譬如天下、国家、地方、山海田园、江河溪谷，值岁时风雨均调，则水道疏利，民安物阜。其或一方一所，风雨不均，遭以旱涝，使水道涌竭不同，灾忧遂至。人之气血受病三因，亦犹方所之于旱涝也。盖针砭所以通经脉，均气血，蠲邪扶正，故曰捷法，最奇者哉。

嗟夫！轩岐古远，卢扁久亡，此道幽深，非一言而可尽。斯文细密，在久习而能通。岂世上之常辞，庸流之泛术，得之者若科之及第，而悦于心；用之者如射之发中，而进（应）于目。述自先贤，传之后学。用针之士，有志于斯。果能洞造玄微而尽其精妙，则世之伏枕之疴，有缘者遇针到病除，其病痛皆随手而愈矣。

浅注：本赋首论头病针足、左病取右；次论补泻下针、调气出针之法；末论治病躯、运气血、通接至微之妙。可谓针术之经典，为后世针家所重视。后世《针灸大成》等书"针法"，无出于此。但"此道幽深，斯文细密，在久习而能通"，"俟他日有窦汉卿复出，显用光大"，乃前贤对后世之期待。

三、补泻雪心歌

【出处】《针灸聚英》，席弘（别号梓桑君）或其门人著。

【原文】行针补泻分寒热，泻寒补热须分别，拈指向外泻之方，拈指向内补之诀。泻左须将大指前，泻右大指当后拽，补左次指向前搓，补右大指往上拽。如何补泻有两般，盖是经从两边发，补泻又要识迎随，随则为补迎为泻。古人补泻左右分，今人乃为男女别。男女经脉一般生，昼夜循环无暂歇，两手阳经上走头，阴经胸走手指辍，两足阳经头走足，阴经足上腹中结。随则针头随经行，迎则针头迎经夺，更有补泻定吸呼，吸泻呼补真奇绝。补则呼出却入针，要知针用三飞法，气至出针吸气出，疾而一退急扪穴；泻则吸气方入针，要知阻气通身达，气至出针呼气出，徐而三退穴开捺。此诀出自梓桑君，我今授汝心已雪，正是补泻玄中玄，莫向人前轻易说。

浅注：本歌选讲补泻手法，未出《金针赋》之概，但浅显简明，更易入门。此外，它对经脉走向的男女不同说，似是婉转地提出质疑。《针灸聚英》末缺三句。

四、行针总要歌

【出处】《针灸大成》。

【原文】

黄帝金针法最奇，短长肥瘦在临时，但将他手横纹处，分寸寻求审用之。
身体心胸或是短，身体心胸或是长，求穴看纹还有理，医工此理要推详。
定穴行针须细认，瘦肥短小岂同群，肥人针入三分半，瘦体须当用二分。
不肥不瘦不相同，如此之人但着中，只在二三分内取，用之无失且收功。
大饥大饱宜避忌，大风大雨亦须知，饥伤荣气饱伤腑，更看人神惧避之。
妙针之法世间稀，多少医工不得知，寸人身皆是穴，但开筋骨莫狐疑。
有筋有骨傍针去，无骨无筋须透之，见病行针须仔细，必明升降合开时。

邪入五脏须早遏，祟侵六脉浪翻飞，乌乌稷稷空中堕，静意冥冥起发机。
先补真阳元气足，次泻余邪九度嘘，同身逐穴歌中取，捷法昭然径不迷。
百会三阳顶之中，五会天满名相同，前顶之上寸五取，百病能祛理中风。
灸后火燥冲双目，四畔刺血令宣通，井泉要洗原针穴，针刺无如灸有功。
前顶寸五三阳前，甄权曾云一寸言，棱针出血头风愈，盐油皆揩病自痊。
囟会顶前寸五深，八岁儿童不可针，囟门未合哪堪灸，二者须当记在心。
上星会前一寸斟，神庭星前发际寻，诸风灸庭为最妙，庭星宜灸不宜针。
印堂穴并两眉攒，素髎面正鼻柱端，动脉之中定禁灸，若燃此穴鼻鼽酸。
水沟鼻下名人中，兑端张口上唇宫，龈交二龈中间取，承浆下唇宛内踪。
炷艾分半悬浆灸，大则阳明脉不隆，廉泉宛上定结喉，一名舌本立重楼。
同身捷法须当记，他日声名播九州。

浅注：①本歌涉以下几个方面：量体施针，行针避忌；灸法；头部督脉穴位。本歌内容亦散见于其他歌、文中，可供临床针者一般阅读。②百会穴别名五会、天满、三阳，在后发际上七寸，前发际上五寸。③"盐油"存疑。师训是烟油（烟袋油子），今已不宜。

五、流注指微赋（流注指微针赋）（"高达之士方得穿凿"）

【出处】 何若愚撰，阎明广注，见于《子午流注针经》。括号内为《针灸大全》所异者。

【原文】 疾居荣卫。荣者血也，卫者气也，由肠胃受谷化血气所为也。上焦出气，以温分肉，而养筋通腠理；中焦出气如沤，上注溪谷而渗孙脉。津液和调，变化而为血，血和则孙脉先满，乃注络脉，皆盈乃注于经脉。阴阳以张，因息乃行，行有纪纲，周有道理，与天合同，不得休止，切而调之。调护失度，致生其疾，疾者百病之总名也。百病之始，皆因风寒暑湿饥饱劳逸而得之，或起于阴，或起于阳，所伤各异，虚实不同。或着孙脉，或着络脉，或着经脉，或着于冲、任脉，或着于肠胃之膜原，邪气浸淫，不可胜论。

浅注：《灵枢·营卫生会》曰："上焦如雾，中焦如沤，下焦如渎。"肠胃之膜原，即胸膜与膈肌间的部位。

扶救者针。救疾之功，调虚实之要，九针最妙，各有所宜。热在头身宜镵针；肉分气满宜员针；脉气虚渺宜锓针；泻热出血、发泄痼疾宜锋针；破痈肿出脓血宜铍针，调阴阳除暴痹宜圆利针；治经络中病痹宜毫针；痹深居骨节腰脊腠理之间宜长针；虚风客于骨节皮肤之间宜大针。

观虚实与肥瘦。经云：虚则补之，实则泻之，不实不虚，以经取之。若虚实不明，投针有失，圣人所谓虚虚实实。若明此，则无损不足益有余之过。观肥瘦者，用针之法，必先观其形之肥瘦，方明针刺之浅深。若以身中分寸肥与瘦同用，是谓深浅不得，反为大贼也。故肥人刺深，瘦人刺浅，以与本脏所属部分齐平为期，所以无过不及之伤也。

辨四时之浅深。四时者，所以分春秋冬夏之气，所在以时调之也。春气在毫毛，夏气在皮肤，秋气在分肉，冬气在筋骨。经云：春夏刺浅，秋冬刺深，各以其时为则；又肥人宜深刺之，瘦人宜浅刺之。

取穴之法，但分阴阳而溪谷。阴者，阴气也；阳者，阳气也。谓阳气起于五指之表，阴气起于五指之里也。肉之大会为谷，肉之小会为溪。分肉之间，溪谷之会，以行荣卫，以会大气。溪谷有三百六十五穴会，亦应一岁。故取穴之法，分其阴阳表里部分，溪谷远近，同身寸取之，举臂拱手，直立偃侧，皆取穴法也。逐穴各有所宜。

迎随逆顺，须晓气血而升沉。经云：迎随者，要知荣卫之流行，经脉之往来也，随其经逆顺而取之。《灵枢》曰：泻者迎之，补者随之。若能知迎知随，令气必和。和气之方，必通阴阳升降上下源流。手之三阴，从脏走至手；手之三阳，从手走至头。足之三阳，从头下至足；足之三阴，从足上走至腹。络脉传注，周流不息，故经脉者，行血气，通阴阳，以荣于身者也。本论云：夫欲用迎随之法者，要知经络逆顺浅深之分。诸阳之经，行于脉外，诸阳之络，行于脉内；诸阴之经，行于脉内，诸阴之络，行于脉外，乃各有所守之分。故知皮毛者，肺之部；肌肉者，脾之本；筋者，肝之合；骨髓者，肾之属；血脉者，心之分。各刺其部，无过其道，是谓大妙。迎而夺之有分寸，随而济之有浅深。深为太过，能伤诸经；浅为不及，安去诸邪……斯皆经络相合，补生泻成不过一分。针入贵速，既入徐进；针出贵缓，急则多伤。明须慎之，勿为殆事。男子左泻右补，女子右泻左补，转针迎随，补泻之道，明于此矣。

原夫指微论中，赜义成赋。

知本时之气开，说经络之流注。本论云：流者行也，注者往也。流谓气血之流行也，一呼脉行三寸，一吸脉行三寸，呼吸定息，脉行六寸，如流水走蚁，涓涓不息，不可暂止。

又云：流而为荣卫，彰而为颜色，发而为音声。速则生热，迟则生寒；结而为瘤赘，陷而为痈疽，故知流者不可止，若人误中，则有颠倒昏闷之疾。又云：注者住也。谓十二经络各至本时，皆有虚实邪正之气，注于所括之穴。所谓得时谓之开，失时谓之合，气开当补泻，气闭忌针刺。圣人深虑此者，恐人劳而无功，岂可昧气开流注之道哉。其气开注穴之法，七韵中说之矣（即子午流注之七韵）。

每披文而参其法，篇篇之誓审存；覆经而察其言，字字之功明谕，其隐皆知实虚总附。

移疼住痛如有神，针下获效。得其针刺之要，移疼痛住痛，获效如神。

暴疾沉疴至危笃，刺之勿误。沉疴久病，虚弱之人，忽暴感疾于荣卫，传于脏腑，其病必危笃而重也。明者是时深虑损益，慎勿轻忽，自恃聪俊。当须察其何经所苦，补泻针刺，去之勿误也。

详夫阴日血引，值阳气流。贾氏云：阳日气先脉外，血后脉内；阴日血先脉外，气后脉内。交贯而行于五脏五腑之中，各注井荣输经合五穴，共五十穴。惟三焦受十经血气，次传包络，又各注五穴，通前十二经，共六十穴，才合得十六难内六十首也。越人言：三部九候，各有头首也。及《素问》言六十首，今世不传。既言不传，其文不载六十首字也，故圣人留此六十首法，令后人穿凿也。余以所过为原六穴，即便是阴阳二气出入门户也。则阳脉出行二十五度,阴脉入行二十五度,则皆会此六穴中出入也。其五脏五腑收血化精合处,便是逐经原气也。其余精者,助其三焦,受十经精气,则以养心包络,始十二经血气遍行也。如一经精气不足,则便成病也。既然有病,即不依此行度也。至今诸经失时,又更引毒气遍行,所流到处,即各见本经脉候,或大或小,或浮或沉,病人或寒或热,或轻或重,因证取之耳。

口温针暖。凡下针,先须口内温针令暖,不唯滑利而少痛,亦借己之和气,与患者荣卫无寒暖之争,便得相从。若不先温针暖,与血气相逆,寒温交争,而成疮者多矣。

牢濡深求。经云:实之与虚者,牢濡之意,气来实牢者为得,濡虚者为失。凡欲行其补泻,即详五脏之脉,及所刺穴中,如气来实牢者可泻之,虚濡者可补之也。

诸经十二作数,络脉十五为周。手足各有三阴三阳之脉,合为十二经脉。每一经各一络脉,余有阳跷之络,阴跷之络,脾之大络,合为十五络脉。周者,谓十二经十五络二十七气,周流于身者也。

阴俞六十脏主。脏谓五脏肝心脾肺肾,并心包之脉,合之有六,并兼四形脏也。俞谓井荥经合非皆俞也……五脏之输,各有五,则五五二十五输,并心包络五输,共三十,以左右见言之,六十余穴也。

浅注:各经之五行穴,即井荥输原经合,已有专歌。

阳穴七十二腑收。腑谓六腑,非兼九形腑也。穴,输穴也,亦谓井荥输原经合也。

刺阳经者,可卧针而取。卫者属阳,皮毛之分,当卧针而刺之。若深刺伤阴分,伤荣气也。

夺血络者,先俾指而柔。夺血络者,取荣气也。荣气者,经隧也。《灵枢》曰:经隧者,五脏六腑之大络也,故言血络。凡刺之者,先以左手捻按所刺之穴,候指下气散,方可下针。取荣家之气,不能损卫气也。经云:刺荣无伤卫,刺卫无伤荣也。

呼为迎而吸作补。泻者迎之,补者随之,有余则泻,不足则补。泻者,吸则内针,无令气忤,静以久留,无令邪布,候呼尽乃去,大气皆出,是名曰泻。补者,扪而循之,切而散之,推而按之,弹而努之,抓而下之,外引其门,以闭其神,呼尽内针,静以久留,以气至为故;候吸引针,气不得出,各在其处,推合其门,令神气存,大气留止,故名曰补。善治者,察其所痛,以知病有余不足,当补则补,当泻则泻,无逆天时,是谓至治之妙。

逆为鬼而从何忧。逆者,谓当刺之日,与病五行相刑递为鬼贼,而不顺也。从者,五脏之气,与日相和,而不相侵凌也。凡刺之理,当择吉日,与本病之脏腑各无侵凌刑制,下针顺从而何忧哉?

浅注:逆为迎而顺为随,呼则泻而吸则补。浅恙新疴,用针之因。

淹疾延患,着灸之由。若病有久淹,因寒而虚,或阴证多寒,或者风寒湿痹脚气之病,或者上实下虚厥逆之疾。男子劳伤,妇人血气之属,并可用灸。亦有不可灸者,近髓之穴,阳证之病,不可灸也。

躁烦药饵而难拯,必取八会。躁烦热盛在于内者,宜取八会之气穴也。谓腑会太仓中脘穴,脏会季胁章门穴,筋会阳陵泉穴,髓会绝骨穴,血会膈俞穴,骨会大杼穴,

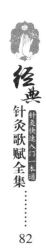

脉会太渊穴，气会三焦膻中穴，此是八会穴也。

痈肿奇络而蓄邪，先由砭瘳。经云：病人脉隆盛，入于八脉而不环周，十二经亦不能拘之，其受邪气蓄积肿热，宜砭刺出血。古者以砭石为针，《山海经》曰：高氏之山，有石如玉，可以为针，即砭石也。今人以铍针代之也。

况乎甲胆乙肝，丁心壬水。甲胆乙肝者，谓五脏五腑，拘之十干，阳干主腑，阴干主脏。故《天元册》又曰：胆甲，肝乙，小肠丙，心丁，胃戊，脾己，大肠庚，肺辛，膀胱壬，肾癸，五脏五腑，收血化精合处，便是三焦包络二经元气也，合为十二经遍行也。贾氏各分头首，十日一终，运行十干，皆以五子元建日时为头也。

生我者号母，我生者名子。夫五行者，在人为五脏，注穴为井荥输经合。相合为夫妻，我克者为七传，克我者为鬼贼；我生者为子，生我者为母也。

春井夏荥乃邪在，秋经冬合乃刺矣。此言逐四时取井荥之法也，假令春木旺刺井，夏火旺刺荥，季夏土旺刺输，秋金旺刺经，冬水旺刺合。四时刺法，依此推之，以泻逐时所胜之邪毒者也。圣人所谓因其时而取之，以泻邪气出也。

犯禁忌而病复。禁忌者，非惟人神所在也，谓大饥大渴，大寒大热，大饱大醉，大虚大竭，大劳大困，皆为针家之禁忌。若虚实不分，浅深不及，犯触人神，颠倒四时，其病愈而必复，切须诫之诫之。

用日衰而难已。本论云：病于当日之下，灸五行之刑制者，其病克而难愈也。谓心病遇癸日，肝病遇辛日，脾病遇乙日，肺病遇丁日，肾病遇己日，小肠病遇壬日，大肠病遇丙日，胃病遇甲日，胆病遇庚日，膀胱病遇戊日，斯皆率义正气遇日下受制而气衰，刺病难愈故也。

孙络在于肉分，血行出于支里。孙络，小络也，谓络之支别也。行于分肉之间，有血留止，刺而去之，无问脉之所会。

闷昏针运，经虚补络须然。本论云：若学人深明气血往来，取穴部分不差，补泻得宜，必无针晕昏倒之疾；或匆忙之际，畏刺之人，多针则伤。壮者气行自已，怯者当速救疗。假令针肝经感气运，以补肝经合曲泉穴之络；假令针肝络血运，以补本经曲泉之经，针入复苏，效如起死，他皆仿此。

疼实痒虚，泻子随母要指。病之虚实者，痒则为虚，痛者为实。刺法云：虚则补其母，实则泻其子。假令肝脏实，泻肝之荥行间穴，属火是子；肝脏虚，补肝之合曲泉穴，属水是母。凡刺只取本经井荥输经合五行，子母补泻，此乃大要也。

想夫先贤迅效，无出于针；今人愈疾，岂离于医法。古之治疾，特论针石，《素问》先论刺，后论脉；《难经》先论脉，后论刺。刺之与脉，不可偏废。昔之越人起死，华佗愈躄，非有神哉，皆此法也。离圣久远，后学难精，所以针之玄妙，罕闻于世。今时有疾，多求医命药，用针者寡矣。

徐文伯泻孕于苑内，斯由甚速。昔宋太子性善医书，出苑见一有孕妇人，太子自为诊之，是一女。令徐文伯亦诊之，乃一男一女。太子性急，欲剖腹视之。文伯因自请针之令落，于是泻足三阴交，补手阳明合谷，胎应针而落，果如文伯之言也。

范九思疗咽于江夏，闻见言稀。传曰：嘉祐中有太傅程公，守任于江夏，因母之暴患咽中有痈，卒然而长，寒气不通……其患是热毒结于喉中，塞之气不宣通，病已危甚……九思当日，曾以小针藏于笔头中，妄以点药，乃针开其痈而效也，若非如此，何如紫血顿下也。

浅注：此病乃扁桃体周围脓肿，自当切开排脓。

大抵古今遗迹，后世皆师。昔圣人留轨范，使后人仿学，不可独强也。况于针术，隐奥难究，妙门出乎其类者，今之世谁能之，故圣人云：不可不遵先圣遗文也。

王纂针魅而立康，獭从被出。传曰：王纂少习医方，尤精针石，远近知名，嘉祐中县人张方女，因暮宿于广陵庙中，下有一物，假作其婿，因被魅感而病，纂为治之，一针有一祟从女被中走出，而病愈矣。

浅注：本例是一幻觉病例；下例应为神话。

秋夫疗鬼而获效，魂免伤悲。昔宋徐熙，字秋夫，善医方，为射丹令，常闻鬼神吟呻甚凄苦。秋夫曰：汝是鬼何须如此？答曰：我患腰病，死虽为鬼，痛苦尚不可忍，闻君善医，愿相救济。秋夫曰：吾闻鬼无形，何由措置？鬼云：缚草作人，子根据之，但取孔穴针之。秋夫如其言，为针腰俞二穴，肩井二穴，设祭而埋之。明日见一人来谢曰：蒙君医疗，复为设祭，病今已愈，感惠实深，忽然不见。公曰：夫鬼为阴物，病由告医，医既愈矣，尚能感激，况于人乎？鬼姓斛名斯。

既而感指幽微，用针（真）直诀。此皆指微论中，用针幽微之直诀也。

浅注：上述言论，已均见于《流注指微赋》。

窍齐于筋骨，皮肉刺要。窍者穴也，齐者浅深之宜也。经曰：刺皮无伤骨，刺骨无伤髓。病有浮沉，刺有浅深，各至其理，无过其道。过则伤，不及则生外壅，壅则邪从之，浅深不得，反为大贼，内动五脏，故生大病。

痛察于久新，腑脏寒热。痛者病也，夫人病有久新，脏病腑病，寒热虚实，宜细详审调。针形短长锋类不等，穷其补泻，各随病所宜用之。

接气通经，短长依法。本论曰：夫欲取偏枯久患荣卫诸疾，多是愈而复作者，由气不接而经不通流，虽有暂时之快，客气胜真，病当未愈也，当此乃上接而下引。呼吸多少，经脉长短，各有定数立法。手三阳接而九呼，过经四寸，手三阴接而七呼，过经五寸；足之三阳接而一十四呼，过经四寸，足之三阴接而一十二呼，过经五寸。重者倍之，吸亦同数，此接气通经，呼吸长短之法也。

里外之绝，赢盈必别。夫五脏里外者，谓心肺在膈上，通于天气也。心主于脉，肺主于气，外华荣于皮肤，故言外也。肾肝在下，通于地气，以藏精血，实于骨髓。心肺外绝，则皮聚毛落；肾肝内绝，则骨痿筋缓。其时学人，不能别里外虚实，致使针药误投，所以实实虚虚，损不足益有余，如此死者，医杀之耳。

勿刺大劳，使人气乱而神隳。《禁刺论》曰：无刺大劳人，劳则喘息汗出，里外皆越，故气耗乱，神隳毁散也。

慎妄呼吸，防他针昏而闭血。呼吸者，使阴阳气行流上下，经历五脏六腑，若针刺妄行呼吸，阴阳交错，则针昏闭血，气不行也。

又以常寻古义，由有藏机；遇高贤真趣，则超然得悟。逢达人示教，则表我扶危。先贤之书，文理幽深，隐义难穷；或字中隐义，或假令一隅，妙要难穷，遇高达之士，方得其趣，便可穿凿。

男女气脉，行分时合度。本论云：夫男女老幼，气候不同，春夏秋冬，寒暑各异。春气生而脉气缓，夏暑热而脉行速，秋气燥而脉行急，冬气寒而脉凝涩。小儿之脉应春，壮年之脉应夏，四十以上如秋，六十以后如冬。其病有寒热，脉有迟速，一一参详，不可一概与天同度矣。《难经》云：一呼脉行三寸，一吸脉行三寸者，平人脉法也。唯抱病之人皆失天之度，地之纪，脉之用，不可与平人脉相合也。其诊取法：当以一息五至为与天同度；不及应春，不及应冬；太过应秋，太过应夏。应春冬者，宜留针待气至；应秋夏者，呼吸数毕便宜去针，此之谓也。

养子时刻，注穴必须依。养子时刻注穴者，谓逐时干旺气注脏腑井荥之法也。每一时辰，相生养子五度，各注井荥输经合五穴。昼夜十二时，气血行过六十俞穴也。每一穴血气分得一刻六十分六厘六毫六丝六忽六秒，此是一穴之数也。六十穴共成百刻，要求日下井荥，用五子元建日时取之。设令甲日甲戌时，胆统气初出窍阴穴为井木，流至小肠为荥火，气过前谷穴注至胃为输土，气过陷谷穴并过本原丘墟穴。但是六腑各有一原穴，则不系属井荥相生之法，即是阴阳二气出入门户也。行至大肠为经金，气过阳溪穴，所入膀胱为合水，气入委中穴而终。此是甲戌时木火土金水相生五度一时辰流注五穴毕也。他皆仿此。

今详定疗病之宜，神针法式，广搜《难》《素》之秘密文辞，深考诸家之肘函妙臆，故称泸江流注之指微，以为后学之规则。

浅注：本赋涉及生理、补泻、流注诸多方面，并列举古贤针案，适于有一定基础者。

六、刺法启玄歌

【出处】《针灸聚英》《针灸大成》均有载。

【原文】

1. 六言体

> 十二阴阳气血，凝滞全凭针焫，细推十干五行，谨按四时八节。
> 出入要知先后，开阖慎毋妄别，左手按穴分明，右手持针亲刺。
> 刺荣无伤卫气，刺卫无伤荣血，循扪引导之因，呼吸调和寒热。
> 补即慢慢出针，泻即徐徐闭穴。发明《难》《素》玄微，俯仰岐黄秘诀。
> 若能劳心劳力，必定愈明愈哲。譬如闭户造车，端正出门合辙。
> 倘逢志士细推，不是知音莫说，了却个中规模，便是医中俊杰。

浅注：关于补泻，徐而疾则实（补）有两解：徐内而疾出；徐内并徐出，但急按闭其孔。泻法则相反。

2. 五言体（适用于八法针法，载于《针灸大全》。六言和五言，同名不同义）

> 八法神针妙，飞腾法最奇，砭针行内外，水火就中推。
> 上下交经走，疾如应手驱，往来依进退，补泻逐迎随。

用似船推舵，应如弩发机。气聚时间散，身疼指下移。
这般玄妙诀，料得少人知。

七、针法

【出处】《针灸大成》。
【原文】

1. 针法歌

先说平针法，含针口内温。按揉令气散，掐穴故教深。
持针安穴上，令他嗽一声。随嗽归天部，停针再至人。
再停归地部，待气候针沉。气若不来至，指甲切其经。
次提针向病，针退天地人。补必随经刺，令他吹气频。
随吹随左转，逐归天地人。待气停针久，三弹更熨温。
出针口吸气，急急闭其门。泻欲迎经取，吸则内其针。
吸时须右转，依次进天人。转针仍复吸，依法要停针。
出针吹口气，摇动大其门。

2. 三衢杨氏补泻

（1）爪切
取穴先将爪切深，须教毋外慕其心，致令荣卫无伤碍，医者方堪入妙针。
（2）持针
持针之士要心雄，势如握虎与擒龙，欲识机关三部奥，须将此理再推穷。
（3）口温
温针一理最为良，口内调和纳穴场，毋令冷热相争搏，荣卫宣通始得祥。
（4）进针
进针理法取关机，失经失穴岂堪施，阳经取陷阴经脉，三思已定再思之。
（5）指循
循其部分理何明，只为针头不紧沉，推则行之引则止，调和血气两来临。
（6）抓摄
摄法应知气滞经，须令爪切勿交轻，上下通行随经络，故教学者要穷精。
（7）退针
退针手法理谁知，三才诀内总玄机，一部六阴三气吸，须臾疾病愈如飞。
（8）指搓
搓针泄气最为奇，气至针缠莫急移，浑如搓线攸攸转，急转缠针肉不离。
（9）推捻
捻针指法不相同，一般在手两般穷，内外转移行上下，邪气逢之疾岂容。

（10）指留

留针取气候沉浮，出容一豆入容伴，致令荣卫纵横散，巧妙玄机在指头。

（11）针摇

摇针三部六摇之，依次推排指上施，孔穴大开无窒碍，至令邪气出如飞。

（12）指拔

拔针一法最为良，浮沉涩滑任推详，势犹取虎身中尾，此诀谁知蕴锦囊。

总歌：针法玄机口诀多，手法虽多亦不过，切穴持针温口内，进针循摄退针搓，指捻泻气针留豆，摇令穴大拔如梭，医师穴法叮咛说，记此便为十二歌。

3. 手法

①出自《针灸大成》；②出自《针灸聚英》。

（1）烧山火

能除寒：①烧山之火能除寒，一退三飞病自安，始是五分终一寸，三番出入慢提看。四肢似水最难禁，憎寒不住便来临，医师运起烧山火，患人时下得安宁。②四肢逆冷最难禁，憎寒不住病非轻，拨忙运起烧火山，患人时下得安宁。

（2）透天凉

能除热：①一身浑似火来烧，不住之时热上潮，若能加入清凉法，须臾热毒自然消。②浑身却似火来烧，不住时时热上焦，若还依法行刺针，搜除热毒病能消。

（3）阳中隐阴

能治先寒后热，浅而深：①阳中隐个阴，先寒后热人，五分阳九数，一寸六阴行。先寒后热身如疟，医师不晓实和弱，叮咛针要阴阳刺，祛除寒热免灾恶。

（4）阴中隐阳

能治先热后寒，深而浅：①先热后寒如疟疾，先阴后阳号通天，针师运气云雨泽，荣卫调和病自痊。

（5）留气法

能破气，伸九提六：①留气运针先七分，纯阴得气十分深。伸时用九提时六，癥瘕消溶气块匀。痃癖癥瘕疾宜休，却在医师志意求，指头手法为留气，身除酸痛再无忧。

（6）运气法

能泻，先直后卧：①运气用纯阴，气来便倒针，令人吸五口，疼痛病除根。运气行针好用功，遍身疼痛忽无踪，此法密传堪济世，论金宜值万千钟。

（7）提气法

①提气从阴微捻提，冷麻之症一时除，提气从阴六数同，堪除顽痹有奇功，欲知奥妙先师决，取次机关一掌中。②提气临时最有功，祛除顽痹与诸风，分明漏泄神仙诀，留此玄微在世中。又曰：转针千遭，其病自消。

（8）中气法

能除积，先直后卧，泻之：①中气须知运气同，一般造化两般功，手中运气叮咛使，妙理玄机起疲癃。②纳气还与进气同，一般造化两般功，手中用气叮咛死，妙理玄机在手中。

（9）苍龙摆尾

补：①苍术摆尾行关节，回拨将针慢慢扶，一似江中舡上舵，周身遍体气流普。苍龙摆尾气交流，气血夺来遍体周，任君体有千般症，一插须教疾病休。②苍龙摆尾气交流，血气奋飞遍体周，任君疼痛诸般疾，一插须臾万病休。

（10）赤凤摇头

泻：①针似舡中之橹，犹如赤凤摇头，辨别迎随逆顺，不可违理胡求。②下水船中一舵游，犹如赤凤上摇头，迎随顺逆须明辨，休得劳心苦外求。

（11）龙虎交战

三部俱一补一泻：①龙虎交争战，虎龙左右施，阴阳互相隐，九六住疼时。青龙左转九阳宫，白虎右旋六阴通，反复玄机随法取，消息阴阳九六中。②天降真龙从此起，克木白虎真全体，反复离宫向北飞，消息阴阳九六里。

浅注：东有应木之苍龙，西有属金之白虎。肺金克肝木。

（12）龙虎升降（龙虎飞腾）

①龙虎升腾捻妙法，气行上下合交迁，依师口诀分明说，目下教君疾病痊。②龙虎飞腾捻妙玄，气通上下似连山，得师口诀分明说，目下教君病自痊。

（13）五脏交经

①五脏交经须气溢，候他气血宣散时，苍龙摆尾东西拨，定穴五行君记之。五行定穴分经络，如船解缆自通亨，必在针头分造化，须交气血自纵横。

（14）通关交经（过关歌）

①通关交经，苍龙摆尾，赤凤摇头，补泻得理。先用苍龙来摆尾，后用赤凤以摇头，再行上下入指法，关节宣通气自流。②苍龙先摆尾，赤凤后摇头，上下伸提切，关节至交流。

（15）膈角交经

①膈角交经，相克相生。膈角要相生，水火在君能，有症直任取，无病手中行，仰卧须停隐，法得气调均，飞经疗入角，便是一提金。

（16）关节交经

①关节交经，气至关节，立起针来，施中气法。关节交经莫大功，必令气走纳经中，手法运之三五度，须知其气自然通。

（17）子午补泻总歌

①补则须弹针，瓜甲切宜轻，泻时甚切忌，休教疾再侵。动与摇一例，其中不一般，动为补之气，摇之泻即安。

（18）子午捣臼法

水蛊膈气：①子午捣臼，上下针行，九入六出，左右不停。子午捣臼是神机，九入六出会者稀，万病自然合大数，要教患者笑嘻嘻。②子午捣臼达者稀，九入七出莫更移，万病自然合天数，故教病者笑微微。

（19）子午前后交经换气歌（阳针男歌，阴针女歌）

①子后要知寒与热，左转为补右为泻，提针为热插针寒，女人反此要分别；午后要知寒与热，右转为补左转泻，顺则为左逆为右，此是神仙真妙诀。

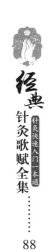

（20）子午补泻歌

①每日午前皮上揭，有似滚汤煎冷雪，若要寒时皮内寻，不枉教君皮破裂，阴阳返复怎生知，虚实辨别临时诀，针头如弩似发机，等闲休与非人说。

（21）子午倾针

①子午倾针，要识脉经，病在何脏，补泻法行。左转为男补之气，右转却为泻之记，女人反此不为真，此是阴阳补泻义。热病不瘥泻之须，冷病缠身补是奇，哮吼气来为补泻，气不至时莫急施。

（22）脏腑阴阳，呼吸内外，捻针补泻

①外捻随呼补脏虚，吸来里转泻实肥，六腑病加颠倒用，但依呼吸病还除。女人补虚呵内转，吸来外转泻实肥，依经三度调病气，但令呼吸莫令疏。

（23）阳针（男歌）

②午前要知寒与热，左捻为补右为泻，提针为热插为寒，此是神仙真妙诀。

（24）阴针（女歌）

②午后要知寒与热，右捻为补左为泻，插针为热提为寒，女人反此须分别。

（25）进针歌

②进针八法可用心，却能除病与通灵，此法秘传休妄说，论价还当抵万金。

（26）流气歌

②疰癖气块病初遭，时时发热病煎熬，手中在为流注法，腹间气块渐渐消。

浅注：针刺手法也是针刺效果的关键。其基本手法如爪切进针、搓针等，往往为针者所轻视；其高级手法如烧山火之类更需师传，并非仅读文字便能会者。近世《针灸三字经》谓："诸多古法不外乎兴奋、抑制、诱导三个原则。"亦即轻刺激、重刺激、中等刺激（平补平泻）。谨录之供初学者"壮胆"起航。

八、九针原始歌

【出处】《医宗金鉴》。

【原文】

九针因何而有名，原于天地大数生，始于一而终于九，天地人时音律星。

风野九九八十一，针应其数起黄钟，皮肉筋脉声阴阳，齿气九窍关节通。

【九针主治歌】

1. 镵针主治法歌

镵针即今箭头针，主刺皮肤邪肉侵。毋令深入泻阳气，邪正相安荣卫均。

2. 员针主治法歌

员针取法于絮针，主治邪气侵肉分。筒身卵锋不伤正，利导分肉泻自平。

3. 锃针主治法歌

锃针之锐如黍粟，恐其深入伤肌肉。按脉勿陷以致气，刺之邪气使独出。

4. 锋针主治法歌

锋针即今三棱名，主刺瘤邪时气壅。发于经络痼不解，泻热出血荣卫通。

5. 铍针主治法歌

铍针之锋末如剑，主刺寒热两相搏。合而为痈脓已成，大脓一泻即时和。

6. 员利针主治法歌

员利针形尖如牦，主治虚邪客于经。暴痹走注历节病，刺之经络即时通。

7. 毫针主治法歌

毫针主治虚痹缠，养正除邪在徐缓。寒热痛痹浮浅疾，静入徐出邪正安。

8. 长针主治法歌

长针主治虚邪伤，内舍骨解节腠殃。欲取深邪除远痹，刺法得宜始可康。

9. 大针主治法歌

大针主刺周身病，淫邪溢于肌体中。为风为水关节痹，关节一利大气通。
浅注： 古制九针，今仅用其小半，故不断有人在此基础上"掘宝"。

九、行针次第手法歌

【出处】《针灸大成》《医宗金鉴》。
【原文】行针手法口诀多，撮要编为十二歌，取穴持温进指摄，退搓捻留摇拔合。
以下只列歌名，括号内是"三衢杨氏补泻"：取穴歌（爪切）、持针歌（持针）、温针歌（口温）、进针歌（进针）、指循歌（指循）、摄法歌（爪摄）、退针歌（退针）、搓针歌（指搓）、捻针歌（指捻）、留针歌（指留）、摇针歌（针摇）、拔针歌（指拔）。
【浅注】行针次第手法歌实为《针灸大成》之翻录，可见历代针家对针刺手法之重视，绝非认为"扎进针去"便可悬壶。

十、行针分寸歌

【出处】《医宗金鉴》。
【原文】行针分寸中指传，屈指中节两纹尖，男左女右童稚一，长短肥瘦审经权。

十一、十二经井荥输经合原刺浅深歌

【出处】《医宗金鉴》。

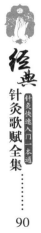

【原文】

出井流荥注为输，行经入合脏输原，春宜针荥夏针输，秋宜针合冬井间。

脏病针输腑病合，脏腑有病皆针原，凡诸井穴肌肉浅，不宜深针自古传。

浅注：四季取井荥输经合之说法，与经文有差异，可参阅《灵枢》"顺气一日分为四时""邪气脏腑病形"两篇。

十二、灸法

【出处】《医宗金鉴》。

【原文】

1. 四季针灸坐向歌

四季针灸坐向理，宜从四季顺自然。东南西北四维向，以迎生气本乎天。

2. 灸法点穴用火歌

点穴坐卧立直正，炷用蕲艾火珠良。灸病古忌八木火，今时通行一炷香。

浅注：①八木：指松、柏、枳、橘、榆、枣、桑、竹。②蕲艾：湖北省蕲春县之蕲艾最佳。孟子曰："七年之病，寻三年之艾。"故今市之艾卷，多标榜"八年艾"。

3. 灸法早晚次序歌

灸法温暖宜于午，上下阳阴先后分。脉数新愈不宜灸，欲灸三里过三旬。

4. 灸法大小多少歌

头骨手足皮薄瘦，巨阙鸠尾小少宜。背腹脐下皮肉厚，大多方能起痼疾。

浅注：灸之补泻，《灵枢·背腧》有"以火补者，毋吹其火，顺自灭也；以火泻者，疾吹其火，传其艾，须其火灭也"。

5. 灸法调养歌

灸后风寒须谨避，七情过极慎起居。生冷醇酒诸厚味，惟茹蔬淡适其宜。

6. 灸疮调治歌

灸疮不发气血竭，七日发脓病必除。发后膏贴防外袭，薄连葱荽净疮污。

7. 灸疮膏药歌

芩连白芷金星草，乳香淡竹当归好。薄荷川芎与葱白，香油煎药粉成膏。

十三、针灸禁忌

【出处】《医宗金鉴》等，诸本略有差异。

【原文】

1. 禁针穴歌

禁针穴道要先明，脑户囟会及神庭，络却玉枕角孙穴，颅息承泣随承灵，
神道灵台膻中忌，水分神阙并会阴，横骨气冲手五里，箕门承筋及青灵，
乳中上臂三阳络，二十三穴不可针。孕妇不宜针合谷，三阴交内亦通论。
石门针灸应须忌，女子终身无妊娠。外有云门并鸠尾，缺盆客主人莫深，
肩井深时人闷倒，急补三里人还平。刺中五脏胆皆死，冲阳血出投幽冥。
海泉颧髎乳头上，脊间中髓伛偻形，手鱼腹陷阴股内，膝髌筋会及肾经，
腋股之下各三寸，目眶关节皆通评。

浅注："腹部深似井，胸部薄如饼"。

2. 禁灸穴歌

禁灸之穴四十七，承光哑门风府逆，睛明攒竹下迎香，天柱素髎上临泣，
脑户耳门瘈脉通，禾髎颧髎丝竹空，头维下关人迎等，肩贞天牖心俞同，
乳中脊中白环俞，鸠尾渊腋和周荣。腹哀少商并鱼际，经渠天府及中冲，
阳池阳关地五会，漏谷阴陵条口逢，殷门申脉承扶忌，伏兔髀关连委中，
阴市下行寻犊鼻，诸穴休将艾火攻。

浅注：《针灸大全》《针灸聚英》无耳门、瘈脉，故歌曰"禁忌之穴四十五"。关于禁针、禁灸的论述，随着现代技术的进步、解剖学知识的增长而时有变化，解禁者渐多，如今有脐针一说。

3. 相类歌

哑门风府天柱擎，承光临泣头维平。丝竹攒竹睛明穴，素髎禾髎迎香程。
颧髎下关人迎去，天牖天府到周荣。渊腋乳中鸠尾下，腹哀臂后寻肩贞。
阳池中冲少商穴，鱼际经渠一顺行。地五阳关脊中主，隐白漏谷通阴陵。
条口犊鼻上阴市，伏兔髀关申脉迎。委中殷门承扶上，白环心俞同一经。
灸而勿针针勿灸，针经为此尝叮咛。庸医针灸一齐用，徒施患者炮烙刑。
制针须用马衔铁，唯有金针更可嘉。锻炼涂酥插腊肉，煮针之药有多法。

浅注：①国外崇尚"金针补、银针泻"之说。②马衔铁不易生锈，今已用不锈钢代之。《针经指南·气血问答》载："针经云，灸几壮，针讫而复灸何也？答曰：针则针，灸则灸，若针而弗灸，若灸而弗针。"

4. 行针避忌歌

行针避忌雨大风，饥饱醉怒渴劳惊。男内女外犹坚守，更看人神不可逢。
行针避忌虽如此，还推病之缓急行。缓病欲针择吉日，急病行针莫稍停。

浅注：参见《灵枢》"终结""五禁"两篇。

5. 针灸杂说

之一：避人神。

《千金》云：欲行针灸，先知行年宜忌及人神所在，不与禁忌相应即可。故，男忌除，女忌破，男忌戌，女忌巳。同类歌看似繁乱多，实则相同，唯写作形式不同，本书已理顺而易明。有日神忌，有每月忌，有十二时忌。有四季人神，有十二部人神，有九部傍通人神，有杂忌傍通人神，有血支。血忌之类，参阅《灵枢·阴阳系日月》，先人留此一说，姑作茶余思维。

（1）逐时人神歌（《针灸聚英》等）

子踝丑头寅耳边，卯面辰项巳乳肩，午胁未腹申心上，酉膝戌腰亥股腨。

浅注：①上皆人神所在，不宜针灸。②《类经图翼》有异："寅，一云在目；卯，一云在耳；辰，一云在口；酉，一云在背脾；戌，一云在阴左右。"③《针灸大成》载逐时人神为：子时踝，丑时腰，寅时目，卯面面，辰时头，巳时手，午时胸，未时腹，申时心，酉时背，戌时项，亥时股。

（2）逐日人神歌（《针灸大成》）

之一：每月三十天各天禁忌。

初一十一廿一起，足拇鼻柱手小指；初二十二廿二，外踝发际外踝位；

初三十三廿三，股内牙齿足及肝；初四十四廿四又，腰间胃脘阳明手；

初五十五廿五并，口内遍身足阳明；初六十六廿六同，手掌胸前又在胸；

初七十七廿七，内踝气冲及在膝；初八十八廿八辰，腕内股内又在阴；

初九十九廿九，在尻在足膝胫后；初十二十三十日，腰背内踝足跗觅。

之二：逐日人神所在歌（《类经图翼》）。

人神之法将何起？一日先从足大趾。二日外踝三股内，四在腰髀五口里，

六手七居内踝次，八腕九尻十腰背，十一鼻柱二发际，十三牙齿皆相类，

十四胃脘五遍身，六胸十七气冲寻，十八股内十九足，二十内踝须分明，

廿一在手小指间，廿二外踝廿三肝（及足），廿四手阳明勿错，廿五足阳明一般。

廿六在胸廿七膝，廿八阴中勿相逼。廿九元来膝胫前，三十足跗须记得。

浅注：①"初一十一廿一起，足拇鼻柱手小指"，意为初一是拇趾，十一是鼻柱，二十一是手小指，下同。②"之二"和以下"之三"，与"之一"内容同，唯表述方式不同，偶有小异（如初六、二十九日等）。

之三：月内人神所在之图（《针经指南》）。

一日在足大趾厥阴分，刺之跗肿。

二日在足外踝少阳分，刺之筋经缓。

三日在股内少阴分，刺之少腹痛。

四日在腰太阳分，刺之腰偻无力。

五日在口太阴分，刺灸之舌强。

六日在两手阳明分，刺之咽喉不利（一云在足小趾）。

七日在内踝少阴分，刺灸之阴经筋急。

八日在手腕太阳分，刺灸之腕不收。

九日在尻厥阴分，刺灸之病结。

十日在腰背太阳分，刺灸之腰背偻。十一日在鼻柱阳明分，刺灸之齿面肿。

十二日在发际少阳分，刺之令人耳重听。

十三日在牙齿少阴分，刺灸之气寒。

十四日在胃脘阳明分，刺之气肿。

十五日在遍身，不宜补泻，针灸大忌。

十六日在胸太阳分，刺之逆息。

十七日在气冲阳明分，刺之难息。

十八日在股内少阴分，刺之引阴气痛。

十九日在足跗阳明分，刺灸之发肿。

二十日在内踝少阴分，刺之经筋挛。

二十一日在手小指太阳分，刺之手不仁。

二十二日在足外踝少阳分，刺之经筋缓。

二十三日在肝及足厥阴分，刺之发转筋。

二十四日在手阳明分，刺灸之咽喉中不利。

二十五日在足阳明分，刺灸之胃气胀。

二十六日在胸太阴分，刺灸之令人喘嗽。

二十七日在膝阳明分，刺之足胫厥逆。

二十八日在阴少阴分，刺之少腹急痛。

二十九日在膝胫厥阴分，刺之筋痿少力。

三十日在足跗，此日忌针灸。

浅注：歌内数字系指阴历。另有一歌与此歌雷同，唯断句异之，故未赘列。

之四：按十天干人神（十天干日不治病，按每日之天干定人神所在）。

甲不治头，乙不治喉，丙不治肩，丁不治心，戊腹己脾，庚不治腰，

辛不治膝，壬不治胫，癸不治足。

之五：释运气定日下血气法（《针灸指南》）。

井荥逐日夺时功，十日循还是一宫。血气相迎行脏腑，通流十干本元宗。

阳日从卫先行气，阴日从荣血可通。阳日气先脉出外，阴日脉内血先从。

气先血后还行腑，行脏荣先气后攻。阳干五行补五腑，阴干行脏五行同。

井荥流注输经合，用建通流日下穷。连转五遭成五十，遍行脏腑五行终。

之六：按十二地支人神歌（按日之地支定人神所在）。

子目丑耳寅胸前，卯齿辰腰巳手间，午心未足申头上，酉膝戌阴亥在颈。

此是人神十二支，针灸避之获康安。

浅注：亥在颈；另云在臂、膝、胫。

（3）按季节

1）太乙歌（太乙人神歌、太乙血忌）（《针灸大全》《类经图翼》有更动）

立春艮上起天留，戊寅己丑左足求。春分左胁仓门震，乙卯日见定为仇。

立夏戊辰己巳巽，阴洛宫中左手愁。夏至上天丙午日，正直膺喉离首头。

立秋玄委宫右手，戊申己未坤上游，秋分仓果西方兑，辛酉还从右胁谋。

立冬右足加新洛，戊戌己亥乾位收，冬至坎方临叶蛰，壬子腰尻下窍流。

五脏六腑并脐腹，招摇戊己在中州，溃治痈疽当须避，犯其天忌疾难瘳。

经曰：太一（太乙）日游，以冬至日始于叶蛰宫。从其宫数所在，日徙一处，至九日终而复返于一，周而复始，如是次而行之，计每宫各得五日，九之则一节之日悉备（每节气四十五天，可循环五遍）。冬至叶蛰宫取九宫方位，离为上部，中五为中部，坎为下部，巽坤为二肩臂，震兑为左右胁，乾艮为左右二足。若起叶蛰宫，取冬至一日为首，他皆仿此。太一（太乙）游至处禁忌针灸。

忌戊、申己未 玄委宫 立秋 （二）坤（右肩臂）	忌丙午 上天宫 夏至 （九）离上部（膺喉、头）	忌戊辰、己巳 阴洛宫 立夏 （四）巽（左肩臂）
忌辛酉 仓果宫 秋分 （七）兑（右胁）	忌乙酉、诸戊巳 招摇宫 （五）中部 （六腑、膈下之肝肾脾）	忌乙卯 仓门宫 春分 （三）震（左胁）
忌戊戌、己亥 新洛宫 立冬 （六）乾（右足）	忌壬子 叶蛰宫 冬至 （一）坎下部（腰尾、窍）	忌戊寅、己丑 天留宫 立春 （八）艮（左足）

图 3-1　太一血忌之图

经曰：身形之应九野，左足应立春，其日戊寅、己丑；左胁应春分，其日乙卯；左手应立夏，其日戊辰、己巳；膺喉首头应夏至，其日丙午；右手应立秋，其日戊申、己未；右胁应秋分，其日辛酉；右足应立冬，其日戊戌、己亥；腰尾与窍应冬至，其日壬子：六腑膈下三脏（肝、肾、脾）应中州，其大概禁太一所在之日及诸戊巳。

浅注：①诸戊巳：意为戊日及巳日，并非"戊巳日"。②阴落宫之"落"有多写，即洛、络。

凡此九者，善候人正，所主左右上下，身体有疾病疮肿欲治，无以其所直之日刺之，是谓天忌日。

浅注：以上据《灵枢·九宫八风》，但经文之天数有异。或谓居四十六日，或谓四十五日。

2）四季人神歌（《针灸大成》）

春秋左右胁，冬夏在腰脐，四季人神处，针灸莫妄施。

浅注：实意为春左胁、秋右胁、冬腰、夏脐。

3）四季避忌日（《针灸大成》）

春甲乙，夏丙丁，四季戊己，秋庚辛，冬壬癸。

（4）按月

1）逐月血忌歌（《针灸大成》据《针经指南》意）

行针须要明血忌，正丑二寅三之未，四申五卯六酉宫，七辰八戌九居巳，十亥十一月午当，腊子更加逢日闭。

2）逐月血支歌（《针灸大成》据《针经指南》意）

血支针灸仍须忌，正丑二寅三卯位，四辰五巳六午中，七未八申九酉部，十月在戌十一亥，十二月于子上议。

3）凶日（《针灸大全》）：新忌傍通（《针灸聚英》）只录前五条。

	正月	二	三	四	五	六	七	八	九	十	十一	十二
月厌	戌	酉	申	未	午	巳	辰	卯	寅	丑	子	亥
（死别）月忌	戌	戌	戌	丑	丑	丑	辰	辰	辰	未	未	未
月杀	丑	戌	未	辰	丑	戌	未	辰	丑	戌	未	辰
月刑	巳	子	辰	申	午	丑	寅	酉	未	亥	卯	戌
（独火）月害	巳	辰	卯	寅	丑	子	亥	戌	酉	申	未	午
血支	丑	寅	卯	辰	巳	午	未	申	酉	戌	亥	子
血忌	丑	未	寅	申	卯	酉	辰	戌	巳	亥	子	午
除日	卯	辰	巳	午	未	申	酉	戌	亥	子	丑	寅
破日	申	酉	戌	亥	子	丑	寅	卯	辰	巳	午	未
火隔	午	辰	寅	子	戌	申	午	辰	寅	子	戌	申
游祸忌服药	巳	寅	亥	申	巳	寅	亥	申	巳	寅	亥	申

（5）按年龄

1）九部人神禁忌歌（《针灸大成》）

一脐二心三到肘，四咽五口六在首，七脊八膝九在足，轮流顺数忌针灸。

浅注：以九年为一周期，患者年龄从一岁开始（在脐），二岁在心，依此类推，至十岁者，又从脐开始。下表可清晰说明（《针灸聚英》）。

脐	心	肘	咽	口	头	脊	膝	足
一	二	三	四	五	六	七	八	九
十	十一	十二	十三	十四	十五	十六	十七	十八
十九	二十	二十一	二十二	二十三	二十四	二十五	二十六	二十七
二十八	二十九	三十	三十一	三十二	三十三	三十四	三十五	三十六
三十七	三十八	三十九	四十	四十一	四十二	四十三	四十四	四十五

（续）

脐	心	肘	咽	口	头	脊	膝	足
四十六	四十七	四十八	四十九	五十	五十一	五十二	五十三	五十四
五十五	五十六	五十七	五十八	五十九	六十	六十一	六十二	六十三
六十四	六十五	六十六	六十七	六十八	六十九	七十	七十一	七十二
七十三	七十四	七十五	七十六	七十七	七十八	七十九	八十	八十一
八十二	八十三	八十四	八十五	八十六	八十七	八十八	八十九	九十

2）九宫尻神歌

一式（《针灸大全》）

尻神所在足跟由，坤内外踝圣人留。震宫牙腮分明记，巽位还居乳口头。

中宫肩骨连尻骨，面目背从乾上游。手膊兑宫难砭灸，艮宫腰项也须休。

离宫膝肋针难下，坎肘还连肚脚求。为医精晓尻神法，万病无干禁忌忧。

二式（《扁鹊神应针灸玉龙经》）

针家若要辨尻神，一岁坤宫外踝轮，二震还当牙共腮，三头口乳巽宫陈，四中肩尾并穷骨，五耳乾宫背面循，六管兑宫当手膊，七为腰项艮之门，八离膝肋毋轻视，九坎当脐肘脚存，十岁依前零顺走，明医仔细与评论。

其法一岁起坤宫，二岁震宫，若一十岁仍在坤宫，二十岁震宫，三十岁巽宫，零年随顺，岁一宫，顺行矣。

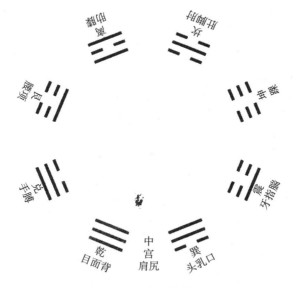

图 3-2　九宫尻神禁忌图

三式：九宫尻神歌（《针灸大成》，图同上）

坤踝震腮指牙上，巽属头兮乳口中，面背目乾手膊兑，项腰艮膝肋离从，坎肘脚肚轮流数，惟有肩尻在中宫。

此神农所致。其法一岁起坤，二岁起震，逐年顺飞九宫，周而复始，行年到处，所主伤体，切记针灸；若误犯之，轻发痈疽，重则丧命，戒之戒之！

四式：胡侍郎奏过尻神指诀（《针灸聚英》）

一	十	十九	二十八	三十七	四十六	五十五	六十四	七十三	八十二	坤管叉踝
二	十一	二十	二十九	三十八	四十七	五十六	六十五	七十四	八十三	震管牙腨
三	十二	二十一	三十	三十九	四十八	五十七	六十六	七十五	八十四	巽管头口乳
四	十三	二十二	三十一	四十	四十九	五十八	六十七	七十六	八十五	中宫管肩及尾穷骨
五	十四	二十三	三十二	四十一	五十	五十九	六十八	七十七	八十六	乾管背面耳
六	十五	二十四	三十三	四十二	五十一	六十	六十九	七十八	八十七	兑管手膊
七	十六	二十五	三十四	四十三	五十二	六十一	七十	七十九	八十八	艮管腰项
八	十七	二十六	三十五	四十四	五十三	六十二	七十一	八十	八十九	离管膝肋
九	十八	二十七	三十六	四十五	五十四	六十三	七十二	八十一	九十	坎管脚肘肚

与前三式全同：一岁十岁起二宫，顺行日逐神人，就甲子内检尻神者，神农之所制也。凡人年命巡行九宫，值此尻神所在，不可针灸。

3）十二部人神（《针灸大成》）

一心二喉三到头，四肩五背六腰求，七腹八项九足（十）膝，十一阴（十二）股是一周。

浅注：十二年为一周，下表可以示明（《针灸聚英》）。

一	十三	二十五	三十七	四十九	六十一	七十三	八十五	人神在心
二	十四	二十六	三十八	五十	六十二	七十四	八十六	人神在喉
三	十五	二十七	三十九	五十一	六十三	七十五	八十七	人神在头
四	十六	二十八	四十	五十二	六十四	七十六	八十八	人神在颈
五	十七	二十九	四十一	五十三	六十五	七十七	八十九	人神在背
六	十八	三十	四十二	五十四	六十六	七十八	九十	人神在腰
七	十九	三十一	四十三	五十五	六十七	七十九	九十一	人神在腹
八	二十	三十二	四十四	五十六	六十八	八十	九十二	人神在项
九	二十一	三十三	四十五	五十七	六十九	八十一	九十三	人神在足
十	二十二	三十四	四十六	五十八	七十	八十二	九十四	人神在膝
十一	二十三	三十五	四十七	五十九	七十一	八十三	九十五	人神在阴
十二	二十四	三十六	四十八	六十	七十二	八十四	九十六	人神在股

（6）针灸避忌日（《针灸大成》）

1）男避忌日：壬辰、甲辰、乙巳、丙午、丁未、辛未、除日—戌日。

2）女避忌日：甲寅、乙卯、乙酉、乙巳、丁巳、辛未、破日—亥日。

3）针灸忌日：辛未（乃扁鹊逝日）、白虎、月厌、月杀、月刑。

（7）吉日

1）天医取师疗病吉日（《针灸聚英》）：正月卯日、二月寅日、三月丑日、四月子日、五月亥日、六月戌日、七月酉日、八月申日、九月未日、十月午日、十一月巳日、十二月辰日。

浅注：从十二月起辰，倒向前按子、丑、寅等十二支顺序推之。

2）针灸服药吉日（《针灸大成》后录。《针灸大全》原录为"针灸吉日"）：丁卯庚午、甲戌丙子、丁丑壬午、甲申丙戌、丁亥辛卯、壬辰丙申、戊戌己亥、庚子辛丑、甲辰乙巳、丙午戊申、壬子癸丑、乙卯丙辰、己未壬戌。

3）针灸吉日（《针灸大全》）

	正月	二	三	四	五	六	七	八	九	十	十一	十二
天巫	辰	巳	午	未	申	酉	戌	亥	子	丑	寅	卯
天医	丑	寅	卯	辰	巳	午	未	申	酉	戌	亥	子
要安	寅	申	卯	酉	辰	戌	巳	亥	午	子	未	丑

6. 针灸杂说

（1）用针咒语（《针灸大成》）

"天灵节荣，愿保长生，太玄之一，守其真形。五脏神君，各保安宁。神针一下，万毒潜形。急急如律令摄。"凡针默念咒一遍，吹气在针上，想针如火龙，从病人心腹中出，其病速愈（李学川《针灸逢源》）。人虚即神游失守位，使鬼神外干……只如厥阴失守，天以虚，人气肝虚，感天重虚，即魂游于上，邪干厥阴大气，身温犹可刺之（目有神采，心腹尚温，口中无涎，舌卵不缩），刺其足少阳之所过（丘墟）。咒曰："太上元君，郁郁青龙，常居其左，制之三魂。"诵三遍。次呼三魂名（爽灵、胎光、幽精），诵三遍。次想青龙于穴下，刺之可徐徐出针。亲令人按气于口中，腹中鸣者可活。次刺肝之俞（肝俞）。咒曰："太微帝君，元英制魂，贞元及本，令入青云，又呼三魂名如前。"三遍（《素问·刺法论》）。

人病心虚，又遇君相二火，司天失守，感而三虚。遇火不及，黑尸鬼犯之，令人暴亡（舌卵不缩、目神不变）。可刺手少阳之所过（阳池）。咒曰："太乙帝君，泥丸总神，丹无黑气，来复其真。"诵三遍，想赤风于穴下，复刺心俞。咒曰："丹房守灵，五帝上清，阳和布体，来复黄庭。"诵三遍。

人脾病，又遇太阴司天失守，感而三虚，又遇土不及，青尸鬼犯之，令人暴亡，可刺足阳明之所过（冲阳）。咒曰："常在魂庭，始清太宁，元和布气，六甲及真。"诵三遍，先想黄庭于穴下，复刺脾俞。咒曰："大始乾位，总统坤元，黄庭真气，来复游全。"诵三遍。

人肺病，遇阳明司天失守，感而三虚，又遇金不及，有赤尸鬼干人，令人暴亡，可刺手阳明之所过（合谷）。咒曰："青气真全，帝符日元，七魄归右，今复本田。"

诵三遍，想白虎于穴下，复刺肺俞。咒曰："左元真人，六合气宾，天符帝力，来入其门。"诵三遍。

人肾病，又遇太阴司天失守，感而三虚，又遇水运不及之年，有黄尸鬼干人正气，吸人神魂，致暴亡，可刺足太阳之所过（京骨）。咒曰："元阳育婴，五老及真，泥丸玄华，补精长存。"诵三遍，想黑气于穴下，复刺肾俞。咒曰："天玄日晶，太和昆灵，贞元内守，持入始清。"诵三遍。

浅注：上文所治为尸厥（昏厥、休克之类；古人认为舌卵不缩、目视不变之生命体征存在者），所以符、咒可以应验。

（2）针邪秘要（《针灸大成》）

凡男妇或歌或笑，或哭或吟，或多言或久默，或朝夕嗔怒，或昼夜妄行，或口眼俱邪，或披头跣足，或裸形露体，或言见神鬼。如此之类，乃飞虫精灵，妖孽狂鬼，百邪侵害也。欲治之时，先要：

愉悦：谓病家敬信医人，医人诚心疗治。两相喜悦，邪鬼方除。若主恶砭石，不可以言治。医贪货财，不足以言德。

书符：先用朱砂书太乙灵符两道。一道烧灰，酒调病人服；一道贴于病人房内，书符时念小天罡咒。

念咒：先取气一口，次念："天罡大神，日月常轮，上朝金阙，下覆昆仑，贪狼巨门，禄存文曲，廉贞武曲，破军辅弼，大周天界，细入微尘，玄黄正气，速赴我身，所有凶神恶煞，速赴我魁之下，毋动毋作，急急如律令。"

定神：谓医与病人，各正自己之神，神不定勿刺，神已定可施。

正色：谓持针之际，目无斜视，心无外想，手如握虎，势若擒龙。

祷神：谓临针之时，闭目存想一会针法。心思神农黄帝孙韦真人，俨然在前。

密言：从吾针后，病不许复，乃掏穴咒曰："大哉乾元，威统神天，金针到处，万病如拈，吾奉太上老君急急如律令。"

咒针：谓下手入针时，呵气一口于穴上，默存心火烧过，用力徐徐插入，乃咒曰："布气玄真，万病不侵，经络接续，龙降虎升，阴阳妙道，插入神针，针天须要开，针地定教裂，针山须便崩，针海还应竭，针人疾即安，针鬼悉馘灭。吾奉太上老君急急如律令摄。"又咒曰："手提金鞭倒骑牛，唱得黄河水倒流，一口吸尽川江水，运动人身血脉流。南斗六星，北斗七星，太上老君，急急如律令。"

浅注：佛教、道教等都认为，人有三魂（胎光、爽灵、幽精）和七魂（尸狗、伏矢、雀阴、吞贼、非毒、除秽、臭肺）。孕三月胎已有三魂，四月已有七魂。②针灸的功效在技术，而不在咒语。古人之说在于让术者聚精会神而已。③随着科技的进步，人们对未知世界的认知有所变化，例如暗物质、引力波的存在等。没有证明的事，不敢想当然地肯定或否定，存疑而已。

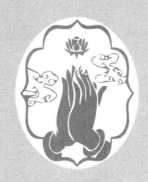

第四章

治　疗

一、五运主病歌（背诵）

【出处】《医经小学》。《针灸大成》有录。

【原文】

诸风掉眩乃肝木，痛痒疮疡心火属，湿肿满本脾土经，气贲郁痿肺金伏，

寒之收引肾水乡，五运主病枢要目。

二、六气为病歌

【出处】《医经小学》。《针灸大成》有录。

【原文】

诸暴强直支痛，里急筋缩腰戾，本足肝胆二经，厥阴风木之气（木）。

诸病喘呕及吐酸，暴注下迫转筋难，小便浑浊血溢泄，瘤气结核疡疹斑。

痈疽吐下霍乱症，瞀郁肿胀鼻塞干，衄衊淋秘身发热，恶寒战栗惊惑间。

笑悲谵妄衄蔑污，腹胀鼓之有声和，少阴君火手二经，真心小肠气之过（火）。

痉与强直积饮痂，霍乱中满诸膈痞，体重吐下跗肿痿，肉如泥之按不起。

太阴湿土二足经，脾与从中胃之气（土）。

诸热瞀瘛筋惕惕，悸动搐搦瘛疭极，暴喑冒昧躁扰狂，骂詈惊骇气上逆。

跗肿疼酸嚏呕疮，喉痹耳鸣聋欲闭，呕痛溢食下不能，目昧不明瞤瘛翳。

或禁栗之如丧神，暴病暴死暴注利，少阳相火手二经，心包络与三焦气（相火）。

诸涩枯涸闭，干劲揭皲起，阳明之燥金，肺与大肠气（金）。

上下水液出澄冷，癥瘕㿉疝坚痞病，腹满急痛痢白清，食已不饥吐痢腥。

屈伸不便与厥逆，厥逆禁锢太阳经。肾与膀胱为寒水，阴阳标本六气里（水）。

浅注：五运和六气主病歌，是中医的基础，开始临床工作前必须识知。《素问》"脏气法时论"和"宣明五气"两篇对此论述尤详。

三、四总穴歌（背诵）

【出处】《乾坤生意》（明·朱权）。

【原文】肚腹三里留，腰背委中求，头项寻列缺，面口合谷收。

浅注：这是一首启蒙（入门）歌。后人补加"还有一个穴，胸部内关谋""胁肋支沟取，心胸内关谋，两臂曲池妙，两足肩井收""心胸取内关，小腹三阴谋，酸痛阿是穴，急救刺水沟"等"搭顺风车"，再多则有"喧宾夺主"之虞。

四、马丹阳天星十二穴并治杂病歌（背诵）

【出处】《针灸大全》据《扁鹊神应针灸玉龙经》之"天星十一穴歌诀"，增加太

冲而成十二穴。《针灸大成》稍有改动。

【原文】

引子：三里内庭穴，曲池合谷接，委中配承山，太冲昆仑穴，环跳与阳陵，通里并列缺。合担用法担，合截用法截，三百六十穴，不出十二诀。治病如神灵，浑如汤泼雪，北斗降真机，金锁教开彻，至人可传授，匪人莫浪说。

其一：三里膝眼下，三寸两筋间。能通心腹胀，善治胃中寒。肠鸣并泄泻，腿肿膝胫酸。伤寒羸瘦损，气蛊及诸般。年过三旬后，针灸眼重宽。取穴举足取，去病不为难。取穴当审的，八分三壮安。

其二：内庭次趾外，本属足阳明。能治四肢厥，喜静恶闻声，瘾疹咽喉痛（耳内鸣、喉痛），数欠及牙疼，虚疾不思食，针着便惺惺（针三分，灸三壮）。

其三：曲池拱手取，屈肘骨边求。善治肘中痛，偏风手不收。挽（弯）弓开不得，筋缓怯梳头。喉痹促欲死，发热更无休。遍身风癣癞，针着实时瘥（针五分，灸三壮）。

其四：合谷在虎口，两指歧骨间。头疼并面肿，疟疾热还寒。体热身汗出，目暗视茫然。齿龋鼻衄血，口噤不开言。针入五分深，令人即便安（针五分，禁灸）。

其五：委中曲䏚里，横纹脉中央。腰痛不能举，沉沉引脊梁。风痹及转筋（酸痛筋莫展，风痹复无常），热病不能当。膝头难伸屈，针入即安康（针五分，禁灸）。

其六：承山名鱼腹，腨肠分肉间。善治腰疼痛，痔疾大便难。脚气并膝肿，辗转战疼酸。霍乱及转筋，穴中刺便安（针七分，灸五壮）。

其七：太冲足大趾，节后二寸中。动脉知生死，能医惊痫风。咽喉并心胀，两足不能行。七疝偏坠肿，眼目似云蒙。亦能疗腰痛，针下有神功（针三分，灸三壮）。

其八：昆仑足外踝，跟骨上边寻（后跟微脉寻）。转筋腰尻痛（阳踝更连阴，头疼脊背急），暴喘满冲心。举步行不得，一动即呻吟。若欲求安好，须于此穴针（针五分，灸三壮）。

其九：环跳在髀枢，侧卧屈足取（上足屈乃得）。能针偏废躯，折腰莫能顾。冷风并湿痹，身体似缠拘。腿胯连腨痛，转侧重欷歔。若人针灸后，顷刻病消除（针二寸，灸五壮）。

其十：阳陵居膝下，外廉一寸中。膝肿并麻木，冷痹及偏风（起坐腰背重，面肿胸中满），举足不能起，坐卧似衰翁。针入六分止，神功妙不同（灸三壮）。

其十一：通里腕侧后，去腕一寸中。欲言声不出，懊侬恼及怔忡。实则四肢重，头腮面颊红。声平仍数欠，喉痹气难通。虚则不能食，暴喑面无容。毫针微微刺，方信有神功（针三分，灸三壮）。

其十二：列缺腕侧上，次指手交叉。善疗偏头患，遍身风痹麻。痰涎频壅上，口噤不开牙。若能明补泻，应手疾如拿（针三分，灸五壮）。

浅注：本歌作者是宋代扶阳马丹阳先生，他是一位造诣颇深的针灸学家。"天星"据《灵枢》"毫针上应七星"而来。《针灸聚英》误为薛氏受扁鹊所传，故名"薛真人天星十一穴歌"。《医宗金鉴》录用时偶增内容，与多数版本不同。本歌与"四总穴歌"一样，是为针者终生的基本功课。

"担""截"说法不一：①担是补法，截是泻法。②从某经两端取穴为担，从中取穴为截。③"挑担子"，病在中而上下取穴，并使上下两穴互应；截是截断，独取一穴。④单取肢体一侧穴为截；双侧肢体各取一穴或上下肢各取一穴，左右或上下呼应为担；担截配合为"合担""合截"，如上担下截、下担上截等。例如牙痛，取双合谷为担，取单合谷为截；治胃病取双公孙、单内关为下担上截。

北斗降真机：天有七星应古之七针，其中北斗星为重。

本歌的深层运用：本歌应配合节气，类同子午流注针法，但它没有闭穴（空穴），应用更方便。每个节气之后，选取本节气内之"天罡穴"针刺；然后选取"马丹阳天星十二穴"之应刺穴，再加其他的配穴。

十二支	子	丑	寅	卯	辰	巳	午	未	申	酉	戌	亥
穴位	长强	命门	悬枢	脊中	陶道	脑户	百会	印堂	膻中	中脘	神阙	关元
节气	冬至	大寒	雨水	春分	谷雨	小满	夏至	大暑	处暑	秋分	霜降	小雪

以冬至日治腰痛为例：开始先取长强穴；根据"腰背委中求"选委中、承山穴；再配以其他效穴如人中、肾俞等。

【原歌】天星十一穴歌诀（宋·琼瑶真人。先见于《扁鹊神应针灸玉龙经》）

三里内庭穴，曲池合谷彻。
委中配承山，下至昆仑绝。
环跳与阳陵，通里与列缺。
合法用法担，合截用法截。
专心常记此，莫与闲人说。
三百六十穴，不如十一穴。
此法少人知，金锁都门镉。
将针治病人，有如汤沃雪。
非人莫传与，休把天机泄。

1. 三里

三里在膝下，三寸两筋间。
能除心腹胀，善治胃中寒。
肠鸣并积聚，肿满膝胫酸。
劳伤形瘦损，气蛊病诸般。
人过三旬后，针灸眼能宽。
取穴当举足，得法不为难。

2. 内庭

内庭足两间，胃脉是阳明。
针治四肢厥，喜静恶闻声。

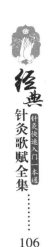
遍身风瘾疹，伸欠及牙疼。
疟病不思食，针着便惺惺。

3. 曲池

曲池曲肘里，曲着陷中求。
善治肘中痛，偏风手不收。
挽弓开未得，筋缓怎梳头。
喉闭促欲绝，发热竟无休。
遍身风瘾疹，针灸必能瘳。

4. 合谷

合谷名虎口，两指歧骨间。
头痛并面肿，疟疾病诸般。
热病汗不出，目视暗漫漫。
齿龋鼻鼽衄，喉禁不能言。
针着量深浅，令人便获安。

5. 委中

委中曲腘里，动脉偃中央。
腰重不能举，沉沉压脊梁。
风痹髀枢痛，病热不能凉。
两膝难伸屈，针下必安康。

6. 承山

承山名鱼腹，腨下分肉间。
可治腰背痛，久痔大便难。
脚气膝下肿，战栗腰疼酸。
霍乱转筋急，穴中刺必安。

7. 昆仑

昆仑足外踝，后向足跟寻。
腨肿腰尻痛，脚胯痛难禁。
头痛肩背急，气喘上冲心。
双足难行履，动作即呻吟。
要得求安乐，需将穴下针。

8. 环跳

环跳在髀枢，侧身下足舒。

上足曲求得，针得主挛拘。

冷风并湿痹，身体或偏枯。

呆痴针与灸，用此没疏虞。

9. 阳陵

阳陵居膝下，一寸外廉中。

膝腿难伸屈，拘挛似老翁。

欲行行不得，冷痹及偏风。

诚记微微刺，方知最有功。

10. 通里

通里腕侧后，度量一寸中。

善呻并数欠，懊恢及心忪。

实在四肢肿，喉间气难通。

虚则不能语，苦呕痛连胸。

肘臂连臑痛，头腮面颊红。

针入三分妙，神功甚不穷。

11. 列缺

列缺腕侧上，手指头交叉。

主疗偏风患，半身时木麻。

手腕全无力，口噤不开牙。

若能明补泻，诸病恰如拿。

【相类歌】千金十一穴歌。

【出处】《针灸大全》。

【原文】

三里内庭穴，肚腹中妙诀。

曲池与合谷，头面病可彻。

腰背痛相连，委中昆仑穴。

胸项如有痛，后溪并列缺。

环跳与阳陵，膝前兼腋胁。

可补即留久，当泻即疏泄。

三百六十名，十一千金穴。

浅注：实际只讲十穴。末句"十一千金穴"可理解为十个一千金穴。

五、穴法歌（"穴法相应三十七穴"实为四十八穴）

【出处】《扁鹊神应针灸玉龙经》。

【原文】穴法浅深随指中，砭焫尤加显妙功。劝君若治诸般病，何不专心记《玉龙》。圣人授此"玉龙歌"，泻补分明切莫差。祖师定穴通神妙，说与良医慎重加。

承浆应风府，风池应合谷，

迎香应上星，翳风应合谷，

听会应合谷，哑门应人中，

攒竹应太阳，太阳应合谷、睛明，

内迎香应合谷，人中应委中，

肾俞应委中，髋骨应风市，

足三里应膏肓，肩井应足三里，

阳陵泉应支沟，昆仑应命门，

昆仑应行间，申脉应合谷，

太冲应昆仑，腕骨应曲池，

肩井应支沟，尺泽应曲池，

肩髃应髋骨，间使应百劳，

关冲应支沟，中渚应人中，

少冲应上星，后溪应百劳，

神门应后溪，通里应心俞，

百劳应肺俞，膏肓应足三里，

风门应列缺，照海应昆仑，

鸠尾应神门，中极应白环俞，

天枢应脾俞。

浅注："玉龙歌"列症多有近似者（如头风、偏正头风、头风痰饮；喘、气喘、哮喘痰嗽、痰嗽喘急等），每症多列用单穴（"一针灵"）。本"穴法歌"在原书中紧跟玉龙歌，是对"玉龙歌"的补充，将有近似作用的腧穴组合来治近似的症（"对穴"）。所以，在用"玉龙歌"治病选穴时，可结合"穴法歌"来配穴。

六、治病十一证歌（杂病十一穴歌）

【出处】《针灸大全》。

【原文】

攒竹丝空主头痛，偏正皆宜向此针。更去大都徐泻动，风池针刺三分深。

曲池合谷先针泻，永与除疴病不侵。依次下针无不应，管教随手便安宁。

头风头痛与牙痛，合谷三间两穴寻。更向大都针眼痛，太渊穴内用针行。

牙痛三分针吕细，齿痛依前指上明。更推大都左之右，交互相迎仔细穷。

听会兼之与听宫，七分针泻耳中聋。耳门又泻三分许，更加七壮灸听宫。

大肠经内将针泻，曲池合谷七分中。医者若能明此理，针下之时便见功。

肩背并和肩膊痛，曲池合谷七分深。未愈尺泽加一寸，更于三间次第行。

各入七分于穴内，少海二府刺心经。穴内浅深依法用，当时蠲疾两之轻。

咽喉以下至于脐，胃脘之中百病危。心气痛时胸结硬，伤寒呕哕闷涎随。
列缺下针三分许，三分针泻到风池。示指三间并三里，中冲还刺五分依。
汗出难来刺腕骨，五分针泻要君知。鱼际经渠并通里，一分针泻汗淋漓。
示指三间及三里，大指各刺五分宜。汗至如若通遍体，有人明此是良医。
四肢无力中邪风，眼涩难开百病攻。精神昏倦多不语，风池合谷用针通。
两手三间随后泻，三里兼之与太冲。各入五分于穴内，迎随得法有神功。
风池手足指诸间，右瘫偏风左曰瘫。各刺五分随后泻，更灸七壮便身安。
三里阴交行气泻，一寸三分量病看。每穴又加三七壮，自然瘫痪实时安。
肘痛将针刺曲池，经渠合谷共相宜。五分针刺于二穴，疟病缠身便得离。
未愈更加三间刺，五分深刺莫犹疑。又兼气痛憎寒热，间使行针莫用迟。
腿膝腰疼痞气攻，髋骨穴内七分穷。更针风市兼三里，一寸三分补泻同。
又去阴交泻一寸，行间仍刺五分中。刚柔进退随呼吸，去疾除病拈指功。
肘膝疼时刺曲池，进针一寸是相宜。左病针右右针左，依此三分泻气奇。
膝痛二寸针犊鼻，三里阴交要七吹。但能仔细寻其理，劫病之功在片时。

浅注：①本歌讲的是几种常见病的常用穴位，包括头痛、眼耳病、肢体疼痛、伤寒等，朴实无华，但很实用。②《针灸聚英》之腿胯腰痛，是犊鼻针三寸；三里阴交要七"吹"，意为灸七壮（半途吹灭的非瘢痕灸）。③前、小者为齿；后、大者为牙。④少海二府，有改为"少风二府"者，有可能指少海、风池或少府、风府。⑤手指间为八邪；足趾间为八风。

七、十四经主病针灸要穴歌（十四经要穴主治歌）

【出处】《医宗金鉴》。

【原文】

1. 头部主病针灸要穴歌

百会主治卒中风，兼治癫痫儿病惊，大肠下气脱肛病，提补诸阳气上升。
神庭主灸羊痫风，目眩头痛灸脑空，翳风专刺耳聋病，兼刺瘰疬项下生。
上星通天主鼻渊，息肉痔塞灸能痊，兼治头风目诸疾，炷如小麦灼相安。
哑门风府只宜刺，中风舌缓不能言，颈项强急及瘛疭，头风百病与伤寒。
头维主刺头风疼，目痛如脱泪不明，禁灸随皮三分刺，兼刺攒竹更有功。
率谷酒伤吐痰眩，风池主治肺中寒，兼治偏正头疼痛，颊车落颊风自痊。
临泣主治鼻不通，眵矇冷泪云翳生，惊痫反视卒暴厥，日晡发疟胁下疼。
水沟中风口不开，中恶癫痫口眼歪，刺治风水头面肿，灸治儿风急慢灾。
承浆主治男七疝，女子瘕聚儿紧唇，偏风不遂刺之效，消渴牙疳灸功深。
迎香主刺鼻失嗅，兼刺面痒若虫行，先补后泻三分刺，此穴须知禁火攻。
口眼歪邪灸地仓，颊肿唇弛牙噤强，失音不语目不闭，䀮动视物目䀮䀮。
听会主治耳聋鸣，兼刺迎香功最灵，中风瘛疭㖞斜病，牙车脱臼齿根疼。

听宫主治耳聋鸣，睛明攒竹目昏蒙，迎风流泪眦痒痛，雀目攀睛白翳生。
角孙惟主目翳生，耳门耳聋聤耳病，丝竹空穴治头风。

2. 胸腹部主病针灸要穴歌

膻中穴主灸肺痛，咳嗽哮喘及气瘿。巨阙九种心疼病，痰饮吐水息贲宁。
上脘奔豚与伏梁，中脘主治脾胃伤，兼治脾痛疟痰晕，痞满翻胃尽安康。
水分胀满脐突硬，水道不利灸之良。神阙百病老虚泻，产胀溲难儿脱肛。
气海主治脐下气，关元诸虚泻浊遗。中极下元虚寒病，一切癎冷总皆宜。
膺肿乳痈灸乳根，小儿龟胸灸亦同。呕吐吞酸灸日月，大赫专治病遗精。
天枢主灸脾胃伤，脾泻痢疾甚相当，兼灸鼓胀癥瘕病，艾火多加病必康。
章门主治痞块病，但灸左边可拔根，若灸肾积脐下气，两边齐灸自然平。
期门主治奔豚病，上气咳逆胸背疼，兼治伤寒胁硬痛，热入血室刺有功。
带脉主灸一切疝，偏坠木肾尽成功，兼灸妇人浊带下，丹田温暖自然停。

3. 背部主病针灸要穴歌

腰俞主治腰脊痛，冷痹强急动作难，腰下至足不仁冷，妇人经病溺赤痊。
至阳专灸黄疸病，兼灸痞满喘促声，命门老虚腰痛证，更治脱肛痔肠风。
膏肓一穴灸劳伤，百损诸虚无不良，此穴禁针惟宜艾，千金百壮效非常。
大杼主刺身发热，兼刺疟疾咳嗽痰，神道惟灸背上病，怯怯短气艾火添。
风门主治易感风，风寒痰嗽吐血红，兼治一切鼻中病，艾火多加嗅自通。
肺俞内伤嗽吐红，兼灸肺痿与肺痈，小儿龟背亦堪灸，肺气疏通背自平。
膈俞主治胸胁痛，兼灸痰疟痃癖攻，更治一切失血证，多加艾灼总收功。
肝俞主灸积聚痛，兼灸气短语声轻，更同命门一并灸，能使瞽目复重明。
胆俞主灸胁满呕，惊悸卧睡不能安，兼灸酒疸目黄色，面发赤斑灸自痊。
脾俞主灸伤脾胃，吐泻疟痢疸瘕癥，喘急吐血诸般证，更治婴儿慢脾风。
三焦俞治胀满疼，积块坚硬痛不宁，更治赤白休息痢，刺灸此穴自然轻。
胃俞主治黄疸病，食毕头目即晕眩，疟疾善饥不能食，艾火多加自可痊。
肾俞主灸下元虚，令人有子效多奇，兼灸吐血聋腰痛，女疸妇带不能遗。
大肠俞治腰脊疼，大小便难此可通，兼治泄泻痢疾病，先补后泻要分明。
膀胱俞治小便难，少腹胀痛不能安，更治腰脊强直痛，艾火多添疾自痊。
噫嘻主治久疟病，五脏疟灸脏俞平。意舍主治胁满痛，兼疗呕吐立时宁。
身柱主治羊痫风，咳嗽痰喘腰背疼。长强惟治诸般痔，百劳穴灸汗津津。

4. 手部主病针灸要穴歌

尺泽主刺肺诸疾，绞肠痧痛锁喉风，伤寒热病汗不解，兼刺小儿急慢风。
列缺主治嗽寒痰。偏正头疼治自痊，男子五淋阴中痛，尿血精出灸便安。
经渠主刺疟寒热，胸背拘急胀满坚，喉痹咳逆气数欠，呕吐心疼亦可痊。
太渊主刺牙齿病，腕肘无力或疼痛，兼刺咳嗽风痰疾，偏正头疼效若神。

鱼际主灸牙齿痛，在左灸左右同然，更刺伤寒汗不出，兼治疟疾方欲寒。
少冲主治心胆虚，怔忡癫狂不可遗。少商惟针双鹅痹，血出喉开功最奇。
少海主刺腋下瘰，漏臂痹痛羊痫风。灵道主治心疼痛，瘛疭暴喑不出声。
通里主治温热病，无汗懊侬心悸惊，喉痹苦呕暴喑哑，妇人经漏过多崩。
神门主治悸怔忡，呆痴中恶恍惚惊，兼治小儿惊痫证，金针补泻疾安宁。
少府主治久疮疟，肘腋拘急痛引胸，兼治妇人挺痛痒，男子遗尿偏坠疼。
曲泽主治心痛惊，身热烦渴肘掣疼，兼治伤寒呕吐逆，针灸同施立刻宁。
间使主治脾寒证，九种心疼疟渴生，兼治瘰疬生项下，左右针灸自然平。
内关主刺气快攻，兼灸心胸胁疼痛，劳热疟疾审补泻，金针抽动立时宁。
痰火胸疼刺劳宫，小儿口疮针自轻，兼刺鹅掌风证候，先补后泻效分明。
商阳主刺卒中风，暴仆昏沉痰塞壅，少商中冲关冲少，少泽三棱立回生。
（凡初中风，急刺中冲、少商、商阳、关冲、少冲、少泽出血，乃起死回生妙诀）

三里三间并二间，主治牙疼食物难，兼治偏风眼目疾，针灸三穴莫教偏。
合谷主治破伤风，痹痛筋急针止疼，兼治头上诸般病，水肿产难小儿惊。
阳溪主治诸热证，瘾疹痂疥亦当针，头痛牙痛咽喉痛，狂妄惊中见鬼神。
曲池主治是中风，手挛筋急痛痹风，兼治一切疟疾病，先寒后热自然平。
肩井一穴治仆伤，肘臂不举浅刺良。肩髃主治瘫痪疾，手挛肩肿效非常。
少泽主治衄不止，兼治妇人乳肿疼。大陵一穴何专主？呕血疟疾有奇功。
前谷主治癫痫疾，颈项肩臂痛难堪，更能兼治产无乳，小海喉龈肿痛痊。
腕骨主治臂腕疼，五指诸疾治可平。后溪能治诸疟疾，能令癫痫渐渐轻。
阳谷主治头面病，手膊诸疾有多般，兼治痔漏阴痿疾，先针后灸自然痊。
支正穴治七情郁，肘臂十指尽皆挛，兼治消渴饮不止，补泻分明自可安。
液门主治喉龈肿，手臂红肿出血灵，又治耳聋难得睡，刺入三分补自宁。
中渚主治肢木麻，战振蜷挛力不加，肘臂连肩红肿痛，手背痛毒治不发。
阳池主治消渴病，口干烦闷疟热寒，兼治折伤手腕疼，持物不得举臂难。
外关主治脏腑热，肘臂胁肋五指疼，瘰疬结核连胸颈，吐衄不止血妄行。
支沟中恶卒心痛，大便不通胁肋疼，能泻三焦相火盛，兼治血脱晕迷生。
天井主治瘰疬疹，角孙唯主目翳生。

5. 足部主病针灸要穴歌

隐白主治心脾痛，筑宾能医气疝疼。照海穴治夜发痉，兼疗消渴便不通。
大都主治温热病，伤寒厥逆呕闷烦，胎产百日内禁灸，千金主灸大便难。
太白主治痔漏疾，一切腹痛大便难。痞疸寒疟商丘主，兼治呕吐泻痢痊。
公孙主治痰壅膈，肠风下血积块疴，兼治妇人气蛊病，先补后泻自然瘥。
三阴交治痞满坚，痼冷疝气脚气缠，兼治不孕及难产，遗精带下淋沥痊。
血海主治诸血疾，兼治诸疮病自轻。阴陵泉治胁腹满，刺中下部尽皆松。
涌泉主刺足心热，兼刺奔豚疝气疼，血淋气痛疼难忍，金针泻动自安宁。
然谷主治喉痹风，咳血足心热遗精。疝气温疟多渴热，兼治初生儿脐风。

太溪主治消渴病，兼治房劳不称情，妇人水蛊胸胁满，金针刺后自安宁。
阴谷舌纵口流涎，腹胀烦满小便难，疝痛阴痿及痹病，妇人漏下亦能痊。
复溜血淋宜乎灸，气滞腰疼贵在针，伤寒无汗急泻此，六脉沉伏即可伸。
大敦治疝阴囊肿，兼治脑衄破伤风，小儿急慢惊风病，炷如小麦灸之灵。
行间穴治儿惊风，更刺妇人血蛊癥，浑身肿胀单腹胀，先补后泻自然平。
太冲主治肿胀满，行动艰辛步履难，兼治霍乱吐泻证，手足转筋灸可痊。
中封主治遗精病，阴缩五淋溲便难，鼓胀瘿气随年灸，三里合灸步履艰。
曲泉癀疝阴股痛，足膝胫冷久失精，兼治女子阴挺痒，少腹冷痛血瘕癥。
伏兔主刺腿膝冷，兼刺脚气痛痹风，若逢穴处生疮疖，说与医人莫用功。
阴市主刺痿不仁，腰膝寒如注水侵，兼刺两足拘挛痹，寒疝少腹痛难禁。
足三里治风湿中，诸虚耳聋上牙疼，噎膈鼓胀水肿喘，寒湿脚气及痹风。
解溪主治风水气，面腹足肿喘嗽频，气逆发噎头风眩，悲泣癫狂悸与惊。
陷谷主治水气肿，善噫痛疝腹肠鸣，无汗振寒痰疟病，胃脉得弦泻此平。
内庭主治痞满坚，左右缪灸腹响宽，兼刺妇人食蛊胀，行经头晕腹疼安。
厉兑主治尸厥证，惊狂面肿喉痹风，兼治足寒膝膑肿，相偕隐白梦魇灵。
飞扬主治步艰难，金门能疗病癫痫，足腿红肿昆仑主，兼治齿痛亦能安。
昼发痉证治若何，金针申脉起沉疴，上牙疼兮下足肿，亦针此穴自平和。
环跳主治中风湿，股膝筋挛腰痛疼，委中刺血医前证，开通经络最相应。
阳陵泉治痹偏风，兼治霍乱转筋疼，承山主针诸痔漏，亦治寒冷转筋灵。
阳辅主治膝酸痛，腰间溶溶似水浸，肤肿筋挛诸痿痹，偏风不遂灸功深。
风市主治腿中风，两膝无力脚气冲，兼治浑身麻瘙痒，艾火烧针皆就功。
悬钟主治胃热病，腹胀肋痛脚气疼，兼治脚胫湿痹痒，足趾疼痛针可停。
丘墟主治胸胁痛，牵引腰腿髀枢中，小腹外肾脚转筋，腕痛足胫不能行。
颈漏腹下马刀疮，连及胸胁乳痈疡，妇人月经不利病，下临泣穴主治良。
侠溪主治胸胁满，伤寒热病汗难出，兼治目赤耳聋痛，颔肿口噤疾堪除。
窍阴主治胁间痛，咳不得息热躁烦，痈疽头痛耳聋病，喉痹舌强不能言。

浅注：本歌从众多经穴中选取疗效显著的约 150 穴，按部位讲述，适于临床加深对穴位的印象。本歌特提到伏兔穴处生疮，乃因股内部脓肿是常见的现象，尤其是过度洗搓者。

八、十二经治症主客原络歌、十二经表里原络歌

【出处】
（1）《针灸大成》。
（2）《医宗金鉴》。

【原文】 十二经表里原络总歌

　　　　　　　　脏腑有病均宜刺，原络表里相随看。
　　　　　　　　肺原太渊大偏历，大肺合谷列缺端。

脾原太白胃丰隆，胃脾冲阳公孙间。

心原神门小支正，小心腕骨通里边。

肾原太溪膀飞扬，膀肾京骨大钟班。

三焦阳池包内关，包原大陵焦外关。

胆原丘墟肝蠡沟，肝胆太冲光明闲。

1. 肺之主大肠客

（1）太阴多气而少血，心胸气胀掌发热，喘咳缺盆痛莫禁，咽肿喉干身汗越，肩内前廉两乳疼，痰结膈中气如缺，所生病者何穴求，太渊偏历与君说。

可刺手太阴肺经原（原者，太渊穴，肺脉所过为原。掌后内侧横纹头，动脉相应寸口处），复刺手阳明大肠络（络者，偏历穴，去腕三寸，别走太阴）。

（2）肺经原络应刺病，胸胀溏泻小便频。洒淅寒热咳喘短，木痛皮肤肩缺盆。

2. 大肠主肺之客

（1）阳明大肠侠鼻孔，面痛齿疼腮颊肿，生疾目黄口亦干，鼻流清涕及血涌，喉痹肩前痛莫当，大指次指为一统，合谷列缺取为奇，二穴针之居病总。

可刺手阳明大肠原（原者，合谷穴，大肠脉所过为原，歧骨间），复刺手太阴肺经络（络者，列缺穴，去腕侧上寸半，交叉示指尽处，别走阳明）。

（2）大肠原络应刺病，示指不用肩臂痛。气满皮肤木不仁，面颊腮肿耳聋鸣。

3. 脾主胃客

（1）脾经为病舌本强，呕吐胃翻疼腹胀，阴气上冲噎难瘳，体重脾摇心事妄，疟生振栗兼体羸，秘结疸黄手执杖，股膝内肿厥而疼，太白丰隆取为尚。

可刺足太阴脾经原（原者，太白穴，脾脉所过为原，足大趾内踝前，核骨下陷中），复刺足阳明胃经络（络者，丰隆穴，去踝八寸，别走太阴）。

（2）脾经原络应刺病，重倦面黄舌强疼。腹满时痛吐或泻，善饥不食脾病明。

浅注：①腹胀：原文载腹脏，有改腹肠，据《灵枢·经脉》应为腹胀。②体重脾摇心事妄：经文"体不能动摇"。

4. 胃主脾客

（1）腹胀心闷意凄怆，恶人恶火恶灯光，耳闻响动心中惕，鼻衄唇㖞疟又伤，弃衣骤步身中热，痰多足痛与疮疡，气蛊胸腿疼难止，冲阳公孙一刺康。

可刺足阳明胃经原（原者，冲阳穴，胃脉所过为原，足附上五寸，骨间动脉），复刺足太阴脾经络（络者，公孙穴，去足大趾本节后一寸，内踝前，别走阳明）。

（2）胃经原络应刺病，项膺股胻足跗疼。狂妄高歌弃衣走，恶闻烟火木音惊。

5. 真心主小肠客

（1）少阴心痛并干嗌，渴欲饮兮为臂厥，生病目黄口亦干，胁臂疼兮掌发热，若人欲治勿差求，专在医人心审察，惊悸呕血及怔忡，神门支正何堪缺。

可刺手少阴心经原（原者，神门穴，心脉所过为原，手掌后锐骨端陷中），复刺手太阳小肠络（络者，支正穴，腕上五寸，别走少阴）。

（2）心经原络应刺病，消渴背腹引腰疼，眩仆咳吐下泄气，热烦好笑善忘惊。

6. 小肠主真心客

（1）小肠之病岂为良，颊肿肩疼两臂旁，项颈强疼难转侧，嗌颔肿痛甚非常，肩似拔兮臑似折，生病耳聋及目黄，臑肘臂外后廉痛，腕骨通里取为详。

可刺手太阳小肠原（原者，腕骨穴，小肠脉所过为原，手外侧腕前骨下凹陷中），复刺手少阴心经络（络者，通里穴，去腕一寸，别走太阳）。

（2）小肠原络应刺病，颧颔耳肿苦寒热。肩臑肘臂内外廉，痛不能转腰似折。

7. 肾之主膀胱之客

（1）脸黑嗜卧不欲粮，目不明兮发热狂，腰痛足疼步难履，若人捕获难躲藏，心胆战兢气不足，更兼胸结与身黄，若欲除之无更法，太溪飞扬取最良。

可刺足少阴肾经原（原者，太溪穴，肾脉所过为原，内踝下后跟骨上，动脉陷中，屈五趾乃得穴），复刺足太阳膀胱络（络者，飞扬穴，外踝上七寸，别走少阴）。

（2）肾经原络应刺病，大小腹痛大便难，脐下气逆脊背痛，唾血渴热两足寒。

8. 膀胱主肾之客

（1）膀胱颈病目中疼，项腰足腿痛难行，痫疟狂癫心胆热，背弓反手额眉棱，鼻衄目黄筋骨缩，脱肛痔漏腹心膨，若要除之无别法，京骨大钟任显能。

可刺足太阳膀胱原（原者，京骨穴，膀胱脉所过为原，足小趾大骨下，赤白肉际中），复刺足少阴肾经络（络者，大钟穴，当踝后绕跟，别走太阳）。

（2）膀胱原络应刺病，目脱泪出头项疼，脐突大小腹胀痛，按之尿难溲血脓。

9. 三焦主包络客

（1）三焦为病耳中聋，喉痹咽干目肿红，耳后肘疼并出汗，脊间心后痛相从，肩背风生连胛肘，大便坚闭及遗癃，前病治之何穴愈，阳池内关法理同。

可刺手少阳三焦经原（原者，阳池穴，三焦脉所过为原，手表腕上横断处陷中），复刺手厥阴心包经络（络者，内关穴，去掌二寸两筋间，别走少阳）。

（2）三焦原络应刺病，环指如废不能用，目眦耳后喉肿痛，自汗肩臑内外疼。

10. 包络主三焦客

（1）包络为病手挛急，臂不能伸痛和屈，胸膺胁满腋肿平，心中淡淡面色赤，目黄善笑不肯休，心烦心痛掌热极，良医达士细推详，大陵外关病消释。

可刺手厥阴心包经原（原者，大陵穴，包络脉所过为原，掌后横纹中），复刺手少阳三焦经络（络者，外关穴，去腕二寸，别走厥阴）。

（2）心包原络应刺病，面红目赤笑不休，心中动热掌中热，胸胁臂手痛中求。

11. 肝主胆客

（1）气少血多肝之经，丈夫㿉疝苦腰疼，妇人腹膨小腹肿，甚则嗌干面脱尘，所生病者胸满呕，腹中泄泻痛无停，癃闭遗溺疝瘕痛，太光二穴即安宁。

可刺足厥阴肝经原（原者，太冲穴，肝脉所过为原，足大趾节后二寸，动脉陷是），复刺足少阳胆经络（络者，光明穴，去外踝五寸，别走厥阴）。

（2）肝经原络应刺病，头痛颊肿胁疝疼，妇人少腹胞中痛，便难溲淋怒色青。

12. 胆主肝客

（1）胆经之穴何病主？胸胁肋疼足不举，面体不泽头目疼，缺盆腋肿汗如雨，颈项瘿瘤坚似铁，疟生寒热连骨髓。以上病症欲除之，须向丘墟蠡沟取。

可刺足少阳胆经原（原者，丘墟穴，胆脉所过为原，足外踝下陷中，去临泣三寸），复刺足厥阴肝经络（络者，蠡沟穴，去内踝五寸，别走少阳）。

（2）胆经原络应刺痛，口苦胸胁痛不宁，髀膝外踝诸节痛，太息马刀侠瘿缨。

浅注：原穴和络穴可以单独用，也可配合用（原络配穴法）。配合应用时，取先病脏的原穴（为主），后病相表里腑的络穴（为客），即主客原络配穴法。在实际应用中不必受上述症状限制。

九、十二经子母穴补泻歌

【出处】《绘图针灸易学》。
【原文】

> 肺泻尺泽补太渊，大肠二间曲池间。
> 胃泻厉兑解溪补，脾在商丘大都边。
> 心先神门后少冲，小肠小海后溪连。
> 膀胱束骨补至阴，肾泻涌泉复溜焉。
> 包络大陵中冲补，三焦天井中渚痊。
> 胆泻阳辅补侠溪，肝泻行间补曲泉。

浅注：虚则补其母，实则泻其子。使用本歌，需先判断（诊断）证候的所在脏腑、虚实等。若已背诵"井荥输经合歌"，知"阳井金，阴井木"，"生我者为母，我生者为子"，即可推知取穴而无须背诵本歌。

十、肘后歌（熟读）

【出处】《针灸聚英》。
【原文】

> 头面之疾针至阴，腿脚有疾风府寻，心胸有病少府泻，脐腹有病曲泉针。

肩背诸疾中渚下，腰膝强痛交信凭，胁肋腿叉后溪妙，股膝肿起泻太冲。
阴核发来如升大，百会妙穴真可骇。顶心头痛眼不开，涌泉下针定安泰。
鹤膝肿劳难移步，尺泽能舒筋骨疼；更有一穴曲池妙，根寻源流可调停。
其患若要便安愈，加以风府可用针。更有手臂拘挛急，尺泽刺深去不仁。
腰背若患挛急风，曲池一寸五分攻。五痔原因热血作，承山须下病无踪。
哮喘发来寝不得，丰隆刺入三分深。狂言盗汗如见鬼，惺惺间使便下针。
骨寒髓冷火来烧，灵道妙穴分明记。疟疾寒热真可畏，须知虚实可用意，
间使宜透支沟中，大椎七壮合圣治；连日频频发不休，金门刺深七分是。
疟疾三日得一发，先寒后热无他语，寒多热少取复溜，热多寒少用间使。
或患伤寒热未收，牙关风壅药难投，项强反张目直观，金针用意列缺求。
伤寒四肢厥逆冷，脉气无时仔细寻，神奇妙穴真有二，复溜半寸顺骨行。
四肢回还脉气浮，须晓阴阳倒换求，寒则须补绝骨是，热则绝骨泻无忧；
脉若浮洪当泻解，沉细之时补便瘳。百合伤寒最难医，妙法神针用意推，
口噤眼合药不下，合谷一针效甚奇。狐惑伤寒满口疮，须下黄连犀角汤。
虫在脏腑食肌肉，须要神针刺地仓。伤寒腹痛虫寻食，吐蛔乌梅可难攻。
十日九日必定死，中脘回还胃气通。伤寒痞气结胸中，两目昏黄汗不通，
涌泉妙穴三分许，速使周身汗自通。伤寒痞结胁积痛，宜用期门见深功。
当汗不汗合谷泻，自汗发黄复溜凭。飞虎一穴通痞气，祛风引气使安宁。
刚柔二痉最乖张，口噤眼合面红妆。热血流入心肺腑，须要金针刺少商。
中满如何去得根，阴包如刺效如神。不论老幼依法用，须教患者便抬身。
跌仆伤损破伤风，先于痛处下针攻。后向承山立作效，甄权留下意无穷。
腰腿疼痛十年春，应针不了便惺惺，大都引气探根本，服药寻方枉费金。
脚膝经年痛不休，内外踝边用意求，穴号昆仑并吕细，应时消散即时瘳。
风痹痿厥如何治？大杼曲泉真是妙。两足两胁满难伸，飞虎神针七分到。
腰软如何去得根，神妙委中立见效。

浅注：《素问·金匮真言论》曰："病在肾，俞在腰股。"《素问·阴阳应象大论》曰："故善用针者，从阴引阳，从阳引阴，以右治左，以左治右。"《灵枢·终始》曰："从腰以上者，手太阴阳明皆主之；从腰以下者，足太阴阳明皆主之。病在上者下取之，病在下者高取之。病在头者取之足，病在腰者取之腘。病生于头者头重，生于手者臂重，生于足者足重。治病者，先刺其病所从生者也。"意在治病先取局部穴，并取远端穴。本歌充分阐述了这段经文，以部分常见病治疗经验为线索，铺开循经远刺、近刺、异位刺等，举一反三，融会贯通，切合实用。例如"头面有疾针至阴，腿脚有疾风府寻"，不只是处方，还是取穴的原则。吕细穴即太溪穴。阴核指颈部肿物（瘿瘤）。

十一、长桑君天星秘诀歌

【出处】《针灸大全》。

天星秘诀少人知，此法专分前后施，若是胃中停宿食，后寻三里起璇玑。

脾病血气先合谷，后刺三阴交莫迟。如中鬼邪先间使，再针合谷与后溪。

手臂挛痹取肩髃，后针外关与曲池。脚若转筋并眼花，先针承山次内踝。

脚气酸疼肩井先，次寻三里阳陵泉。如是小肠连脐疼，先刺阴陵后涌泉。

耳鸣腰痛先五会，次针耳门三里内。小肠气痛先长强，后刺大敦不要忙。

足缓难行先绝骨，次寻条口及冲阳。牙疼头痛兼喉痹，先刺二间后三里。

胸膈痞满先阴交，针到承山饮食喜。肚腹浮肿胀膨膨，先针水分泻建里。

伤寒过经不出汗，期门三里先后看。寒疟面肿及肠鸣，先取合谷后内庭。

冷风湿痹针何处？先取环跳次阳陵。指痛挛急少商好，依法施之无不灵。

此是桑君真口诀，时医莫作等闲轻。

浅注：本歌特色是依证之标本、缓急而定取穴的主次先后，实践证明确有疗效。
"再针合谷与后溪"和"后针外关与曲池"两句为补加。

十二、玉龙歌

【出处】《扁鹊神应针灸玉龙经》。

【说明】古有本歌多种传本，编次和文字均有差异。今录两篇，供对照阅读。文中有××穴应××穴，可参考前《穴法歌》。例如"目热"内迎香应合谷，在"穴法歌"中亦同（意为内迎香，配穴为合谷）。

【原文】

扁鹊授我玉龙歌，玉龙一试痊沉疴。玉龙之歌世罕得，研精心手无差讹。

吾今歌此玉龙诀，玉龙一百二十穴。行针殊绝妙无比，但恐时人自差别。

补泻分明指下施，金针一刺显良医。伛者立伸患者起，从此名驰湖海知。

1. 中风

中风不语最难医，顶门发迹亦堪施。百会穴中明补泻，即时苏醒免灾危。

顶门：即囟会穴。上星后一寸。禁不可刺，灸七壮，针泻之。

浅注：囟门未闭合前禁针；以后可斜刺五分。

百会：顶中央旋毛中，取眉间印堂至后发际折中是穴。针一分许。中风，先补后泻，多补少泻；灸七壮，无补。

2. 口眼㖞斜

中风口眼致㖞斜，须疗地仓连颊车。㖞左泻右依师语，㖞右泻左莫教差。

地仓：在口旁直缝带略下，针一分。

颊车：在耳后坠下三分，沿皮向下透地仓一寸半，灸二七壮。

3. 头风

头风呕吐眼昏花，穴在神庭刺不差。孩子惊风皆可治，印堂刺入艾来加。

神庭：在鼻直上入发际五分。针三寸，先补后泻，泻多补少。

印堂：在两眉间宛宛中。针一分，沿皮先透左攒竹，补泻后转归原位；退右攒竹，依上补泻。可灸七壮。小儿惊风，灸七壮，大哭者为效，不哭者难治。随症急慢补泻，急者慢补，慢者急泻，通神之穴也。

4. 偏正头风

头风偏正最难医，丝竹金针亦可施。更要沿皮透率谷，一针两穴世间稀。

丝竹：在眉后入发际陷中，沿皮向后透。

率谷：在耳尖上一寸。针三分，灸七壮。开口刺，痛则泻，眩晕则补。

5. 头风痰饮（宜泻风池穴，风池应合谷）

偏正头风有两般，风池穴内泻因痰。若还此病非痰饮，合谷之中仔细看。

风池：在耳后颞颥骨筋下入发际，横针一寸半入风府。先补后泻，可灸七壮、二七壮。

合谷：一名虎口。在手大指与次指歧骨缝中，脉应手。直刺入一寸半，看虚实补泻。

6. 头项强痛（承浆应风府）

项强兼头四顾难，牙疼并作不能宽。先向承浆明补泻，后针风府实时安。

承浆：在唇下宛宛中。直针三分，可灸七壮，泻之。

风府：在项后入发际一寸，两筋间，言语则起，不言语则陷下处是穴。针三分，不可深，深则令人哑噤。

7. 牙疼（附：呕吐）

牙疼阵阵痛相煎，针灸还须觅二间。翻呕不禁兼吐食，中魁奇穴试看看。

二间：在手示指骨缝中。针一分，沿皮向后三分。灸七壮，看虚实补泻。

中魁：在中指第二节尖（近端指间关节）。灸二七壮，泻之。禁针。

8. 乳蛾

乳蛾之症更稀奇，急用金针病可医。若使迟延难整治，少商出血始相宜。

少商：在大指甲边内侧端，去爪甲如韭叶。针入一分，沿皮向后三分，泻之；三棱针出血。应合谷。

9. 鼻渊

鼻流清涕名鼻渊，先泻后补疾可痊。若更头风并眼痛，上星一穴刺无偏。

上星：入发际一寸，取穴以手掌后横纹按鼻尖，中指头尽处是穴。直针三分，灸七壮。鼻渊则补，不闻香臭则泻。应太渊穴，见后"痰嗽喘急歌"。鼻炎重者"更"可头眼俱痛。

10. 不闻香臭（迎香应上星）

不闻香臭从何治，须向迎香穴内攻。先补后泻分明记，金针未出气先通。

迎香：在鼻孔旁五分缝中，直针一分，沿皮向后上三分，泻多补少。禁灸。

11. 眉目间痛（攒竹应头维）

眉目疼痛不能当，攒竹沿皮刺不妨。若是目疼亦同治，刺入头维疾自康。

攒竹：在眉尖陷中。针二分，沿皮向鱼腰，泻多补少。禁灸。

头维：在额角发际，沿皮向下透至悬颅，是穴在额角。疼痛泻，眩晕补。灸二七壮愈。

12. 心痛

九般心痛及脾痛，上脘穴中宜用针。脾败还将中脘泻，两针成败免灾侵。

上脘：在脐上五寸。直刺三寸半，看虚实补泻。

中脘：在脐上四寸。法用草从鸠尾下至脐，折中是穴。直刺二寸五分，灸五十壮止。补多泻少。

浅注：本歌上、中脘直刺深度，应是针技可者，并视胖瘦审度。

13. 三焦

三焦邪气壅上焦，舌干口苦不和调。针刺关冲出毒血，口生津液气俱消。

关冲：在手环指尺侧端，如韭叶大。针一分，沿皮向后三分，泻。禁灸。

14. 上焦热（附：心虚胆寒）（通里应心俞）

少冲穴在手少阴，其穴功多必可针。心虚胆寒还补泻，上焦热涌通里寻。

少冲：在手小指桡侧端，去爪甲如韭叶大。直刺一分，沿皮向后三分，看虚实补泻。禁灸。

通里：在腕后起骨上一寸。直针一分，宜泻不宜补，愈补愈发。禁灸。

15. 痴呆

痴呆一症少精神，不识尊卑最苦人。神门独治痴呆病，转手骨开得穴真。

神门：在手掌后，高骨陷中。针入三分，灸七壮。应后溪穴。

16. 目赤

眼睛红肿痛难熬，怕日羞明心自焦。但刺睛明鱼尾穴，太阳出血病全消。

睛明：在目内眦泪孔中。针入一分半，略针向鼻，泻。禁灸。

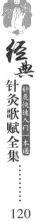

鱼尾：即瞳子髎（曰丝竹空更妥），在目上眉外尖。针一分，沿皮向内透鱼腰，泻。禁灸。

太阳：在额紫脉上。可出血。

17. 目病隐涩（太阳应睛明）

忽然眼痛血贯睛，隐涩羞明最可憎。若是太阳出毒血，不须针刺自和平。

太阳：在额紫脉上。三棱针刺之，出血。应睛明穴。

18. 目热（内迎香应合谷）

心血炎上两眼红，好将芦叶搐鼻中。若还血出真为美，目内清凉显妙功。

内迎香：在鼻孔内，用芦叶或箬叶作卷，搐之，血出为好。应合谷穴。

19. 目烂

风眩烂眼可怜人，泪出汪汪实苦辛。大小骨空真妙穴，灸之七壮病除根。

大骨空：在手大拇指第二关节尖上。灸七壮。

小骨空：在手小指第二关节尖上。灸七壮，禁针。

20. 目昏

肝家血少目昏花，肝俞之中补更佳。三里泻来肝血益，双瞳朗朗净无瑕。

肝俞：在背九椎两旁各一寸半。灸七壮，针入二分。

三里：在膝下三寸，贴骨外廉。针三分，泻之。

21. 耳聋（附：红肿生疮）（听会应会谷、足三里）

耳聋气闭不闻音，痛痒蝉吟总莫禁。红肿生疮须用泻，只从听会用金针。

听会：在耳珠前陷中，口开方可下针。横下针刺半寸，灸二七壮。应合谷、足三里。

22. 聋痦（二症）（翳风应合谷）

若人患耳即成聋，下手先须觅翳风。项上倘然生痦子，金针泻动号良工。

翳风：在耳后陷中，开口得穴。针入半寸，泻之，灸七壮。

23. 喑

哑门一穴两筋间，专治失音言语难。此穴莫深惟是浅，刺深反使病难安。

哑门：在项后入发际五分。直针三分，莫深，深则令人哑。泻之，不补，灸七壮。

浅注：喑：喑哑。哑门、风府两穴若深刺有伤及延髓之虞，后果严重。

24. 痰嗽喘急

咳嗽喘急及寒痰，须从列缺用针看。太渊亦泻肺家疾，此穴仍宜灸更安。

列缺：在大指直上，叉手示指尽处是穴。针入三分，横针向臂，泻之。
太渊：在掌后陷中三分。泻之。
浅注：列缺穴也可以横向透太渊，则成原络透穴。

25. 咳嗽腰痛（附：黄疸）

忽然咳嗽腰脊痛，身柱由来穴更真。至阳亦医黄疸病，先泻后补妙通神。
身柱：在背第三椎骨节。针三分，灸七壮，泻之。
至阳：在背第七椎骨节尖。针三分，灸七壮，看虚实补泻。

26. 伤风

伤风不解咳频频，久不医之劳病终。咳嗽须针肺俞穴，痰多必用刺丰隆。
肺俞：在第三椎下，两旁各一寸半宛宛中。灸三壮。
丰隆：在足腕解溪上八寸。直针二寸半，看虚实补泻，灸二七壮。

27. 咳嗽鼻流清涕（风门应列缺）

腠理不密咳嗽频，鼻流清涕气昏沉。喷嚏须针风门穴，咳嗽还当艾火深。
风门：在第二椎下，两旁各一寸半陷中。

28. 喘

哮喘一症最难当，夜间无睡气遑遑。天突寻之真妙穴，膻中一灸便安康。
天突：在喉结陷中。针可斜下半寸，灸七壮，泻之。
膻中：在两乳中间。可泻，灸七壮，禁针。

29. 气喘

气喘呀呀不得眠，何当日夜苦相煎。若取璇玑真个妙，更针气海保安然。
璇玑：在天突下一寸。直针入三分，泻之，灸七壮。
气海：在脐下一寸五分宛宛中。刺入三分，灸七壮，看病补泻。

30. 哮喘痰嗽

哮喘咳嗽痰饮多，才下金针疾便和。俞府乳根一般刺，气喘风痰渐渐磨。
俞府：在巨骨下，璇玑旁二寸陷中。针三分，灸三壮，看虚实补泻。
乳根：在乳下一寸六分陷中。仰而取之。针一分，灸五壮至七壮，看病补泻。

31. 口气

口气由来最可憎，只因用意苦劳神。大陵穴共人中泻，心脏清凉口气清。
大陵：在掌后横纹中。针三分，泻之。
人中：在鼻下三分陷中。针三分，直针向上。

32. 气满

小腹胀满气攻心，内庭二穴刺须真。两足有水临泣泻，无水之时不用针。

内庭：在足两趾歧骨间。直刺三分，可泻补，灸二七壮。

临泣：在侠溪上一寸半，小趾次趾间。针三分，禁灸。可以出一身之水，泻用香油抹孔穴则针孔不闭。

33. 气（附：心闷、手生疮）

劳宫穴在掌中心，满手生疮不可禁。心闷之疾大陵泻，气攻胸腹一般针。

劳宫：在掌心，中指和环指屈向掌心，两指尖着处之中间是穴。针三分，灸七壮。

34. 肩肿痛

肩端红肿痛难当，寒湿相搏气血狂。肩髃穴中针一遍，顿然神效保安康。

肩髃：在肩端上，举手陷中。针二寸半。若手臂红肿疼痛，泻之；寒湿麻木，补之。

35. 肘挛筋痛（二首）（尺泽应曲池）

两手拘挛筋骨痛，举动艰难疾可憎。若是曲池针泻动，更医尺泽便堪行。

曲池：在肘后外辅。

尺泽：在肘中大筋外陷中。用手如弓，方可下针。先补后泻，针半寸，禁灸。

筋急不和难举动，穴法从来尺泽真。若遇头面诸般疾，一针合谷妙通神。

36. 臂痛（肩井应支沟）

两胛疼痛气攻胸，肩井二穴最有功。此穴由来真气聚，泻多补少应针中。

肩井：在肩端上，缺盆尽处。直针寸半停针。此穴五脏真气聚，不宜补，不宜灸。停针，气虚人多晕乱，急泻之三里。应支沟穴。

浅注：肩井穴不可深刺。现代多采用向后斜刺五分到八分，以免刺伤肺尖而致气胸，否则针刺足三里也不行。不乏实例，慎之慎之！

37. 肩背痛

肩臂风连背亦痛，用针胛缝妙通灵。五枢本治腰疼病，入穴分明疾顿轻。

胛缝：在臂部肩端骨下直缝尖。针入二寸半，灸二七壮，看虚实补泻。

浅注：五枢在侧腹，髂前上棘之前半寸，约平脐下三寸。直针入一至一寸半；或向外阴部斜刺一至一寸半。

38. 虚羸（膏肓应足三里）

虚羸有穴是膏肓，此法从来要度量。禁穴不针宜灼艾，灸之千壮亦无妨。

膏肓：在背骨四椎下微多，五椎上微少，四肋之间是穴，各三寸。用竹杖、两手撑开，陷中为穴。

浅注： 现代取穴简化为第四胸椎棘突下旁开三寸。

39. 虚弱夜起

老人虚弱小便多，夜起频频更若何。针助命门真妙穴，艾加肾俞疾能和。

命门：在背骨十四椎下，与脐平。灸二七壮，禁针，针则愈甚，宜补不宜泻。

肾俞：在命门两旁各一寸半。灸法依前，针法依前。

浅注： "命门"现代亦可针刺，直刺或向上斜刺 0.5～1 寸。古说禁针可能指深刺易误伤脊髓。

40. 胆寒心惊鬼交白浊（中极应白环俞，通里应心俞）

胆寒先是怕心惊，白浊遗精苦莫禁。夜梦鬼交心俞泻，白环俞穴一般针。

心俞：在背五椎两旁一寸半，沿皮向外一寸半。灸七壮，不可多，先补后泻，亦不宜多补。

白环俞：在二十一椎两旁一寸半。直针一寸半，灸五十壮。夜梦鬼交，妇人白浊，宜补多。

浅注： 心俞现代也可向内斜刺 0.5～0.8 寸。

41. 劳证

传尸劳病最难医，涌泉穴内莫犹疑。痰多须向丰隆泻，喘气丹田亦可施。

涌泉：在脚底心，转足三缝中，又以二趾至足跟尽处折中是穴。直针三分。伤寒劳瘵，（若）有血可疗；无则危。先补后泻。

丹田：在脐下三寸。针八分，补多泻少，可灸百壮。

42. 盗汗（大椎应肺俞）

满身发热病为虚，盗汗淋漓却损躯。穴在百劳椎骨上，金针下着疾根除。

百劳：在背第一椎骨穴上（大椎穴）。针三分，灸二七壮，泻之。应肺俞穴。

43. 肾虚腰痛

肾虚腰痛最难当，起坐艰难步失常。肾俞穴中针一下，多加艾火灸无妨。

44. 腰脊强痛（人中应委中）

腰脊强痛泻人中，挫闪腰疼亦可针。委中也是腰疼穴，任君取用两相通。

人中：即水沟穴，在鼻下三分衔水突起处是穴。针三分，向上些，少泻无补法，灸七壮。

委中：在膝后腘纹动脉中。针一寸，见血即愈。

45. 手腕疼

腕中无力或麻顽，举指酸疼握物难。若针腕骨真奇妙，此穴尤宜仔细看。

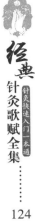

腕骨：在手腕起骨前陷中，翻手得穴。针入三分，灸二七壮，泻之。手麻木则补，可灸三七壮。

46. 臂腕疼

手臂相连手腕疼，液门穴内下针明。更有一穴名中渚，泻多勿补疾如轻。

液门：在手环指与小指歧缝间。针入一分，沿皮向后透入阳池，泻之。

中渚：在小指次指掌骨间，本节后。针入一分，沿皮向后透腕骨，泻之。

47. 虚烦（通里应心俞）

连月虚烦面赤妆，心中惊恐亦难当。通里心络真妙穴，神针一刺便安康。

通里：在腕后侧起骨后一寸。直针半寸，泻之，禁灸。

48. 腹中气块（内关应照海）

腹中气块最为难，须把金针刺内关。八法阴维名妙穴，肚中诸疾可平安。

内关：在手掌横纹后二寸，两筋间。直刺，透外关，先补后泻。名阴维穴，禁灸。应照海穴。

49. 腹痛

腹中疼痛最难当，宜刺大陵并外关。若是腹痛兼闭结，支沟奇穴保平安。

外关：在腕后骨上二寸。直针透内关，先补后泻，灸七壮。

支沟：在腕后三寸，对间使。针三分，透间使，灸七壮。

50. 吹乳

妇人吹乳痛难熬，吐得风痰疾可调。少泽穴中明补泻，金针下了肿全消。

少泽：在手小指端外侧，去爪甲如韭叶大。刺一分，沿皮向后三分。乳痈疼痛，补，以吐为效。

51. 白带（中极应白环俞）

妇人白带亦难治，须用金针取措施。下元虚急补中极，灼艾尤加仔细推。

中极：在脐下四寸。直针二寸半，灸五十壮。妇人无子宜刺灸，则有子，先泻后补。血气攻心，先补后泻。

52. 脾疾反胃

脾家之疾有多般，反胃多因吐食餐。黄疸亦须腕骨灸，金针中脘必痊安。

腕骨：在手腕侧起骨前陷中。针二分，看虚实补泻，灸三七壮。

中脘：在脐上四寸。针二寸五分，灸五十壮，补多泻少。

53. 腿风

环跳为能治腿风，居髎二穴亦相同。更有委中出毒血，任君行步显奇功。

环跳：在髀枢研骨下一指，侧卧，伸下足，屈上足方可。针三寸半，补多泻少，可灸。

居髎：在环跳上一寸，取法如前。

54. 膝腿无力（髋骨应风市）

膝疼无力腿如瘫，穴法由来风市间。更兼阴市奇穴妙，纵步能行任往还。

风市：在膝外廉上七寸，垂手中指尽处是穴。针入半寸，多补少泻，灸七壮。

阴市：在膝上三寸。针入半寸，先补后泻，灸二七壮。

55. 腿痛（髋骨应风市）

髋骨能医两腿疼，膝头红肿一般同。膝关膝眼皆须刺，针灸堪称劫病功。

髋骨：在膝上二寸，梁丘穴外开一寸。直针半寸，灸二七壮，随病补泻。

膝关：在膝盖骨下，犊鼻穴旁，横针透膝眼，灸二七壮，随病补泻。

膝眼：在膝下是穴，针三分，禁灸。

56. 膝风

红肿名为鹤膝风，阳陵二穴便宜攻。阴陵亦是通神穴，针到方知有俊功。

阳陵泉：在膝外辅骨下一指陷中。横针透阴陵泉，针入二寸，看病补泻。

阴陵泉：在膝内辅骨下空陷中。横针透阳陵泉。又法：取屈膝之横纹尖头是穴。针二寸五分。

57. 脚气

寒湿脚气痛难熬，先针三里及阴交。更兼一穴为奇妙，绝骨才针肿便消。

三阴交：在内踝上三寸，取中骨陷中。又云：在内踝上八寸。脚气，三寸（三阴交），泻；妇人鬼胎，八寸（地机），针三分。

绝骨：在足外踝上三寸。横针二寸半，灸二七壮。

浅注：内踝上八寸（膝下五寸）是脾经郄穴地机，能治妇人病。

58. 脚肿

脚跟红肿草鞋风，宜向昆仑穴上攻。再取太溪共申脉，此针三穴病相同。

昆仑：在足外踝后陷中。横针透吕细穴，灸二七壮，泻多补少。

太溪：在内踝后，跟骨上动脉陷中。

申脉：在足外踝骨节下，赤白肉际横纹。刺半寸，泻多补少，禁灸。

59. 脚背痛

丘墟亦治脚跗疼，更刺行间疾便轻。再取解溪商丘穴，中间补泻要分明。

丘墟：在足外踝前三分。麻木补之。如脚背红肿，出血甚妙。

行间：在足大趾次趾虎口两歧骨间。针半寸，灸二七壮，疼痛泻之，痒麻补之。

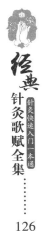

解溪：在足腕上大筋外宛宛中。针半寸，灸七壮，如头重、头风，先补后泻。

商丘：在足内踝下，微前三分。斜针三分，后透昆仑。

60. 脚疾

脚步难移疾转加，太冲一穴保无他。中封三里皆奇妙，两穴针而并不差。

太冲：在行间上二寸。直针半寸，禁灸。

中封：在足腕上，筋内宛宛中。针半寸，灸二七壮。

61. 疟疾（间使应大椎）

疟疾脾寒最可怜，有寒有热两相煎。须将间使金针泻，泻热补寒方可痊。

间使：在掌后横纹直上三寸，两筋间。直透支沟，灸二七壮，热多泻，寒多则补，针入半寸。

62. 时疫疟疾（后溪应百劳）

时疫疟疾最难禁，穴法由来用得明。后溪一穴如寻得，艾火多加疾便轻。

后溪：在手小指本节后，握拳横纹尖。针半寸，灸七壮，同间使补泻法。

63. 瘰疬

瘰疬由来瘾疹同，疗之还要择医工。肘间有穴名天井，一用金针便有功。

天井：在肘尖骨上陷中。取法用手叉腰，方可下针，其内少海穴，外小海穴。针三分，泻之。

64. 痔瘘

九般痔疾最伤人，穴在承山妙如神。纵饶大痛呻吟者，一刺长强绝病根。

承山：在仆参上八寸，腿肚下分肉间。

长强：在二十一椎下，尾闾大骨当中是穴。针一寸，大痛方是穴。灸二七壮，泻之。

65. 大便闭塞

大便闭塞不能通，照海分明在足中。更把支沟来泻动，方知医士有神功。

照海：足内踝下白肉际。针四分，泻之。

66. 身痛

浑身疼痛疾非常，不定穴中宜细详。有筋有骨须浅刺，灼艾临时要度量。

不定穴：又名天应穴。但疼痛便针，针则卧，针出血无妨，可少灸。

67. 惊痫（鸠尾应神门）

五痫之症不寻常，鸠尾之中仔细详。若非明师真老手，临时尤恐致深伤。

鸠尾：在胸前鸠尾骨下五分。针二寸半，不宜多灸，灸多令人健忘，灸一七壮。非老师高手不可下针，至嘱至嘱。

浅注：深呼气时屏气进针，旋即出针，方可如上刺。

68. 水肿

病称水肿实难调，腹胀膨脖不可消。先灸水分通水道，后针三里及阴交。

水分：在脐上一寸。灸五十壮。单腹胀，宜泻；气满腹疼，先补后泻。

三阴交：见前。与绝骨相对，灸一七壮，治法同水分。

69. 疝气（三首）

由来七疝病多端，偏坠相兼不等闲。不问竖疬并木肾，大敦一泻实时安。

大敦：在足大趾端，去爪甲如韭叶大，及三毛之中。针三分，沿皮向后三分，有泻有补。此穴亦治足寒湿脚气。

竖疬疝气发来频，气上攻心大损人。先向阁门施泻法，大敦复刺可通神。

阁门：在玉茎毛际两旁各三寸。针一寸半，泻之，灸五十壮。

冲心肾疝最难为，须用神针病自治。若得关元并带脉，功成处处显良医。

关元：在脐下三寸。针二寸，灸随年壮。即丹田也。补，不泻。

70. 痔漏

痔漏之疾亦可针，里急后重最难禁。或痒或痛或下血，二白穴从掌后寻。

二白：在掌后横纹上四寸，两穴对并，一穴在筋中间，一穴在大筋外。有一法：用草从项后转至结喉骨尖，骨尽折了，将草折于两，中对大指虎口缝，双圈转，两头点掌后臂上，草尽处是穴。灸二七壮，针宜泻之。

71. 泄泻（天枢应脾俞）

脾泄为灾若有余，天枢妙穴刺无虞。若兼五脏脾虚证，艾火多烧疾自除。

天枢：在脐两旁各二寸。针一寸，灸五十壮，宜补。应脾俞穴。

72. 伤寒

伤寒无汗泻复溜，汗出多时合谷收。六脉若兼沉细证，下针才补病痊瘳。

复溜：在足内踝上二寸。针一分，沿皮向骨下一寸半，灸二七壮。神效。

合谷：在手虎口陷中。寒补，热泻。

73. 伤寒过经

过经未解病沉沉，需向期门穴上针。忽然气喘攻胸胁，三里泻之须用心。

期门：在乳下四寸第二肋端（第六肋间）。针一分，沿皮向外一寸五分。先补后泻，灸二七壮。

74. 脚细筋疼

脚细拳挛痛怎行，金针有法治悬钟。风寒麻痹连筋痛，一刺能令病绝踪。
悬钟：在足外踝三寸。针三分。应环跳穴。

75. 牙痛

风牙虫蛀夜无眠，吕细寻之痛可蠲。先用泻针然后补，方知法是至人传。
吕细：在足内踝骨肉下陷中。针三分，大泻尽方补，痛定出针，灸二七壮。

76. 心腹满痛（附：半身麻痹、手足不仁）

中都郄穴是肝阴，专治身麻痹在心。手足不仁心腹满，小肠疼痛便须针。
中都：在足内踝上七寸。针一寸半，沿皮向上一寸，灸七壮。

77. 头胸痛（附：呕吐、眩晕）

金门申脉治头胸，重痛虚寒候不同。呕吐更兼眩晕苦，停针呼吸在其中。
金门：在足外踝跗骨下陷中。针三分，直透申脉，泻实补虚，灸二七壮。
申脉：在足外踝骨下赤白肉际横纹。刺入半寸，泻多补少，禁灸。

78. 小肠疝气连腹痛

水泉穴乃肾之原，脐腹连阴痛可蠲。更刺大敦方是法，下针速泻即安然。
水泉：在足内踝跗骨横量一寸，直下一寸。针五分，泻之，灸七壮。
浅注：当时认为阴经无原穴，而《千金》说肾原水泉、肝原中都。

79. 脾胃虚弱

咽酸口苦脾虚弱，饮食停寒夜不消。更把公孙脾俞刺，自然脾胃得和调。
公孙：在足内侧本节后一寸陷中。蜷两脚底相对。针一寸三分。
脾俞：在背脊十一椎两旁一寸半。针三分，灸三壮。

80. 臂细筋寒骨痛

臂细无力转动难，筋寒骨痛夜无眠。曲泽一针依补泻，更将通里保平安。
曲泽：在肘横纹筋里，与尺泽穴对，筋外尺泽穴，筋内曲泽穴，陷中。针三分，
痛，泻，禁灸。

玉龙歌

扁鹊授我玉龙歌，玉龙一试绝沉疴，玉龙之歌真罕得。流传千载无差讹。
我今歌此玉龙诀，玉龙一百二十穴，医者行针殊妙绝，但恐时人自差别。
补泻分明指下施，金针一刺显明医，伛者立伸偻者起，从此扬名天下知。
凡患伛者，补曲池，泻人中；患偻者，补风池，泻绝骨。

中风不语最难医，发际顶门穴要知，更向百会明补泻，实时苏醒免灾危。

顶门即囟会也，禁针，灸五壮。百会先补后泻，灸七壮，艾如麦大。

鼻流清涕名鼻渊，先泻后补疾可痊，若是头风并眼痛，上星穴内刺无偏。

上星穴，流涕并不闻香臭者，泻，俱得气补。

头风呕吐眼昏花，穴取神庭始不差，孩子慢惊何可治，印堂刺入艾还加。

神庭入三分，先补后泻。印堂入一分，沿皮透左右攒竹，大哭效，不哭难。急惊泻，慢惊补。

头项强痛难回顾，牙疼并作一般看，先向承浆明补泻，后针风府实时安。

承浆宜泻，风府针不可深。

偏正头风痛难医，丝竹金针亦可施，沿皮向后透率谷，一针两穴世间稀。

偏正头风有两般，有无痰饮细推观，若然痰饮风池刺，倘无痰饮合谷安。

风池刺一寸半，透风府穴，此必横刺方透也，宜先补后泻，灸十一壮。合谷穴针至劳宫，灸二七壮。

口眼㖞斜最可嗟，地仓妙穴连颊车，㖞左泻右依师正，㖞右泻左莫令斜。

灸地仓之艾，如绿豆。针向颊车。颊车之针，透向地仓。

不闻香臭从何治，迎香两穴可堪攻，先补后泻分明效，一针未出气先通。

耳聋气闭痛难言，须刺翳风穴始痊，亦治项上生瘰疬，下针泻动即安然。

耳聋之症不闻声，痛痒蝉鸣不快情，红肿生疮须用泻，宜从听会用针行。

偶尔失音言语难，哑门一穴两筋间，若知浅针莫深刺，言语音和照旧安。

眉间疼痛苦难当，攒竹沿皮刺不妨，若是眼昏皆可治，更针头维即安康。

攒竹宜泻。头维入一分，沿皮透两额角，疼泻，眩晕补。

两睛红肿痛难熬，怕日羞明心自焦，只刺睛明鱼尾穴，太阳出血自然消。

睛明针五分，后略向鼻中。鱼尾针透鱼腰，太阳即瞳子髎，俱禁灸。如虚肿，不宜出血。

眼痛忽然血贯睛，羞明更涩最难睁，须得太阳针血出，不用金刀疾自平。

浅注：前稿谓"不须针刺"。

心血炎上两眼红，迎香穴内刺为通，若将毒血搐出后，目内清凉始见功。

内迎香二穴，在鼻孔中，用芦叶或竹叶搐入鼻内，出血为妙。不愈，再针合谷。

强痛脊背泻人中，挫闪腰酸亦可攻，更有委中之一穴，腰间诸疾任君攻。

委中禁灸，四畔紫脉上皆可出血，弱者慎之。

前稿"腰疼"，本稿"腰酸"，临床均常见。

肾弱腰疼不可当，施为行止甚非常，若知肾俞二穴处，艾火频加体自康。

浅注：前稿为"肾虚腰痛起坐艰难"。

环跳能治腿股风，居髎二穴认真攻，委中毒血更出尽，愈见医科神圣功。

居髎灸则筋缩。

浅注：居髎穴并非禁灸。

膝腿无力身立难，原因风湿致伤残，倘知二市穴能灸，步履悠然渐自安。

俱先补后泻。二市者，风市、阴市也。

髋骨能医两腿疼，膝头红肿不能行，必针膝眼膝关穴，功效须臾病不生。

膝关在膝盖下，犊鼻内，横针透膝眼。

寒湿脚气不可熬，先针三里及阴交，再将绝骨穴兼刺，肿痛登时立见消。

即三阴交也。

肿红腿足草鞋风，须把昆仑二穴攻，申脉太溪如再刺，神医妙诀起疲癃。

外昆针透内吕细。

脚背疼起丘墟穴，斜针出血实时轻，解溪再与商丘识，补泻行针要辨明。

浅注：前歌有行间穴。

行步艰难疾转加，太冲二穴效堪夸，更针三里中封穴，去病如同用手抓。

膝盖红肿鹤膝风，阳陵二穴亦堪攻，阴陵针透尤收效，红肿全消见异功。

腕中无力痛艰难，握物难移体不安，腕骨一针虽见效，莫将补泻等闲看。

急疼两臂气攻胸，肩井分明穴可攻，此穴原来真气聚，补多泻少应其中。

此二穴针二寸效（现代主张针半寸，针深可令人气胸）。乃五脏真气所聚之处，倘或体弱针晕，补足三里。

肩背风气连臂疼，背缝二穴用针明，五枢亦治腰间痛，得穴方知疾顿轻。

背缝二穴，在背肩端骨下，直腋缝尖，针二寸，灸七壮。

两肘拘挛筋骨连，艰难动作欠安然，只将曲池针泻动，尺泽兼行见圣传。

尺泽宜泻不灸。

肩端红肿痛难当，寒湿相争气血旺，若向肩髃明补泻，管君多灸自安康。

筋急不开手难伸，尺泽从来要认真，头面纵有诸样症，一针合谷效通神。

腹中气块痛难当，穴法宜向内关访，八法有名阴维穴，腹中之疾永安康。

先补后泻，不灸。如大便不通，泻之即通。

腹中疼痛亦难当，大陵外关可消详，若是胁疼并闭结，支沟奇妙效非常。

脾家之症最可怜，有寒有热两相煎，间使二穴针泻动，热泻寒补病俱痊。

间使透针支沟。如脾寒，可灸。

九种心痛及脾疼，上脘穴内用神针，若还脾败中脘补，两针神效免灾侵。

痔漏之疾亦可憎，表里急重最难禁，或痛或痒或下血，二白穴在掌中寻。

二白四穴，在掌后，去横纹四寸，两穴相对，一穴在大筋内，一穴大筋外，针五分。取穴用稻心从项后围至结喉，取草折齐，当掌中大指虎口纹，双围转两筋头，点到掌后臂草尽处是，即间使后一寸，郄门穴也。灸二七壮，针宜泻。如不愈，灸骑竹马。

另本作"里急后重"。郄门穴应是腕上五寸，间使后二寸。

三焦热气壅上焦，口苦舌干岂易调，针刺关冲出毒血，口生津液病俱消。

手臂红肿连腕痛，液门穴内用针明，更将一穴名中渚，多泻中间疾自轻。

液门沿皮针向后，透阳池。

中风之症症非轻，中冲二穴可安宁，先补后泻如无应，再刺人中立便轻。

中冲禁灸，惊风灸之。

胆寒心虚病如何，少冲二穴最功多，刺入三分不着艾，金针用后自平和。

时行疟疾最难禁，穴法由来未审明，若把后溪穴寻得，多加艾火实时轻。

热泻，寒补。

牙疼阵阵苦相煎，穴在二间要得传，若患翻胃并吐食，中魁奇穴莫教偏。

乳蛾之症少人医，必用金针疾始除，如若少商出血后，实时安稳免灾危。

三棱针刺之。

如今瘾疹疾多般，好手医人治亦难，天井二穴多着艾，纵生瘰疬灸皆安。

宜泻七壮。

寒痰咳嗽更兼风，列缺二穴最可攻，先把太渊一穴泻，多加艾火即收功。

列缺刺透太渊，担穴也。

痴呆之症不堪亲，不识尊卑枉骂人，神门独治痴呆病，转手骨开得穴真。

宜泻，灸。

连日虚烦面赤妆，心中惊悸亦难当，若将通里穴寻得，一用金针体便康。

惊恐补，虚烦泻，针五分，不灸。

风眩目烂最堪怜，泪出汪汪不可言，大小骨空皆妙穴，多加艾火疾应痊。

大、小骨空不针，俱灸七壮，吹之。

妇人吹乳痛难消，吐血风痰稠似胶，少泽穴内明补泻，应时神效气能调。

刺沿皮向后三分。

满身发热痛为虚，盗汗淋淋渐损躯，须得百劳椎骨穴，金针一刺疾俱除。

忽然咳嗽腰背疼，身柱由来灸便轻，至阳亦治黄疸病，先补后泻效分明。

针俱沿皮三分，灸二七壮。

肾败腰虚小便频，夜间起止苦劳神，命门若得金针助，肾俞艾灸起遭迍。

多灸，不泻。

九般痔漏最伤人，必刺承山效若神，更有长强一穴是，呻吟大痛穴为真。

伤风不解嗽频频，久不医时劳便成，咳嗽须针肺俞穴，痰多宜向丰隆寻。

灸方效。

膏肓二穴治病强，此穴原来难度量，斯穴禁针多着艾，二十一壮亦无妨。

腠理不密咳嗽频，鼻流清涕气昏沉，须知喷嚏风门穴，咳嗽宜加艾火深。

针沿皮向外。

胆寒由是怕惊心，遗精白浊实难禁，夜梦鬼交心俞治，白环俞治一般针。

更加脐下气海两旁效。

肝家血少目昏花，宜补肝俞力便加，更把三里频泻动，还光益血自无差。

多补少泻，灸。

脾家之症有多般，致成翻胃吐食难，黄疸亦须寻腕骨，金针必定夺中脘。

无汗伤寒泻复溜，汗多宜将合谷收，若然六脉皆微细，金针一补脉还浮。

针复溜入三分，沿皮向骨下一寸。

大便闭结不能通，照海分明在足中，更把支沟来泻动，方知妙穴有神功。

小腹胀满气攻心，内庭二穴要先针，两足有水临泣泻，无水方能病不侵。

针口用油，不闭其孔。

七般疝气取大敦，穴法由来趾侧间，诸经俱载三毛处，不遇师传隔万山。

传尸劳病最难医，涌泉出血免灾危，痰多须向丰隆泻，气喘丹田亦可施。

浑身疼痛疾非常，不定穴中细审详，有筋有骨须浅刺，灼艾临时要度量。

不定穴即痛处。

劳宫穴在掌中寻，满手生疮痛不禁，心胸之病大陵泻，气攻胸腹一般针。

哮喘之症最难当，夜间不睡气遑遑，天突妙穴宜寻得，膻中着艾便安康。

鸠尾独治五般痫，此穴须当仔细观，若然着艾宜七壮，多则伤人针亦难。

非高手毋轻下针。

气喘急急不可眠，何当日夜苦忧煎，若得璇玑针泻动，更取气海自安然。

气海先补后泻。

肾强疝气发甚频，气上攻心似死人，关元兼刺大敦穴，此法亲传始得真。

水病之疾最难熬，腹满虚胀不肯消，先灸水分并水道，后针三里及阴交。

肾气冲心得几时，须用金针疾自除，若得关元并带脉，四海谁不仰明医。

浅注： 前歌为"冲心肾疝"。

妇人赤白带下难，只因虚败不能安，中极补多宜泻少，灼艾还须着意看。

赤泻，白补。

吼喘之症嗽痰多，若用金针疾自如，俞府乳根一样刺，气喘风痰渐渐磨。

伤寒过经犹未解，须向期门穴上针，忽然气喘攻胸膈，三里泻多须用心。

期门先补后泻。

脾泄之症别无他，天枢二穴刺休差，此是五脏脾虚疾，艾火多添病不加。

多灸宜补。

口臭之疾最可憎，劳心只为苦多情，大陵穴共人中泻，心得清凉气自平。

穴法深浅在指中，治病须更显妙功，劝君要治诸般疾，何不当初记玉龙。

浅注： 本歌特色是重视经络辨证理论，针灸并重，较多使用沿皮卧针透刺等，文笔通顺上口，深受针家重视。所录两篇，前篇面世早，注解多而详，但传抄中多有错差（如穴名、针刺深度等，已更正）；后篇（杨继洲注解）的编排段落迥异，组句有变化明显，注解压缩。歌诀本是为反复诵读的，若将两篇轮读，当有裨益。

十三、玉龙赋

【出处】《针灸聚英》。

【原文】 夫参博以为要，辑简而舍繁；总《玉龙》以成赋，信金针以获安。原夫卒暴中风，顶门、百会；脚气连延，里、绝、三交。头风鼻渊，上星可用；耳聋腮肿，听会偏高。攒竹、头维，治目疼头痛；乳根、俞府，疗气嗽痰哮。风市、阴市，驱腿脚之乏力；阴陵、阳陵，除膝肿之难熬。二白医痔瘘，间使剿疟疾。大敦去疝气，膏肓补虚劳。天井治瘰疬瘾疹，神门治呆痴笑咷。

浅注： 囟门即囟会、顶门。

咳嗽风痰，太渊、列缺宜刺；尪羸喘促，璇玑、气海当知。期门、大敦，能治坚痃疝气；劳宫、大陵，可治心闷疮痍。心悸虚烦刺三里，时疫疟疾寻后溪。绝骨、三里、阴交，脚气宜此；睛明、太阳、鱼尾，目症凭兹。老者便多，命门兼肾俞而着艾；妇人乳肿，少泽与太阳之可推。身柱镯嗽，能除膂痛；至阳却疸，善治神疲。长强、承山，灸痔最妙；丰隆、肺俞，痰嗽称奇。风门主伤冒寒邪之嗽，天枢理感患脾泄之危。

风池、绝骨，而疗乎伛偻；人中、曲池，可治其痿伛。期门刺伤寒未解，经不再传；鸠尾针癫痫已发，慎其妄施。阴交、水分、三里，蛊胀宜刺；商丘、解溪、丘墟，脚痛堪追。尺泽理筋急之不辛，腕骨疗手腕之难移。肩脊痛兮，五枢兼于背缝；肘挛痛兮，尺泽合于曲池。风湿传于两肩，肩髃可疗；壅热盛乎三焦，关冲最宜。手臂红肿，中渚、液门要辨；脾虚黄疸，腕骨、中脘何疑。伤寒无汗，攻复溜宜泻；伤寒有汗，取合谷当随。

欲调饱满之气逆，三里可胜；要起六脉之沉匿，复溜称神。照海、支沟，通大便之秘；内庭、临泣，理小腹之膜。天突、膻中医喘嗽，地仓、颊车疗口祸。迎香攻鼻窒为最，肩井除臂痛如拿。二间治牙疼，中魁理翻胃而即瘥；百劳止虚汗，通里疗心惊而不差。大小骨空，治眼烂能止冷泪；左右太阳，医目疼善除血翳。心俞、肾俞，治腰肾虚乏之梦遗；人中、委中，除腰脊痛闪之难制。太溪、昆仑、申脉，最疗足肿之迍；涌泉、关元、丰隆，为治尸劳之例。

印堂治其惊搐，神庭理乎头风。大陵、人中频泻，口气全除；带脉、关元多灸，肾败堪攻。腿脚重疼，针髋骨、膝关、膝眼；行步艰楚，刺三里、中封、太冲。取内关与照海，医腹疾之块；搐迎香于鼻内，消眼热之红。肚痛秘结，大陵合外关与支沟；腿风湿痛，居髎兼环跳与委中。上脘、中脘，治九种之心痛；赤带、白带，求中极之异同。又若心虚热壅，少冲明于济夺；目昏血溢，肝俞辨其实虚。当心传之玄要，究手法之疾徐。或值挫闪疼痛之不定，此为难拟定穴之可祛。辑管见以便诵读，幸高明而无哂诸。

浅注："玉龙赋"总辑"玉龙歌"要旨而成，更便于诵读、记忆；且介绍范围广，着重于表里经配穴和八脉交会穴、俞募穴的应用。其疗效卓越、切合临床实用，故被推崇为指导性文献之一。直到现在，临床取穴多不出此窠臼，灵活变通为准绳。

十四、胜玉歌（熟读）

【出处】《针灸大成》。

【原文】

胜玉歌兮不虚言，此是杨家真秘传，或针或灸依法语，补泻迎随随手捻。

头痛眩晕百会好，心疼脾痛上脘先，后溪鸠尾及神门，治疗五痫立便痊。

鸠尾穴禁灸，针三分，家传灸七壮。

髀疼要针肩井穴，耳闭听会莫迟延。

听会针一寸半，不宜留针，家传灸七壮。

胃冷下脘却为良，眼痛须觅清冷渊。霍乱心疼吐痰涎，巨阙着艾便安然。

脾疼背痛中渚泻，头风眼痛上星专。头项强急承浆保，牙腮疼紧大迎全。

行间可治膝肿病，尺泽能医筋拘挛。若人行步苦艰难，中封太冲针便痊。

脚背痛时商丘刺，瘰疬少海天井边。筋疼闭结支沟穴，颔肿喉闭少商前。

脾心痛急寻公孙，委中驱疗脚风缠。泻却人中及颊车，治疗中风口吐沫。

五疟寒多热更多，间使大杼真妙穴；经年或变劳怯者，痞满脐旁章门决。

噎气吞酸食不投，膻中七壮除膈热。目内红痛苦皱眉，丝竹攒竹亦堪医。

若是痰涎并咳嗽，治却须当灸肺俞，更有天突与筋缩，小儿吼闭自然疏。

两手酸疼难执物，曲池合谷共肩髃，臂疼背痛针三里，头风头痛灸风池。

肠鸣大便时泄泻，脐旁两寸灸天枢。诸般气症从何治，气海针之灸亦宜。

小肠气痛归来治，腰痛中空穴最奇。

中空穴，从肾俞穴量下三寸，各开三寸是穴。灸十四壮，向外针一寸半，此即膀胱经之中髎也。

腿股转酸难移步，妙穴说与后人知，环跳风市及阴市，泻却金针病自除。

阴市虽云禁灸，家传亦灸七壮。

热疮臁内年年发，血海寻来可治之。两膝无端肿如斗，膝眼三里艾当施。

两股转筋承山刺，脚气复溜不须疑。踝跟骨痛灸昆仑，更有绝骨共丘墟。

灸罢大敦除疝气，阴交针入下胎衣。遗精白浊心俞治，心热口臭大陵驱。

腹胀水分多得力，黄疸至阳便能离。肝血盛兮肝俞泻，痔疾肠风长强欺。

肾败腰疼小便频，督脉两旁肾俞除。六十六穴施应验，故成歌诀显针奇。

浅注："玉龙歌"等为历代医家所推崇，但原文长、难记，杨氏将自家经验与玉龙歌糅合成篇，故名。其内容多涉痛症，以灸治为多，具有较高实用价值。歌赋中常出现"五"字（如五痛、五疟、五般肘痛、五种心疼），乃一概说，如五痫（马、羊、鸡、猪、羊）是随发声形象而命名的，实为癫痫一病无二。

十五、行针指要歌

【出处】《针灸聚英》。

【原文】

> 或针风，先向风门气海中。
> 或针水，水分夹脐脐边取。
> 或针结，针着大肠泻水穴。
> 或针劳，须向风门及膏肓。
> 或针虚，气海丹田委中奇。
> 或针气，膻中一穴分明记。
> 或针嗽，肺俞风门须用灸。
> 或针痰，先针中脘三里间。
> 或针吐，中脘气海膻中补。
> 翻胃吐食一般针，针中有妙少人知。

浅注：本篇博而约、化繁为简地指出一部分常用要穴，揭示了针灸治疗配穴的方法，应背诵。大肠泻水穴应是二间穴或输穴三间。

十六、回阳九针歌

【出处】《针灸聚英》。

【原文】

哑门劳宫三阴交，涌泉太溪中脘接，
环跳三里合谷并，此是回阳九针穴。

浅注：本歌提出这九个穴位可作临床急救用。需回阳的是处于危急状态时，如晕厥、休克。

十七、杂病穴法歌

【出处】《医学入门》。《针灸大成》载并加注。

【原文】

杂病随症选杂穴，仍兼原合与八法。经络原会别论详，脏腑俞募当谨始。

根结标本理玄微，四关三部识其处。伤寒一日刺风府，阴阳分经次第取。

伤寒一日太阳风府，二日阳明之荥，三日少阳之输，四日太阴之井，五日少阴之输，六日厥阴之经。在表刺三阳经穴，在里刺三阴经穴，六日过经未汗，刺期门、三里，古法也。惟阴症灸关元穴为妙。

汗吐下法非有他，合谷、内关、阴交杵。

汗：针合谷入二分，行九九数，搓数十次，男左搓，女右搓。得汗行泻法，汗止身温出针。如汗不止，针阴市，补合谷。

吐：针内关入三分，先补六次，泻三次，行子午捣臼法三次，提气上行，又推战一次，病人多呼几次，即吐。如吐不止，补九阳数，调匀呼吸，三十六度，吐止，徐出针，急扪穴。吐不止，补足三里。

下：针三阴交入三分，男左女右，以针盘旋，右转六阴数半，用口鼻闭气，吞鼓腹中，将泻插一下，其人即泄。鼻吸手泻三十六遍，方开口鼻之气，插针即泄。如泄不止，针合谷，升九阳数。

凡汗、吐、下，仍分阴阳补泻，就流注穴行之尤妙。

一切风寒暑湿邪，头疼发热外关起。头面耳目口鼻病，曲池合谷为之主。

偏正头疼左右针（左疼针右），列缺太渊不用补。头风目眩项捩强，申脉金门手三里。

赤眼迎香出血奇，临泣太冲合谷侣（眼肿血烂，泻足临泣）。耳聋临泣（足临泣）与金门，合谷（俱泻）针后听人语。

鼻塞鼻痔及鼻渊，合谷太冲（俱泻）随手取。口喝㖞斜流涎多，地仓颊车仍可举。

口舌生疮舌下窍，三棱刺血非粗鲁（舌下两边紫筋）。舌裂出血寻内关，太冲阴交走上部。

舌上生苔合谷当，手三里治舌风舞。牙风面肿颊车神，合谷（泻）临泣（足）泻不数。

二陵二跷与二交，头项手足互相与。两井两商二三间，手上诸风得其所。

手指连肩相引疼，合谷太冲能救苦。手三里治肩连脐，脊间心后称中渚。

冷嗽只宜补合谷，三阴交泻即时住。霍乱中脘可入深，三里内庭泻几许。

心痛翻胃刺劳宫（热），寒者少泽细手指（补）。心痛手战少海求，若要除根阴市睹。

太渊列缺穴相连，能祛气痛刺两乳。胁痛只需阳陵泉，腹痛公孙内关尔。

疟疾素问分各经，危氏刺指舌红紫。

足太阳疟，先寒后热，汗出不已，刺金门。足少阳疟，寒热心惕，汗多，刺侠溪。足阳明疟，寒久乃热，汗出，喜见火光，刺冲阳。足太阴疟，寒热，善呕，呕已乃衰，刺公孙。足少阴疟，呕吐甚欲闭户，刺大钟。足厥阴疟，少腹满，小便不利，刺太冲。心疟刺神门，肝疟中封，脾疟商丘，肺疟列缺，肾疟太溪，胃疟厉兑，危氏刺手十指及舌下紫肿筋出血。

浅注：危氏指元代名家危亦林。

痢疾合谷三里宜，甚者必须兼中膂（白痢合谷，赤痢小肠俞，赤白足三里、中膂）。心胸痞满阴陵泉，针到承山饮食美。

泄泻肚腹诸般疾，三里（足）内庭功无比。水肿水分与复溜，胀满中脘、三里揣。

俱泻。水分先用小针，次用大针，以鸡翎管透之，水出浊者死，清者生。急服紧皮丸敛之。此乡村无药，粗人体实者针之，若膏粱之人则禁针。

取血法：先用针补入地部，少停泻出人部，少停复补入地部，少停泻出针，其瘀血自出。虚者只有黄水出。若脚上肿大，欲放水者，仍用此法，于复溜穴上取之。

浅注：浊水示合并细菌感染。

《内经》针腹，以布缠缴。针家另有盘法，先针入二寸五分，退出二寸，只留五分在内，盘之。如要取上焦包络之病，用针头迎向上，刺入二分补之，使气攻上。若脐下有病，针头向下，退出二分泻之。此特备古法，初学不可轻用。

腰痛环跳委中神，若连背痛昆仑武。腰连腿疼腕骨升，三里降下随拜跪（补腕骨，泻足三里）。

腰连脚痛怎生医，环跳（补）行间（泻）与风市。脚膝诸痛羡行间，三里申脉金门侈。

脚若转筋眼发花，然谷承山法自古。两足难移先悬钟，条口后针能步履。

两足酸麻补太溪，仆参内庭盘跟楚（脚盘痛泻内庭，脚跟痛泻仆参）。脚连胁腋痛难当，环跳阳陵泉内杵。

冷风湿痹针环跳，阳陵三里烧针尾（烧三五壮，知痛即止）。七疝大敦与太冲，五淋血海通男妇。

大便虚秘补支沟，泻足三里效可拟，热秘气秘先长强，大敦阳陵堪调护。

小便不通阴陵泉，三里泻下溺如注。内伤食积针三里（手足），璇玑相应块亦消。

脾病气血先合谷，后刺三阴针用烧。一切内伤内关穴，痰火积块退烦潮。

吐血尺泽功无比，衄血上星与禾髎。喘急列缺足三里，呕噎阴交不可饶。

劳宫能治五般病，更刺涌泉疾若挑。神门专治心痴呆，人中间使祛癫妖。

尸厥百会一穴美，更针隐白效昭昭（外用笔管吹耳）。妇人通经泻合谷，三里至阴催孕妊（虚补合谷）。

死胎阴交不可缓，胞衣照海内关寻（俱泻）。小儿惊风少商穴，人中涌泉泻莫深。

痈疽初起审其穴，只刺阳经不刺阴。

阳经，谓痈从背出者，当从太阳经至阴、通谷、束骨、昆仑、委中五穴选用。从鬓出者，当从少阳经窍阴、侠溪、临泣、阳辅、阳陵泉五穴选用。从髭出者，当从阳明经厉兑、内庭、陷谷、冲阳、解溪五穴选用。从胸出者，则以绝骨一穴治之。凡痈疽已破，尻神朔望不忌。

伤寒流注分手足，太冲内庭可浮沉。熟此筌蹄手要活，得后方可度金针。

又有一言真秘诀，上补下泻值千金。

浅注：本歌讲述杂病用穴，涉及临床各科。用穴几乎都是（奇经八脉）八法穴和五行穴（子午流注穴），手不过肘，足不过膝穴。筌是捕鱼具，蹄是捕兔具，筌蹄在此指要窍。

十八、杂病奇穴主治歌

【出处】不明，见载于《针灸学》（江苏，1957 年）。

【原文】

横逆难产灸奇穴，妇人右脚小趾尖，炷如小麦灸三壮，下火立产效通仙。

子户能刺衣不下，更治子死在腹中，穴在关元右二寸，下针一寸立时生。

胃经水道穴，右穴又名子户。

精宫十四椎之下，各开三寸是其乡，左右二穴灸七壮，夜梦遗精效非常。

实为膀胱经之志室。

鬼眼一穴灸劳虫，墨点病人腰眼中，择用癸亥亥时灸，勿令人知法最灵。

十三椎下痞根穴，各开三寸另五分，二穴左右灸七壮，难消痞块可除根。

膀胱经肓门穴旁五今。

肘尖端处是奇穴，男女瘰疬堪灸也，左患灸右右灸左，并灸风池效更捷。

中恶振噤鬼魅病，急灸鬼哭神可定，两手大指相并缚，穴在四处之骑缝。

尸疰客忤主恶病，乳后三寸量准行，男女左右艾火灸，邪祟驱除神自宁。

疝气偏坠灸为先，量口两角折三尖，一尖向上对脐中，两尖下垂是穴边。

翻胃上下灸奇穴，上在乳下一寸也，下在内踝之下取，三指稍斜向前者。

肠风诸痔灸最良，十四椎下奇穴乡，各开一寸宜多灸，年深久痔效非常。

鬼魇暴绝最伤神，急灸鬼眼可回春，穴在两足大趾内，去甲韭叶鬼难存。

肿满上下灸奇穴，上即鬼哭不用缚，下取两足第二趾，趾尖向后半寸符。

赘疣诸痣灸奇穴，更灸紫白二癜风，手之左右中指节，屈节尖上宛宛中。

瘰疬隔蒜灸法宜，先从后发核灸起，灸至初发母核止，多着艾火效无匹。

腋气除根剃腋毛，再将淀粉水调膏，涂搽患处七日后，视有黑孔用艾烧。

蛇蝎蜈蚣蜘蛛伤，即时疼痛最难当，急以伤处隔蒜灸，五六十壮效非常。

浅注：本歌介绍的均为经外奇穴。经外奇穴的使用一般较少，不及经穴熟悉。若遇相应的疾病而必须用时，方见应用。

十九、杂病歌

【出处】《针灸聚英》。

【原文】

1. 风

半身不遂患偏风，肩髃曲池列缺同，阳陵泉兮手三里，合谷绝骨丘墟中，
环跳昆仑照海穴，风市三里委中攻。足无膏泽治上廉，左瘫右痪曲池先，
阳谷合谷及中渚，三里阳辅昆仑痊。肘不能屈治腕骨，偏风却治冲阳窟。
身体反折肝俞中，中风肘挛内关突。目戴上治丝竹空，吐涎百会丝竹同。
不识人治水沟穴，临泣合谷三穴攻。脊反折兮治风府，并治哑门真有补。
风痹天井曲泽中，少海委中兼阳辅。惊痫神庭与百会，前顶涌泉丝竹类，
神阙一壮鸠尾三，七穴治之斯为贵。风劳曲泉膀胱俞，只有膀胱七壮宜，
风疰肾俞膀胱穴，三壮百会肝与脾。风眩临泣与阳谷，再有申脉同腕骨。
风痛临泣百会攻，肩井肩髃曲池窟，兼治天井并内间，通前七穴不可忽。
口眼㖞斜治太渊，列缺申脉与二间，内庭行间地五等，水沟颊车合谷连，
复有通谷不可失，十一穴治病即痊。喑哑间使与支沟，合谷鱼际并复溜，
灵道阴谷然谷穴，兼治通谷疾即瘳。凡人口噤不可开，颊车承浆合谷该。
风痫疾发僵仆地，风池百会灸无灾。

又曰：

半身不遂云中风，七处各灸三壮同，如风在左灸在右，患右灸左艾气通。
寻穴须从百会起，次及耳前之发际，第三肩井四风市，六是绝骨五三里，
乃若曲池居第七，灸之神效无可比。二椎五椎各七壮，壮如半枣核大柱，
以此同灸二椎上，中风目戴不能语。

浅注：①"天井并内间"，其"内间"疑为内关；②"耳前之发际"，指曲鬓、率谷两穴。

2. 伤寒

身热头疼攒竹穴，大陵神门与少泽，合谷鱼际中渚间，液门委中与太白。
洒淅恶寒粟鼓颔，治之宜在鱼际端。身热陷谷针吕细，三里复溜兼涌泉，
公孙太白委中穴，兼治侠溪病自安。寒热风池与少海，鱼际少冲合谷在，
复溜太白临泣中，八穴治之病自瘳。伤寒汗不出风池，鱼际二间兼经渠。
过经不解期门上，余热不尽先曲池，次及三里与合谷，上穴治之余热除。
腹胀三里内庭中，阴证伤寒神阙攻，灸壮须及二三百，庶几能保命不终。
大热曲池及三里，复溜不失患者起。呕哕百会曲池中，间使劳宫商丘底。

腹寒热气少冲中，商丘太冲行间同，三阴交兮与隐白，阴陵三壮炷火红。
发狂间使与百劳，合谷复溜四穴焦。不省人事中诸穴，三里大敦二穴烧。
秘塞照海与章门，小便不通阴谷焚，更兼阴陵通二穴，治之患者效自臻。

3. 痰喘咳嗽

咳嗽列缺与经渠，须用百壮灸肺俞。尺泽鱼际少泽穴，前谷解溪昆仑隙，
膻中七壮不可少，再兼三里实相宜。咳嗽饮水治太渊；引两胁痛肩俞间；
引尻痛兮鱼际上；咳血列缺三里湾，肺俞百劳乳根穴，风门肺俞咳血关。
唾血内损治劳宫，间使神门太渊同，鱼际泻兮尺泽补，曲泉太溪只在中。
肝脾三壮肺俞兮，终及然谷与太冲。唾血振寒治太溪，三里列缺太渊宜。
呕血曲池神门穴，鱼际通前三穴医。吐脓不愈治膻中，吐浊尺泽间使攻。
列缺少商与前穴，此患治之四穴同。呕食不化治太白，呕吐通里与曲泽，
劳宫阴陵太溪中，照海太冲大都穴。通谷胃俞与肺俞，再兼一穴是隐白。
患者呕逆治大陵；呕哕太渊治之宁；喘呕欠伸经渠上，治之无恙乐升平。
上喘曲泽大陵中，神门鱼际三间攻，商阳解溪昆仑穴，膻中肺俞十穴同。
喘嗽隔食治膈俞，喘满三间商阳宜。肺胀气抢胁下痛，阴都太渊肺俞除。
喘息难行治中脘，期门上廉三穴善。诸虚百损等极病，五劳七伤失精证，
大椎膏肓脾胃肺，下脘三里首肩井。传尸骨蒸肺痿怯，膏肓肺俞四花穴。
干呕间使三十壮，胆俞通谷及隐白，乳下一肋要识真，灸之神效胜服药。
噫气劳宫与大敦，少商太渊与神门，太溪陷谷与太白，八穴治之神效臻。
痰涎阴谷与前谷，复溜三穴不可忽。结积留饮病不瘳，膈俞五壮通谷灸。
数嗽而喘治太渊，一穴治之病自痊。

4. 诸积聚

气块冷气一切气，气海针灸病可愈。心气连胁里大陵，支沟上脘兼百会。
结气上喘及伏梁，中脘治之病自愈。更有心下如杯形，须治中脘及百会。
胁下积气治期门，章期中脘疗贲豚，气海百壮不可少，巨阙五穴通前论。
气逆商丘与尺泽，三阴交兮与太白。喘逆神门足临泣，阴陵昆仑不可失。
太冲神门二穴中，噫气下逆病可攻。支沟前谷攻咳逆，大陵曲泉三里同。
陷谷前谷行间穴，临泣肺俞十穴通。患者咳逆无所出，三里取之为第一，
后取太白与太溪，鱼际太渊不可失。窍阴之穴及肝俞，通前七穴斯为毕。
咳逆振寒治少商，更兼天突灸三壮。久病咳兮少商穴，天柱三壮病即康。
厥气冲腹及解溪，天突通前二穴宜。短气大陵尺泽上，少气间使神门医，
大陵少冲三里穴，下廉行间兼肺俞，然谷至阴与气海，十一穴治病自除。
欠气通里及内庭。诸积三里治之宁，阴谷解溪通谷穴，上脘肺俞膈俞应，
脾俞三焦俞上治，九穴治之命不倾。腹中气块穴头针，二寸半分二七焚，
块中一穴针三寸，灸之二七块犹存，块尾一穴针三寸，灸至七壮块渐分。
胸中膨胀气又喘，合谷期门乳根善。

5. 哮

医者若欲灸人哮，天突尾穷骨尖高。又法背上有一穴，量穴须用线一条，环颈垂下至鸠尾，尖上截断牵脊背，线头尽处是穴端，灸至七壮真为贵。

浅注：尾穷骨，此处指鸠尾；其他处用指收尾骨。

6. 腹痛胀满

腹痛三里与内关，阴陵复溜太溪连，昆仑阴谷陷谷穴，太白中脘与行间。
气海膈俞脾俞穴，兼治肾俞病即痊。食不下兮治内关，鱼际三里三穴间，
小腹急痛不可忍，兼治小肠吊外肩。疝气心痛诸气痛，足之大趾次趾下，
中节横纹灸五壮，男左女右无虚假，两足并灸无所分，细按肾经亦云可。
小腹胀痛气海焚；绕脐痛兮治水分；小腹痛兮治阴市；承山下廉及中封，
复溜小海关元穴，肓俞随年壮大敦；夹脐痛兮治上廉；脐痛中封与曲泉，
再兼水分通三穴，太冲太白引腰痉。少商阴市腹满祛，三里曲泉昆仑穴，
隐白大都陷谷中，商丘通谷与太白，行间一穴不可遗，十二穴治胜服药。
腹肋满兮治阳陵，三里上廉三穴精。心腹胀满绝骨上，更兼一穴是内庭。
小腹胀满痛中封，然谷内庭大敦中。腹胀阴市与尺泽，三里曲泉阴谷穴，
阴陵商丘公孙中，内庭太溪三阴交，厉兑膈俞及肾俞，中脘大肠俞太白。
胀而胃满治膈俞。腹坚大兮治丘墟，三里阴陵解溪上，冲阳期门水分宜，
此病治之通九穴，更有神阙膀胱俞。寒热坚大冲阳焚，鼓胀复溜与公孙，
中封太白三阴交，更兼一穴是水分。腹寒不食阴陵烧，痰癖腹寒三阴交。
腹鸣寒热复溜上，一穴治之命坚牢。胸腹膨胀气鸣疾，合谷三里期门高。

7. 心脾胃

心痛间使与曲池，内关大陵神门医，太渊太溪通谷穴，巨阙百壮通心俞。
心痛食不化中脘，胃脘痛兮治太渊，鱼际三里两乳下，一寸三十壮为便，
膈俞肺俞督肾俞，随年壮兮病即痊。心烦阳溪与神门，鱼际腕骨少商焚，
解溪穴与太白穴，更兼至阴与公孙。烦渴心热与曲泽，心烦怔忡鱼际穴，
卒心疼兮不可忍，吐冷酸水难服药，此患灸足最为良，得效最速不虚谑，
大趾次趾内纹中，各一壮炷如小麦。思虑过多无心绪，少力忘前失后记，
寻穴须从百会中，患者灸之病自除。心风灸心俞中脘，患者烦闷腕骨观。
虚烦口干肺俞攻。烦闷不卧治太渊，公孙隐白阴陵泉，肺俞三阴交六穴，
治之何患病不痊。烦心善噫治少商，再兼太溪陷谷康。心痹悲恐神门穴，
大陵鱼际定吉昌。懒惰须治照海中。心惊恐兮曲泽攻，天井灵道神门穴，
大陵鱼际二间同，液门百会厉兑上，通谷巨阙与少冲，章门通前十四穴，
治之立见有神功。嗜卧百会与天井，二间三间太溪顶，照海厉兑及肝俞，
嗜卧不言膈俞应。不得卧兮治太渊，公孙隐白阴陵泉，并治三阴交穴上，
通宵得寝期安然。支满不食治肺俞；振寒不食冲阳宜。胃热不食下廉穴；

胃胀不食水分宜。

阳谷神门大陵同，
三里肾俞肺俞治，
后取三里泻宜然，
少商太白公孙同，
食分下咽有神功。
通前六穴皆常医。
脾俞胃俞小肠同。
中封照海陷谷里，
胃寒有痰膈俞攻，
此病须治三阴交。
若治气海病即瘳。

心中恍惚天井上，
列缺鱼际复溜上，
胃俞再兼两乳下，
胃俞脾俞及中脘，
三里中脘中魁穴，
不能食分治胃俞，
若不嗜食治中封，
食多身疲脾胃俞，
太溪至阴腰俞端，
脾虚腹胀谷不消，
脾虚不便治商丘。

再兼巨阙与心俞，
再兼肺俞与劳宫。
一寸廿一壮即愈。
膈俞百壮患者安。
膈俞心俞胃俞中，
少商三里然谷宜，
然谷内庭厉兑中，
脾寒二间与中渚，
兼治三阴交乃止。
只治三里最为高。
三阴交灸三十休。

心喜笑兮阳溪中，
胃痛太渊与鱼际，
翻胃下脘取之先，
噎食不下治劳宫，
三焦俞兮大肠俞，
再及大肠膈俞穴，
隐白阴陵泉六穴，
液门合谷商丘中，
乃若胃热治悬钟。
脾病溏泄若不愈，
胆虚呕逆兼带热，

8. 心邪癫狂

心邪癫狂攒竹穴，
小海少海间使穴，
液门穴与行间穴，
商丘行间与通谷，
鬼击间使与支沟，
解溪后溪及申脉，
狂言阳溪与太渊，
痫狂言语无尊卑，
患者狂言数回顾，
喜哭百会水沟中，
试问鬼宫何所在，
三鬼垒兮足大趾，
男从左兮女从右，
六鬼枕兮风府上，
九鬼窟即间使穴。
十二鬼臣即曲池，
依次而行针灸备，
中恶不省水沟穴，
发狂少海间使中，
狂走风府阳谷安，
要识此穴名鬼眼，
卒狂间使合谷中，
带脉一穴并四穴，
登高而歌撮衣走，

阳溪间使与尺泽。
阳溪阳谷大陵方，
十六穴灸斯为臧。
心俞后溪鬼眼攻，
癫疾上星百会头，
昆仑然谷通谷求，
并及昆仑与下廉。
唇里中央肉缝宜，
宜治阳谷液门穴。
目妄视兮风府攻，
要识此穴即人中。
甲下入肉二分是。
起针之法依此等。
入发一寸非虚假。
上星穴十入鬼堂。
火针亦与曲池宜。
二者兼到有神功。
中脘气海当兼医。
合谷后溪丝竹空，
狐魅神邪狂与痫，
灸至三壮病必痊。
并及后溪三穴攻。
通前五穴收全功。
久狂神门及后溪，

癫狂肺俞至百壮，
京骨合谷与鱼际，
癫痫攒竹神门中，
通前总计十一穴，
风池曲池与尺泽，
承山针三分速出，
狂言不乐太阳穴。
灸上一壮如小麦，
喜笑阳溪及大陵，
鬼邪须治间使穴，
二鬼信兮手大指，
四鬼心兮即大陵，
五鬼路兮即申脉，
耳前发际七鬼床，
火针七锃鬼堂用。
十三轮该是鬼封，
假如见鬼治阳溪。
不省人事用三里，
并兼复溜穴在内，
小儿奶痫惊痫证，
两手两足大拇指，
瘰疬指掣哑门穴，
呆痴神门少商宜，
并及冲阳共三穴，

曲池一七理所当，
腕骨神门与冲阳，
天井小海金门同，
心俞百壮有神功。
阳溪腕骨与商丘，
灸至百壮疾即瘳。
多言用治百会尖。
又用钢刀割断奇。
并及水沟与列缺。
仍针后溪起鬼宫，
甲下入肉三分是。
治之须至入寸半，
火针七锃三分下。
八鬼市穴即承浆。
鬼藏阴下缝三壮。
即是舌下一寸缝。
凡人魇梦商丘宜。
大敦一穴相兼治。
治之立待有神功。
亦依此法一壮燃。
用绳缚定灸四尖，
阳谷腕骨与劳宫，
涌泉一穴与心俞。
等闲感应似神祇。

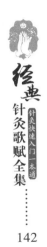

瘛惊百会解溪头。暴惊下廉一穴求，癫疾前谷后溪穴，解溪金门及水沟，
再兼一穴是申脉，按穴治之此疾瘳。

　　浅注： 此歌"十三鬼穴"均已按标准纠正。原是"四鬼心太渊"，"六鬼枕大椎"，
"九鬼窟劳宫"，"三鬼垒隐白穴"。

9. 霍乱

　　霍乱阴陵承山穴，次及解溪与太白。霍乱吐泻治关冲，支沟三里与尺泽，
再及太白一穴内，五穴治之胜服药。霍乱呕吐支沟中，霍乱转筋支沟同。
逆数大都太白穴，公孙丘墟解溪攻，再及中封承山穴，阴陵阳辅与关冲。

10. 疟疾

　　疟疾百会与经渠，前谷三穴实相宜。温疟中脘大椎穴，乃若瘴疟治腰俞。
假如疟疾发寒热，合谷液门商阳别。痰疟寒热后溪穴，兼治合谷随即歇。
疟疾振寒治上星，丘墟陷谷得安宁，头痛腕骨神效得，寒疟三间治之精。
假如心烦治神门。寒疟不食治公孙，内庭厉兑共三穴。久疟中渚商阳焚，
此疾兼治丘墟穴，叮咛医者识此文。热多寒少间使中，再兼三里有神功。
脾寒发疟大椎穴，间使乳根三穴同。

11. 肿胀

　　浑身浮肿治曲池，合谷三里内庭医，行间三阴交六穴，治之此病绝根株。
水肿列缺腕骨医，合谷间使阳陵宜，阴谷三里曲泉穴，复溜陷谷与解溪，
公孙厉兑冲阳穴，阴陵水分并胃俞，再兼神阙十八穴，速除此疾无毫厘。
四肢浮肿曲池中，通里合谷中渚同。液门三里三阴交，风肿身浮解溪攻。
水肿气胀满复溜，并兼神阙功效收。水胀胁满阴陵泉，遍身肿满疾久缠，
更兼饮食又不化，肾俞百壮病即痊。凡人消瘅治太溪，伤饱身黄章门医。
红瘅合谷与百会，委中三里与曲池。黄瘅百劳腕骨中，三里涌泉中脘同，
然谷太冲复溜穴，膏肓大陵与劳宫，还有脾俞兼在内，太溪一穴在中封。

12. 汗

　　多汗合谷补之先，次泻复溜汗即干。少汗先泻合谷穴，次补复溜病即痊。
自汗列缺与曲池，少商昆仑冲阳宜，然谷大敦涌泉穴。无汗上星哑门医，
中冲阳谷腕骨穴，然谷风府与风池，中渚液门及鱼际，合谷支沟与经渠，
大陵少商商阳等，大都委中与侠溪，陷谷厉兑廿二穴，仔细治之病自除。
汗不出兮曲泽烧，鱼际少泽上星高，曲泉复溜昆仑穴，侠溪窍阴九穴焦。

13. 痹厥

　　风痹尺泽阳辅区，积癖痰痹治膈俞。寒厥太渊液门穴，假如痿厥治丘墟。
尸厥如死不知事，须灸三壮于厉兑。身寒痹治曲池穴，列缺环跳与风市，

委中商丘及中封，再兼临泣八穴攻。　厥逆列缺与中冲，金门大都内庭中，

厉兑隐白大敦穴，须治八穴为有功。　四肢尺泽与支沟，少海前谷三里头，

三阴交与曲泉穴，照海内庭太溪丘，　行间大都十二穴，次第详治病即瘳。

14. 肠痔大便

肠鸣三里陷谷焚，公孙太白与章门，　神阙胃俞三焦俞，三阴交兮与水分。

肠鸣而泄神阙穴，并治三间与水分。　食泄上廉与下廉，暴泄须治隐白痊，

洞泄宜治肾俞穴，溏泄太冲与神阙，　并治一穴三阴交，泄不止兮亦神阙，

泄不觉兮治中脘。痢疾曲泉太溪便，　太冲丹田与脾俞，兼治小肠俞最善。

便血承山并复溜，太冲太白四穴求。　大便不禁丹田穴，兼治大肠俞即瘳。

大便不通治太溪，承山照海太冲宜，　小肠俞穴与太白，章门穴与膀胱俞。

大便下重治承山，解溪太白带脉间。　闭塞照海与太白，兼治章门如神丹。

泄泻曲泉隐白宜，阴陵然谷三焦俞，　京骨中脘脾俞穴，胃俞大肠俞天枢。

五痔承山与委中，飞扬阳辅复溜同，　侠溪气海会阴穴，长强之穴与太冲。

肠风百壮灸尾穷。假如大小便不通，　三百壮灸胃脘穴，功效最速如神通。

肠痛痛治太白中，陷谷大肠俞与同。　乃若脱肛治百会，灸至七壮是尾穷，

此疾须用治三穴，随年壮兮灸脐中。　患者血痔泄腹痛，承山复溜二穴攻。

若是痔疾骨疽蚀，承山商丘收神功。　久痔宜治二白间，须兼长强与承山。

15. 疝（泛指生殖器病症）

寒疝腹痛阴市宜，并及太溪与肝俞。　疝瘕须治阴跷穴，卒疝大敦与丘墟，

兼治阴市与照海，四穴不失大效随。　癫疝曲泉与中封，再兼商丘与太冲。

小腹下痛曰疝癖，太溪三里脾俞同，　三阴交穴曲泉穴，宜兼阴陵六穴攻。

腹中之病云疝瘕，阴陵太溪丘墟佳，　更兼照海通四穴，以此治之无所差。

肠癖痃疝小肠痛，灸至百壮通谷用，　京骨穴与大肠俞，三穴治之有神应。

偏坠木肾治归来，大敦三阴交穴该。　阴疝太冲大敦穴，二穴治之绝无灾。

痃癖膀胱小肠俞，医家宜把燔针刺，　五枢气海及三里，气海百壮三交愈。

阴肿大小便数兮，或阴入腹大敦宜。　阴肿曲泉太溪穴，大敦三阴交肾俞。

阴茎肿痛治曲泉，阴陵阴谷与行间，　太冲大敦太溪穴，肾俞中极三阴痊。

阴茎痛兮阴汗出，太溪鱼际与中极，　更治一穴三阴交，四穴治之多有力。

转胞不溺只淋沥，关元疗病真可必。　肾脏虚冷日渐羸，阴疼少气遗精疲，

不须别求疗此病，只治一穴是肾俞。　遗精白浊肾俞烧，关元穴与三阴交。

梦泄百壮曲泉穴，中封太冲至阴高，　膈俞脾俞肾俞准，关元三焦三阴交。

寒热气淋阴陵宜，淋沥曲泉然谷医，　阴陵行间大敦穴，涌泉气海小肠俞。

小便黄赤阴谷中，太溪肾俞气海同，　膀胱俞穴宜兼治，五穴无缺有神功。

小便五色治委中，须把前谷第二攻。　小便不禁上承浆，阴陵委中太冲间。

膀胱俞穴大敦穴，通治六穴患者安。　小便赤如血大陵，兼治关元病始轻。

妇人胞转小便艰，二七壮兮治关元。　遗溺神门鱼际穴，太冲大敦及关元。

阴痿丸骞阴谷中，然谷三阴交中封，兼治大敦通五穴，此病立待有神功。
阴挺出兮治太冲，少府照海曲泉同。疝气偏坠用小绳，患者口角量一形，
分作三折成三角，如角△样为权衡，一角安在脐心上，两角安在脐下平，
两角尽处是灸穴，患左患右灸反更，各三七壮病立愈，二穴俱灸亦安宁。
膀胱气攻胁脐下，阴肾入腹病染增，自脐量下至六寸，两旁各寸是穴中，
患左患右灸反复，炷如小麦大相应。

16. 头面

头痛百会上星中，风府攒竹小海攻，阳溪后溪合谷穴，腕骨中渚丝竹空，
风池昆仑阳陵等，再兼一穴是中冲。头强痛兮治颊车，并治肩井及风池，
少海穴兮兼在内，通计五穴至后溪。头偏痛者针头维，脑泻囟会通谷医。
头风上星前顶穴，百会阳谷合谷宜，通前通后共八穴，昆仑关元与侠溪。
脑痛上星风池中，脑空天柱少海攻，头风面目赤何治，通里解溪真有功。
头风牵引脑项痛，上星百会合谷同。偏正头风百会穴，前顶神庭上星通，
风池合谷头维等，攒竹穴与丝竹空。醉后头风治印堂，攒竹三里三穴当。
头风眩晕治合谷，次及丰隆解溪方，再兼风池通四穴，垂手着膝着腿双，
两般皆灸虎口内，更详此处宜灸壮。面肿水沟与上星，攒竹支沟间使应，
中渚液门解溪穴，行间厉兑谚语灵，再兼天牖风池等，十三穴内治之精。
面痒肿兮治迎香，再兼合谷治之良。患者头面项俱痛，百会项后合谷强。
假如头风冷泪出，攒竹合谷治无失。脑昏目赤攒竹中。头旋目窗百会同，
申脉至阴络却穴，通前五穴治有功。至若面肿与项强，鼻生息肉治承浆。
头肿上星前顶穴，大陵出血公孙央。若人颊肿治颊车，颐颔肿者阳谷宜，
腕骨前谷商阳等，侠溪手三里丘墟。风动如虫行迎香，颈项强急风府央。
若人头面目浮肿，宜治陷谷与目窗。眼睑瞤动治头维，再兼一穴攒竹医。
脑风而疼治少海，头肿身热是肾俞。眉棱痛兮肝俞穴，毛发焦燥治下廉。
面浮肿兮厉兑穴，面肿若灸水分痊。头目眩疼皮肿者，兼生白屑灸囟会。

17. 咽喉

凡人喉痹治颊车，合谷少商与经渠，大陵二间与尺泽，再兼前谷与阳溪。
假如鼓颔治少商，咽中如鲠间使当，再兼一穴三间穴，咽肿中渚太溪央。
咽外肿兮液门攻，咽食不下灸膻中。咽中闭者治合谷，再有曲池二穴同。
咽喉肿痛又闭塞，水粒不下合谷得，少商兼以三棱针，刺手大指背头吉，
节上甲根不可瘥，排刺三针斯为毕。双蛾玉液与金津，又兼少商三穴焫。
单蛾少商合谷等，并治廉泉病绝根。复有咽喉肿闭甚，治之以细三棱针，
把针藏在笔端内，以药点肿给患人，却将笔端点肿处，刺之立愈病除根。
续添一证是咽痛，若治风府效如神。

浅注：①手大指排刺三针：少、中、老商。②双蛾：玉液、金津、少商三穴焫，以"三棱针"刺血为妥。

18. 耳目

耳鸣百会与听宫，听会耳门络却中，阳溪阳谷前谷穴，后溪腕骨中渚同，
液门商阳肾俞顶，总算十四六里攻。聤耳生疮有脓汁，耳门翳风合谷窟。
重听无所闻耳门，翳风风池侠溪焚，听会听宫通六穴，治之此患定不存。
凡人目赤目窗针，大陵合谷液门临，上星丝竹空攒竹，七穴治之病绝根。
目风赤烂阳谷烧，赤翳攒竹后溪高，再兼液门通三穴，斯病可待无根苗。
目赤肤翳治太渊，侠溪攒竹风池前。目翳膜者治合谷，临泣角孙液门巅，
后溪中渚睛明穴，白翳临泣肝俞痊。睛痛内庭与上星。假如冷泪治睛明，
临泣风池腕骨穴，四处不失医者精。迎风有泪治头维，睛明临泣与风池，
眼泪出治临泣穴，百会液门与后溪，通前通后共八穴，还有前谷与肝俞。
风生卒生翳膜引，两目痛兮不可忍，睛明穴及手中指，本节间尖三壮准。
眼睫毛倒丝竹空。青盲无见肝俞中，并及商阳通二穴，患左患右左右攻，
眼眦急痛三间医。假如目昏治头维，攒竹睛明目窗穴，百会风府与风池，
合谷肝俞丝竹空，再兼一穴是肾俞。目眩临泣风府中，风池阳谷中渚同，
通前通后共八穴，液门鱼际丝竹空。目痛阳溪二间精，次及三间与大陵，
前后总算六穴治，须兼前谷与上星。目眵烂见风泪流，宜治头维颞髎头。
眼痒眼痛光明泻，兼治五会痒痛休。目生翳者治肝俞，命门瞳子髎穴宜，
外眦五分得气泻，再兼合谷商阳医。小儿雀目不见物，手拇指甲后一分，
宜在内廉外纹头，白肉际各一壮稳。

19. 鼻口

鼻有息肉治迎香。衄血风府风池良，合谷二间三间穴，后溪前谷委中强，
申脉昆仑并厉兑，兼治上星隐白长。鼽衄风府与二间，再兼一穴是迎香。
鼻塞上星临泣烧，百会前谷厉兑高，通前通后共七穴，包括合谷迎香交。
鼻流清涕治人中，上星风府三穴攻。脑泻鼻中臭涕出，曲差上星治有功。
鼻衄上星二七壮，兼治绝骨囟会康，又法灸项后风池，两筋中间宛宛央。
久病流涕出不禁，百会灸之病绝根。口干尺泽与曲泽，大陵二间少商穴，
再兼一穴是商阳，仔细治之效自获。咽干太渊鱼际中，消渴水沟承浆通，
金津玉液曲池穴，太冲行间与劳宫，商丘然谷隐白穴，百日以上不可攻。
唇干有涎治下廉，舌干涎出复溜尖。唇干饮食又不下，三间少商治之痊。
假如唇动如虫行，水沟一穴治之宁。唇肿宜治迎香穴。口㖞眼斜颊车精，
水沟列缺太渊穴，合谷二间丝竹空，兼治地仓极有效，感应最速如神灵。
口噤颊车与支沟，外关列缺内庭头，再兼厉兑通六穴，次第治之病自瘳。
失喑不语治间使，支沟灵道兼鱼际，合谷阴谷复溜穴，再治然谷病即愈。
舌缓太渊合谷中，冲阳内庭风府同，通前通后共七穴，三阴交穴昆仑攻。
舌强哑门少商穴，鱼际二间与中冲，再兼阴谷然谷等，七穴治之为有功。
假如舌黄治鱼际，齿寒少海实为贵，齿痛商阳一穴医，齿龋恶风合谷利，

再兼厉兑二穴攻，医者寻趁须仔细。齿龋厉兑少海宜，小海阳谷合谷奇，
液门二间内庭等，龈痛角孙少海居。舌齿腐兮承浆穴，须兼劳宫二穴医。
牙疼少海与曲池，阳谷二间与阳溪，更兼内庭与吕细，并及液门与颊车。
上牙疼兮治人中，太渊吕细三穴通，臂上起肉中五炷，灸之立待有神功。
下牙疼者龙玄穴，侧腕交叉脉是斯，并及承浆合谷穴，腕上五寸两筋间，
灸至五壮病必痊。不能嚼物角孙强，牙疳蚀烂至生疮，炷如小箸头样大，
七壮须灸在承浆。

浅注：①臂上起肉：臂臑穴。②项后发际：天柱穴。

20. 胸背胁

胸满经渠与阳溪，后溪三间间使宜，阳陵三里曲泉穴，足临泣等九穴医。
假如胸痹治太渊，胸胁闷兮肩并疼。胸胁痛者天井穴，支沟间使太白连，
三里大陵丘墟等，阳辅八穴实为便。胸中淡者间使宜。胸满支肿治膈俞，
再兼内关通二穴，得效最速定不迟。胸胁引满腹下廉，丘墟侠溪肾俞连。
假如胸烦期门穴，胸中烦者膻中安。肩背酸疼治风门，肩井中渚支沟焚，
后溪腕骨委中穴，次第治之病不存。心胸痛者治尺泽，内关大陵三穴著。
胸满血膨有积块，霍乱肠鸣喜噫气，三里期门向外针，二寸不补亦不泻。
假如胁满章门奇，胁痛阳谷腕骨宜，支沟膈俞及申脉，缺盆肿足临泣医。
胁与脊引肝俞烧，背膊项急大椎焦。腰背强直难转侧，腰俞肺俞二穴高。
腰脊痛楚委中头，再兼一穴是复溜。腰背伛偻风池穴，并治肺俞病即瘳。
背拘急者治经渠，肩背相引二间宜，商阳委中昆仑穴。假如偏胁背痹痛，
须治鱼际委中穴，可保此病无根株。背痛鱼际与经渠，昆仑京骨及丘墟。
脊臀强痛委中穴。腰背俱疼治风池，天髎合谷昆仑等，四穴善治身不疲。
脊肉牵疼难屈伸，合谷复溜昆仑真。胸连胁痛期门穴，宜于此处先入针，
章门穴与丘墟穴，行间涌泉须细寻。肩痹痛者治肩髃，宜兼天井与曲池，
并治关冲与阳谷，五穴仔细疾不居。

21. 手足腰腋

手臂痛难举曲池，须兼尺泽与肩髃，三里少海太渊等，阳池阳谷与阳溪，
前谷合谷液门穴，外关腕骨次第医。臂寒曲泽与神门，臂内廉痛太渊焚。
臂腕侧痛治阳谷。手腕摇动曲泽存。腋痛少海间使宜，少府阳辅与丘墟，
须兼申脉足临泣。腕劳天井治曲泽，间使中渚与阳溪，阳谷太渊腕骨等，
列缺液门十穴医。手腕无力列缺中，肘臂痛者肩髃攻，曲池通里手三里，
四穴能除肘臂疼。肘挛曲泽及肩髃，少海间使与后溪，复兼大陵鱼际等，
七穴驯治病自除。肩背酸重治支沟。肘臂手指难屈忧，曲池三里外关等，
兼治中渚病即瘳。手臂麻木天井宜，外关支沟与曲池，阳陵腕骨上廉等，
再兼合谷与经渠。手臂冷痛肩井中，曲池下廉三穴攻。手指拘挛并筋紧，
曲池阳谷合谷同。手热曲池与内关，曲泽列缺经渠间，太渊中冲少冲等，

劳宫九穴病必安。　臂肿经渠曲池中，　通里中渚合谷同，　并兼液门手三里，
治之立待有神功。　风痹手挛不举证，　尺泽曲池合谷应，　差点拘挛皆不安。
偏风瘾疹喉痹等，　胸胁膜满及筋缓，　无力皮肤枯燥病，　曲池先泻后补宜。
肩髃手三里为证。　肩膊烦疼治肩髃，　兼带肩井与曲池。　五指皆疼外关穴，
手挛皆疼少商医。　掌中热者列缺巅，　宜兼经渠与太渊。　腋肘肿兮治曲泽，
小海间使大陵痊。　腋下肿者阳辅宜，　足临泣兮与丘墟。　腰痛肩井环跳穴，
阴市三里委中煨，　承山阳辅昆仑穴，　复兼腰俞与肾俞。　两腿如水阴市中。
挫闪腰疼胁肋疼，　尺泽曲池合谷穴，　三阴交穴与阴陵，　行间三里手三里。
腰疼难动风市攻，　再兼委中行间穴，　三穴治之诚有功。　腰脊强痛治腰俞，
委中涌泉小肠俞，　膀胱俞穴宜兼治。　腰脚痛者环跳宜，　风市阴市委中等，
承山昆仑申脉医。　腰膝内痛治委中，　三里三阴交穴同。　腿膝酸疼环跳穴，
阳陵丘墟三攻穴。　脚膝痛者委中烧，　三里曲泉阳陵焦，　风市昆仑解溪等，
以上七穴最为高。　膝胻股肿治委中，　三里阳辅解溪同，　再及承山通五穴。
腰如坐水阳辅攻。　足痿不收治复溜。　风痹脚胻麻木忧，　宜治环跳风市攻。
足麻痹等环跳丘，　阴陵阳辅太溪穴，　兼治至阴五穴瘳。　脚气肩井膝眼中，
风市三里承山同，　太冲丘墟行间穴。　髀枢痛者环跳攻，　阳陵丘墟共三穴，
病者治此为有功。　足寒热兮治三里，　委中阳陵复溜底，　然谷委中置骨焦，
下廉风市共八穴。　足寒如冰肾俞高。　浑身战栗及胻疼，　承山金门二穴观。
足胻寒者复溜穴，　兼治申脉厉兑端。　足挛肾俞阳陵烧，　阳辅绝骨皆宜焦。
诸节皆痛治阳辅，　假如妇人腨腓病，　承山昆仑穴相应。　足缓阳陵冲阳中，
绝骨丘墟四穴定。　乃若脚弱治委中，　三里承山三穴同。　两脚红肿更疼痛，
膝关委中三里攻，　再兼阴市通四穴，　次第治之极有功。　若患穿跟草鞋风，
昆仑丘墟商丘红，　并及照海通四穴。　如此妙术医者通。　足不能行治曲泉，
三里委中阳辅巅，　复溜冲阳然谷等，　申脉行间脾俞连，　三阴交穴带在内，
十一治之病即痊。　脚腕酸者委中临，　再兼一穴是昆仑。　足心疼痛取昆仑，
脚筋短急足重沉，　鹤膝历节风肿侵，　恶发不能起床榻，　此等宜于风市寻。
假如腰重不可忍，　转侧起卧不便窘，　冷痹脚筋又挛急，　如此复兼难屈伸，
两脚曲瞅两纹头，　四处三壮一同灸，　两人两边用同次，　待至火灭效可候。
午时若灸挨至晓，　听得脏腑或鸣吼，　不鸣或行一二次，　此病痊愈时可守。
腰痛不能举仆参，　二穴跟骨下陷寻，　拱足取之三壮灸，　指日可保病不侵。
膝以上病灸环跳，　再兼一穴风市疗；　膝下病者灸犊鼻，　膝关三里阳陵效；
足踝上灸三阴交，　绝骨昆仑三穴高；　足踝以下灸照海，　再兼申脉病绝苗。
假如腿痛置骨康，　脚气风市或五壮，　或五十壮百壮灸；　次及伏兔针为藏，
针止三分切忌灸；　三四犊鼻膝眼当，　第五三里百壮灸；　数至第六上廉央；
唯有第七为地五；　终至第八绝骨良。　脚筋转时不可忍，　宜于脚踝灸为准。
内筋急兮灸在内，　外筋急兮灸外稳。　脚筋多年不愈者，　如此灸之病即泯。

浅注：以上腿痛脚气用穴分别为风市、伏兔、犊鼻、膝眼、三里、上廉、地五会、绝骨。

22. 妇女

月脉不调气海中，三阴交穴中极攻。带脉一壮不可过，再及肾俞斯有功。
女子月事若不来，面黄呕吐身无胎，三阴交兮曲池穴，支沟三里治无灾。
经脉过多通里高，行间穴与三阴交。欲断产兮治合谷，右足内踝上寸烧，
脐下二寸三分灸，灸至三壮阳气消，复有肩井带在内，从此妊孕绝根苗。
一切冷急灸关元。不时漏下三阴交。月水不调结成块，用针关元水自调。
月事不利治中极，再兼一穴三阴交，过时不止隐白巅，下经冷来治关元。
假如女人漏不止，太冲三阴交为便。血崩气海与大敦，阴谷太冲然谷焚，
三阴交穴与中极，七穴治之病不存。瘕聚关元病必除。赤白带治白环俞，
带脉关元气海等，间使三阴交为宜。小腹坚治带脉中，绝子商丘中极攻。
因产恶露或不止，气海关元必有功。产后诸病期门宜，乳痈下廉三里医，
鱼际少泽委中穴，足临泣兮与侠溪。乳肿痛治足临泣，难产合谷补无失，
再泻一穴三阴交，兼治太冲期为毕。横生死胎治太冲，合谷三阴交穴同。
假如横生手先出，右足小趾至阴攻，三壮五壮为灸数，炷如小麦大有功。
子上逼心气欲绝，这难须当攻巨关（巨阙、关元），三阴交泻合谷补，
产妇端的无险跌。假如子手掬母心，生下男女左右痕。或在手心或脑后，
不在脑后人中寻。产后血晕不识人，支沟三里三阴交。堕胎手足如冰厥，
肩井五分针病消，觉闷急针三里穴。胎衣不下中极高，兼治一穴是肩井。
阴挺出者曲泉焦。照海大敦共三穴。无乳膻中少泽烧。血块曲泉复溜中，
三里气海丹田同，复带三阴交一穴，医人须当仔细攻。妇人经事若正行，
与夫交感瘦渐形，寒热往来精血竞，此病若把虚劳名，宜治百劳肾俞等，
风门中极气海并，再兼三阴交在内，如此治之功必成。

23. 小儿

大小五痫水沟存，百会神门与金门，须带昆仑及巨阙，惊风腕骨最为真。
瘈疭五指掣阳谷，兼治腕骨与昆仑。风痫目戴上百会，复兼昆仑丝竹空。
脱肛百会长强穴，假如卒病治太冲。角弓反张百会穴，大凡泻痢神阙攻。
赤游风者治百会，兼治委中诚有功。秋深冷痢灸脐穴，二寸三寸动脉中。
假如吐乳灸中庭，膻中之下一肋行。羊痫猪痫灸巨阙，灸至三壮收全功。
假如口有疮蚀龈，秽臭冲人难看管，劳宫二穴各一壮，用心仔细须寻纂。
卒患肚痛皮青黑，肚脐四边各寸半，各灸三壮皆安全，鸠尾一寸三壮益。
惊痫顶上旋毛中，须于此处三壮攻。耳后青络三壮灸，炷如小麦大有功。
风痫屈指如数物，鼻上发际治之不。一二岁者目赤眦，大指小指间后寻，
一寸半灸三壮没。夜啼百会灸三壮。囟门不合各有方，脐及上下各五分，
三穴各灸止三壮，灸疮未发囟门合，患者诚之必然康。肾肿偏坠是关元，
灸止三壮诚宜然，大敦七壮真果便，若此治之病即痊。猪痫如尸厥吐沫，
巨阙三壮不可忽。寒热洒淅食痫发，鸠尾上至五分突，宜灸三壮身即安，

不灸三壮病不瘥。羊痫九椎下节间，灸至三壮如服丹。又法大椎上三壮，
可保小儿无灾难，中间三壮鸠尾穴，大椎三壮透过间。马痫治之自有方，
仆参二穴各三壮，风府脐中各三灸，依此妙法得安康。假如犬痫两手心，
足太阳与脑户寻，各灸一壮病必愈。鸡痫足诸阳三壮。牙疳舌烂治之强，
或针或灸须承浆。遍身生疮曲池穴，合谷三里绝骨良，通前通后共五穴，
须兼膝眼二七壮。假如腋肿马刀疡，要知此是头中疮，宜治阳辅太冲穴。
热风瘾疹肩髃臟，曲池曲泽环跳等，须带合谷涌泉康。疡肿振寒少海中，
疥癣疮兮曲池攻，支沟阳溪阳谷等，大陵合谷后溪同，委中三里阳辅穴，
昆仑穴与行间通，三阴交穴百虫窠，十四穴治为有功。

浅注：猪、羊、马、鸡、犬痫（五痫）实为癫痫一证。

24. 疔疮、溺死、犬伤、蛇伤、脉绝、痈疽

疔生面上与口角，须灸合谷疮即落，若生手上灸曲池，若生背上肩井索。
三里委中临泣中，六穴灸之不可错，行间通里少海兼，复带太冲无病恶。
假如瘰疬少海寻，此穴皮上宜先针，三十六息推针入，入内须当定浅深，
追核大小勿出核，三上三下乃出针，天池章门临泣等，支沟阳辅百壮真，
复兼肩井手三里，肩井随年壮为吟。痈疽发背肩井攻，再兼一穴是委中，
以蒜片贴疮上灸，如不疼兮灸至疼，愈多愈好是此病，若疼宜灸至不疼。
溺水死者虽经宿，细按神经亦可救，即解死人衣带开，速急把他脐中灸。
假如人被狂犬伤，当时须灸咬处疮。凡人若是蛇伤者，亦把咬处灸三壮。
仍以蒜片贴咬处，灸在蒜上即安康。人脉微细不见临，或时无有不可寻，
少阴经兮复溜穴，此穴宜刺圆利针，针至骨处顺针去，下刺候回阳脉临。
阳脉生时方稳当，方乘此际可出针。痈疽疮毒实难医，患人须将竹马骑。
薄篾用量患人手，尺泽横纹头此齐，起循手臂至中指，尖上截断斯为宜，
竹杠两头置凳上，患人去衣方可骑，须当以足微点地，比篾头安竹杠皮，
循内直上篾尽处，医者须当墨点记，只是取中非灸区；更以薄篾量中指，
中节两纹为一寸，将篾以墨点为主，点上两旁各一寸，是穴各灸五七炷，
或五或七不可多，此法灸之无不愈。

浅注：这是容量最大的一首针灸治疗歌，涵盖临床各科，犹如处方手册，难免有
条目字杂之嫌。很多穴位只提位置而隐穴名，如同猜谜；有的字义有疑（如"深秋冷
痢灸脐穴，二寸三寸动脉中"），但瑕不掩瑜，若细心研读，总会得益。为医者能从一
书得一病之一效方，亦为幸事，匡更多欤！

二十、注解标幽赋

【出处】《针经指南》"针经标幽赋"（元·窦汉卿著，无注解）。今附注解两则：
《针灸大全》之注在前（《针灸大成》所录"杨氏注解"，实为抄录此篇）；《扁鹊神应
针灸玉龙经》"注解标幽赋"之注在后。

【原文】

拯救之法，妙用者针。

夫今人愈疾，岂离于医治。却病之功，莫妙于针刺。故经云：拘于鬼神者，不可与言至德；恶于针石者，不可与言至巧。正此之谓也。

察岁时于天道。

夫人身十二经，三百六十节，以应一岁十二月，三百六十日。岁时者，春暖、夏热、秋凉、冬寒，此四时之正气。苟或春应暖而反寒，夏应热而反凉，秋应凉而反热，冬应寒而反暖。是故冬伤于寒，春必温病。春伤于风，夏必飧泄。夏伤于暑，秋必痎疟。秋伤于湿，上逆而欬。岐伯曰：凡刺之法，必候日月星辰四时八正之气，气定乃刺之。是故天温日明，则人血淖液而卫气浮，故血易泻，气易行；天寒日阴，则人血凝泣而卫气沉。月始生，则气血始精，卫气始行；月郭满，则血气实，肌肉坚；月郭空，则肌肉减，经络虚，卫气去，形独居。是以因天时而调血气也。天寒无刺，天温无疑，月生无泻，月满无补，月郭空无治，是谓得时而调之。故曰：月生而泻，是谓脏虚；月满而补，血气扬溢，络有留血，命曰重实。月郭空而治，是谓乱经。阴阳相错，真邪不别，沉以留止，外虚内乱，淫邪乃起。又曰天有五运，金水木火土也；地有六气，风寒暑湿燥热是也。学者必察斯焉。

定形气于予心。

经云：凡用针者，必先度其形之肥瘦，以调其气之虚实。实则泻之，虚则补之。必先定其血脉，而后调之。无问其病，平调理期。细察形气，得于心矣。形盛脉细，少气不足以息者，危；形瘦脉大，胸中多气者，死；形气相得者，生。不调者病；相失者死。是故色脉不顺而莫针，戒之戒之。

春夏瘦而刺浅，秋冬肥而刺深。

经云：病有沉浮，刺有浅深，各至其理，无过其道。过之则内伤，不及则外壅，外壅则贼邪从之。浅深不得，反为大贼。内伤五脏，后生大病。故曰：春病在毫毛腠理，夏病在皮肤。故春夏之人，阳气轻浮，肌肉瘦薄，血气未盛，宜刺之浅。秋病在肌肉血脉，冬病在筋骨。秋冬则阳气收藏，肌肉肥厚，血气充满，刺之宜深。又云：春刺十二井，夏刺十二荥，季夏刺十二输，秋刺十二经，冬刺十二合，以配木火土金水。理见子午流注。

浅注：《灵枢·顺气一日分为四时》："冬刺井，春刺荥，夏刺输，长夏刺经，秋刺合。"又《灵枢·四时气》谓："夏刺孙络，秋取输或合，冬取井荥。"这两段经文与上文有些许差异，应以病情所需为定。

不穷经络阴阳，须逢刺禁。

经有十二：手太阴肺，少阴心，厥阴心包络，太阳小肠，少阳三焦，阳明大肠，足太阴脾，少阴肾，厥阴肝，太阳膀胱，少阳胆，阳明胃也。络有十五：肺络列缺，心络通里，心包络内关，小肠络支正，三焦络外关，大肠络偏历，脾络公孙，肾络大钟，肝络蠡沟，膀胱络飞扬，胆络光明，胃络丰隆，阴跷络照海，阳跷络申脉，脾之大络大包，督脉络长强，任脉络尾翳也。

阴阳者，天之阴阳，平旦至日中，天之阳，阳中之阳也；日中至黄昏，天之阳，阳中之阴也。合夜至鸡鸣，天之阴，阴中之阴也；鸡鸣至平旦，天之阴，阴中之阳也。故人亦应之，夫言人之阴阳，则外为阳，内为阴；言身之阴阳，则背为阳，腹为阴；手足皆以赤白肉分之；言脏腑之阴阳，则五脏为阴，六腑为阳。是以春夏之病在阳，秋冬之病在阴。皆视其所在，与施针石也。又言背为阳，阳中之阳心也，阳中之阴肺也；腹为阴，阴中之阴肾也；阴中之阳肝也，阴中之至阴脾也。此皆阴阳表里，内外雌雄，相输应也，是以应天之阴阳。学者苟不明此经络，阴阳升降，左右不同之理，如病在阳明，反攻厥阴；病在太阳，反攻太阴，遂致贼邪未除，本气受弊，则有劳无功，禁刺之犯，岂可勉哉。

既论脏腑虚实，须向经寻。

脏者，心、肝、脾、肺、肾也。腑者，胆、胃、大、小肠、三焦、膀胱也。虚者痹麻也，实者肿痛也。脏腑居在内，经络行乎外。虚则补其母，实则泻其子。虚则补肝木；实则泻脾土。又且本经亦有子母，如心之虚，取少海穴以补之，实则取少府穴以泻之。诸经皆然，并不离乎五行相生之理矣。

△第一韵专论针刺之当谨慎，不可造次，须辨经络阴阳、脏腑虚实而行补泻也。

原夫起自中焦，水初下漏，太阴为始，至厥阴而方终。穴出云门，抵期门而最后。

此言平人气象气脉，行于十二经为身一周。除任督之外，计三百九十三穴。一日一夜有百刻，分为十二时，每一时有八刻二分，每一刻计六十分，一时共计五百分。每日寅时，太阴肺脉，生自中焦中府穴，出于云门起，至少商穴止。卯时阳明大肠经，自商阳穴至迎香穴。辰时阳明胃经，自头维至厉兑。巳时太阴脾经，自隐白至大包。午时少阴心经，自极泉至少冲。未时太阳小肠经，自少泽至听宫。申时太阳膀胱经，自睛明至至阴。酉时少阴肾经，自涌泉至俞府。戌时心包络，自天池至中冲。亥时少阳三焦经，自关冲至禾髎。子时少阳胆经，自瞳子髎至窍阴。丑时厥阴肝经，自大敦至期门而终。

△第二韵专明十二经脉常行之度。一日一周，自寅手太阴之脉，穴出云门也，至丑足厥阴之脉，穴出期门也，为终。周而复始，循环与滴漏天度无差，号曰斗合人统也。

正经有十二，别络走三百余支。

十二经者，即手足三阴三阳之正经也。别络者，除十五络，又有横络、孙络，不知其纪，散走于三百余支之脉也。

△十二经络、督任两经，贯串三百六十余穴，以同日度，并诸络。十二经、奇经八脉、皇络、孙络、横络、丝络，末取尽名。然不过一昼夜，脉行一万三千五百息，血行八百一十丈，一周而已。

正侧偃伏，气血有六百余候。

此言经络，或正或侧，或仰或俯。而气血循行孔穴，一周于身。荣行脉中三百余候，卫行脉外三百余候。

手足三阳，手走头而头走足；手足三阴，足走腹而胸走手。

此言经络，阴升阳降，气血出入之机，男女无以异矣。

△手三阳，从手走至头；足三阳，从头走至足；足三阴，从足走至腹；手三阴，从胸走至手，《难经》所载明矣。

要识迎随，须明逆顺。

迎随者，要知荣卫之流注，经脉之往来也。明其阴阳经之逆顺而取之。迎者以针头朝其源而逆之；随者以针头从其流而顺之。是故逆之为泻为迎，顺之为补为随。若能知迎知随，令气必和。和气之方，必通阴阳、升降上下、源流往来，逆顺之道明矣。

△顺经络而刺是谓补，逆经络而刺是谓泻。手法在人，依经用度。

况夫阴阳气血多少为最。厥阴太阳，少气多血；太阴少阴，少血多气；而又气多血少者，少阳之分；气盛血多者，阳明之位。

此言三阴三阳，气血多少之不同，取之必记为最要也。

先详多少之宜，次察应至之气。

言用针者，先明上文气血之多少，次观针气之来应也。

△气血多少，已注经络，不必重论。

轻滑慢而未来，沉涩紧而已至。

轻浮、滑虚、慢迟也，入针之后值此三者，乃真气之未到也；沉重、涩滞、紧实，入针之后值此三者，是正气之已到也。

△指弹其穴，穴下气轻、滑、慢，气未至也，勿刺，待气至方可刺也；穴下气来沉、涩而急，即可刺也。

既至也，量寒热而留疾。

留，住也；疾，速也。此言正气既至，必审寒热而施之。故经云：刺热须至寒者，必留针，阴气隆至，乃呼之，去徐，其穴不扪；刺寒须至热者，阳气隆至，针气必热，乃吸之，去疾，其穴急扪之。

未至也，据虚实而候气。

此言针气之未来也。经云：虚则推内进搓，以补其气；实则循扪弹努，以引其气。

△气至也，可留则留，可速则速。寒则留，热则速，不可失时。候气未至，或进或退，或按或提，等引气至方可刺也。

气之至，如鱼吞钩饵之浮沉。气未至，如闲处幽堂之深邃。

邃气既至，则针自涩紧，似鱼吞钩，或沉或浮而动；其气不来，针自轻滑，如闲居静室之中，寂然无所闻也。

△气至穴下，若鱼吞钩，若蚁奔走，或浮或沉也。穴下气不至，若虚堂无人，刺之无功，不可刺也。

气至速而效速，气迟至而不治。

言下针若得气来速，则病易痊，而效亦速也。气若来迟，则病难愈，而有不治之忧。故赋云：气速效速，气迟效迟。候之不至，必死无疑矣。

△气之至也，刺之即愈。气未至也，如刺绣工，徒劳人尔。

观夫九针之法，毫针最微，七星可应，众穴主持。

昔黄帝制九针者，上应天地，下应阴阳四时。九针之名，各不同形。一曰镵针以应天，长一寸六分，头尖末锐，去泻阳气。二曰员针以应地，长一寸六分，针如卵形，揩摩分间，不得伤肌肉，以泻分气。三曰锓针以应人，长三寸半，锋如黍粟之锐，主按脉勿陷，以致其气。四曰锋针以应四时，长一寸六分，刃三隅，以发痼疾。五曰铍针以应五音，长四寸，广二分半，末如剑峰，以取大脓。六曰员利针以应六律，长一寸六分，大如氂，且员且锐，中身微大，以取暴气。七曰毫针以应七星，长三寸六分，尖如蚊虻喙，静以徐往，微以久留之而养，以取痛痹。八曰长针以应八风，长七寸，锋利身薄，可以取远痹。九曰大针以应九野，长四寸，尖如挺，其锋微员，以泻机关之水也。九针毕矣。此言九针之妙，毫针最精，能应七星，又为三百六十穴之备也。

△古针有九名，毫针按七星斡运璇玑，最为常用。

本形金也，有蠲邪扶正之道。

本形，言针也，针本出于金。古人以砭石，今人以铁代之。蠲，除也。邪气盛，针能除之。扶，辅也。正气衰，针能辅也。

△金者，刚健中正之性，可以祛邪，扶持正气也。本形，言针之为物。

短长水也，有决凝开滞之机。

此言针有长短，犹水之长短也。人之气血凝滞而不通，犹水之凝滞而不通也。水之不通，决之使流于湖海。气血不通，针之使周于经络。故言针应水也。

△水有开山穿石之力，以润下为功。针之短长深浅，如水之用也。

定刺象木，或斜或正。

此言木有斜正，而用针亦有或斜或正之不同。刺阳经者，必斜卧其针，无中其卫；刺阴分者，必正立其针，毋伤其荣。故言针应木也。

△针刺，可曲，可直，可斜，可正，犹木之曲直也。

口藏比火，进阳补羸。

口藏，以针含于口。气之温，如火之温也。羸，瘦也。凡欲下针之时，必效仿真人，口温针暖，使荣卫相接。进己之阳气，补彼之瘦羸。故言针应火也。

△口温针热，补调荣卫，毋令冷热相伤，犹火之能炎上也。

循机扪而可塞以象土。

循者，用手上下循之，使气血往来也。机扪者，针毕以手扪闭其穴，如用土填塞之义。故言针应土也。

实应五行而可知。

五行者，金水木火土也。此结上文，针能应五行之理可知矣。

△土可以塞水，针可以塞病源，是以象土也。一针之用，五行俱全。

然是三寸六分，包含妙理。

言针虽仅长三寸六分，能巧运神机之妙。中含水火，回倒阴阳，其理最玄妙也。

或细桢于毫发，同贯多歧。

桢，针之干也。歧，气血往来之路也。言针之干虽如毫发之微小，能贯通诸经血气之道路也。

△恒所用者，毫针也。按黄帝铜人流注之法，肘前膝下一寸六分，有八分为针柄，

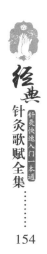

是针二寸四分也。按气血经络，变化无方，惟针所治。

可平五脏之寒热，能调六腑之虚实。

平，治也。调，理也。言针能调治脏腑之疾，有寒则温之，有热则清之，虚则补之，实则泻之。

△脏腑要分表里、虚实、寒热，针法在斯矣。

拘挛闭塞，遣八邪而去矣。

拘挛者，筋脉之拘束也。闭塞者，气血不通也。八邪者，所以候八风之虚邪也。言疾有挛闭者，必驱散八风之邪也。

寒热痛痹，开四关而已之。

寒者，身作颤而发寒也。热者，身作潮而发热也。痛，疼痛也。痹，麻木也。四关者，五脏有六腑，脏腑有十二原，十二原出于四关，太冲合谷是也。

△太乙移宫之日，八风之邪。主人寒热头痛，若开辟四关，病可除也。四关者，两手、两足，刺之而已矣。正所谓六十六穴之中也。

凡刺者，使本神朝而后入；既刺也，使本神定而气随。神不朝而勿刺，神已定而可施。

凡用针者，必使患者精神已朝，而后方可入针。既刺之，必使患者精神才定，而后施针行气。若气不朝，其针为轻滑，不知疼痛，如插豆腐者，莫与进之，必死之候。如神气既至，针自紧涩，可与依法察虚实而施之。

△神者，脉也。脉息见于穴下，气至可刺之，脉息不至则不均，不全则不定，穴下气分，不可刺也。至慎，至慎。

定脚处，取气血为主意。

言欲下针之时，必取阴阳气血多少为主。详见上文。

下手处。认水木是根基。

下手，亦言用针也。水者，母也。木者，子也。是水能生木也。是故济母裨其不足，夺子平其有余。此言用针，必先认子母相生之义。举水木而不及土金火者，省文也。

△先占口鼻，呼吸匀者，可刺。水土者，太溪、冲阳也。绝则勿刺焉。

浅注：水木，有作水火、水土者，均可。

天、地、人三才也，涌泉同璇玑、百会。

百会一穴在头，以应乎天。璇玑一穴在胸，以应乎人。涌泉一穴在足掌心，以应乎地。是谓三才也。

△百会在顶，应天主乎气；涌泉在足底，应地主乎精；璇玑在胸，应人主乎神。得之者生，失之者亡，应乎三才者也。

上、中、下三部也，大包与天枢、地机。

大包二穴在乳后，为上部。天枢二穴在脐旁，为中部。地机二穴在足胻，为下部。是谓三部也。

△上中下三部，谓之三要。大包在腋下三寸，主脾之大络，一要也；天枢者，夹脐旁二寸，谓之关，二要也；地机者，脾舍之郄，在膝下五寸，下部之总，三要也。

阳跷、阳维并督脉，主肩背腰腿在表之病。

阳跷脉，起于足跟中，循外踝，上入风池，通足太阳膀胱经，申脉是也。阳维脉者，维持诸阳之会，通手少阳三焦经，外关是也。督脉起自下极之俞，并于脊里，上行风府过脑额鼻，入所交穴也。言此奇经三脉属阳，主治肩背腰腿在表之疾也。

△督脉起下极之俞，主肩背夹脊之病。阳跷在足外踝下白肉际，足太阳膀胱穴。阳维在膀胱下，命门与督脉皆属阳，为补泻兼治胫酸、身颤、癫痫之疾。督脉为阳脉之海。

浅注：命门穴在十四椎下，为膀胱之"结"。

阴跷、阴维、任、冲、带，去心腹胁肋在里之疑。

阴跷脉亦起于足跟，循内踝，上行至咽喉，交贯冲脉，通足少阴肾经，照海是也。阴维脉者，维持诸阴之交，通手厥阴心包络经，内关是也。任脉起于中极之下，循腹上至咽喉而终。冲脉起于气冲，并足阳明之经，夹脐上行至胸中而散，通足太阳脾经，公孙是也。带脉起于季胁，回身一周，如系带也。言此奇经五脉属阴，能治心腹胁肋在里之疾也。

△任脉起中极之俞，上毛际曲骨俞。冲脉起气冲并足阳明至胸，散诸部中。带脉起于季胁下一寸八分，周回一身，与任脉同治，阴脉之海也。阴跷起于跟中。阴维起于诸阴交会处，所治腹里诸疾也。

二陵、二跷、二交，似续而交五大。

二陵者，阴陵泉、阳陵泉也。二跷者，阴跷、阳跷也。二交者，阴交、阳交也。续，接续也。五大者，五体也。言此六穴，递相交接于两手两足并头也。

两间、两商、两井，相依而别两支。

两间者，二间、三间也。两商者，少商、商阳也。两井者，天井、肩井也。言此六穴相依而分别于手之两支也。

△阳陵泉、阴陵泉、阳跷、阴跷、交信、交仪。五太者相接，太冲、太白、太溪、大钟、大陵，商丘、商阳，二间、三间，天井、肩井相依乎手足四肢也。上下左右，前后内外交平而百病可治也。

浅注：此解与上解不同；"二交"解为交信、交仪；"五大"变为五太；"两商"出现商丘。

足见取穴之法，必有分寸。先审自意，次观肉分。

此言取量穴法，必以男左女右中指，与大指相屈如环，取内侧纹两角为一寸，各随长短大小取之。此乃同身之寸。先审病者，是何病，属何经，用何穴，审于我意；次察病者，瘦肥长短，大小肉分，骨节发际之间，量度以取之。

或伸屈而得之，或平直而安定。

伸屈者，如取环跳之穴，必须伸下足，屈上足，以取之，乃得其穴。平直者，或平卧而取之，或正坐而取之，或直立而取之。自然安定，如承浆在唇下宛宛中之类也。

在阳部筋骨之侧，陷下为真；在阴分郄腘之间，动脉相应。

阳部者，诸阳之经也，如合谷、三里、阳陵泉等穴，必取夹骨侧指陷中为真也。阴分者，诸阴之经也，如箕门、五里、太冲等穴，必以筋骨郄腘动脉应指，乃为真穴也。

△取穴莫熟于分寸，详字意最紧。手背、足背、脊背，阳部在两筋之旁，以指按陷下者是穴。手心、脚底、腹肚，阴之分在筋骨郄腘之间，以指下动脉应之是穴也。

取五穴用一穴而必端，取三经用一经而可正。

此言取穴之法，必须点取五穴之中，而用一穴，则可为端的矣。若用一经，必须取三经，而正一经之是非也。

△取五穴者，谓如阳经用甲、丙、戊、庚、壬时，取一时，分井、荥、输、经、合，五穴既定，然后取一穴，得时刺之。三经者，假令胆经受病，宜取肝经拘关，又取脾经，甲胆与己脾为奇偶，三经只取一经。余同此例。

浅注： 后说似离原意太远；前说贴近原意。

头部与肩部详分，督脉与任脉易定。

头部与肩部，则穴繁多，但医者以自意详审，大小肥瘦而分之。督任二脉。直行背腹中，而有分寸，则易定也。

△此言经络须要精熟，督脉、任脉，一阳一阴，在明师手指，不可造次。

明标与本，论刺深刺浅之经。

标本者，非止一端也。有六经之标本，有天地阴阳之标本，有传病之标本。夫六经之标本者，足太阳之本在足跟上五寸，标在目也。足少阳之本在窍阴，标在耳也。足阳明之本在厉兑，标在人迎、颊，夹颃颡也。足太阴之本在中封前上四寸，标在背脾俞与舌本也。足少阴之本在内踝上三寸中，标在背肾俞与舌下两脉也。足厥阴之本在行间上五寸中，标在背肝俞也。手太阳之本在手外踝之后，标在命门上一寸。手少阳之本在小指次指之间上二寸，标在耳后上角、下外眦也。手阳明之本在肘骨中，上至别阳，标在颜下合钳上也。手太阴之本在寸口之中，标在腋内动脉也。手少阴之本在锐骨之端，标在背心俞也。手厥阴之本在掌后两筋之间二寸中，标在腋下三寸也。此乃十二经之行取也。

经云：病有标本，刺有逆从、浅深之理。凡刺之方，必别阴阳，前后相应，逆从得施，标本相移。故曰有其在标而求之于标，有其在本而求之于本，有其在本而求之于标，有其在标而求之于本。故治有取标而得者，有取本而得者，有逆取而得者，有从取而得者。故知逆从、正行无问。知标本者，万举万当；不知标本，是谓妄行。夫阴阳逆从标本之为道也。小而言大，言一而知百病之害，少而多，浅而博，可以言一而知百也。以浅而知深，察近而知远，言标与本，易而勿及。治反为逆，治得为从。先病而后逆者，先逆而后病者，先病而后生寒者，先寒而后生病者，先热而后生病，此五者俱治其本也。先热而后生中满者治其标，先病而后泄者治其本，先泄而后生他病者治其本，必且调之，乃治其他病。先病而后生中满者，治其标。先中满而后烦心者，治其本，大小便不利治其标，大小便利治其本。大小便不利而生病者治其本。病发而有余，本而标之，先治其本，后治其标，病发而不足，标而本之，先治其标，后治其本。又云：得病日为本，传病为标也。浅深者，刺阳经必中荣，须浅而卧针，无伤于卫也。刺阴分中卫，须深而立针，无损于荣也。此调阴阳标本，浅深之道也。

住痛移疼，取相交相贯之径。

此言用针之法。有住痛移疼之功者，必先以针左行左转而得九数，复以针右行右转而得六数。此乃阴阳交贯之道也。经脉亦有交贯，如手太阴肺之列缺，交于阳明之路；足阳明胃之丰隆，别走于太阴之径，此之谓也。

△日法：寅、卯、辰，上为标；申、酉、戌，下为本；巳、午、未，上为标；亥、子、丑，下为本。故知标病大，本病轻浅也。交贯之路，谓阴交阳会、走经去络配合之处也，皆可互标而刺之。

岂不闻脏腑病，而求门、海、俞、募之微。

门海者，如章门、气海之类。俞者，五脏六腑之俞也，俱在背部二行中。募者，脏腑之募，肺募中府。心募巨阙，胃募中脘，肝募期门，胆募日月，脾募章门，肾募京门，大肠募天枢，小肠募关元，三焦募石门，包络募膻中，膀胱募中极。此言五脏六腑之有病，必取此门、海、俞、募之穴，而刺之最微妙矣。

△门、海出入之道，俞、募终始之处，五脏各有俞、募。

经络滞，而求原、别、交、会之道。

原者，十二经之原也。别，阳别也。交，阴交也。会，八会也。夫十二原者，胆原丘墟，肝原太冲，小肠原腕骨，心原神门，胃原冲阳，脾原太白，大肠原合谷，肺原太渊，膀胱原京骨，肾原太溪，三焦原阳池，包络原大陵。八会者，血会膈俞，气会膻中，脉会太渊，筋会阳陵泉，骨会大杼，髓会绝骨，脏会章门，腑会中脘也。此言经络血气凝结不通者，必取此原、别交会之穴而刺之。

△阴俞阴，谓之交；阳原阳，谓之会。

更穷四根、三结，依标本而刺无不痊。

根结者，十二经之根结也。经云：太阴根于隐白，结于太仓。少阴根于涌泉，结于廉泉。厥阴根于大敦，结于玉英也。太阳根于至阴，结于目也。阳明根于厉兑，结于钳耳也。少阳根于窍阴，结于耳中也。手太阳根于少泽，结于天窗、支正也。手少阳根于关冲，结于天牖、外关也。手阳明根于商阳，结于扶突、偏历也。手三阴之经未载。

浅注：手太阴根少商，结于中府；手厥阴根中冲，结于巨阙；手少阴根少冲，结于膻中。

又云：四根者，耳根、鼻根、乳根、脚根也。三结者，胸结、肢结、便结也。此言能究根结之理。依上文标本之法刺之，则疾无不愈也。

△《灵枢·根结》云："太阳根于至阴，结于命门；阳明根于厉兑，终于颃颡；少阳根于窍阴，结于窗笼；太阴根于隐白，结于太仓；少阴根于涌泉，结于廉泉；厥阴根于大敦，结于玉英，此谓三结四根。有足太阳根于至阴，溜于京骨，注于昆仑，入于天柱、飞扬也；足少阳根于窍阴，溜于丘墟，注于阳辅，入于光明、天容也；足阳明根于厉兑，溜于冲阳，注于下陵，入于人迎、丰隆也；手太阳根于少泽，溜于阳谷，注于小海，入于天窗、支正也；手少阳根于关冲，溜于阳池，注于支沟，入于天牖、外关也；手阳明根于商阳，溜于合谷，注于阳溪，入于扶突、偏历也；手太阴根于少商，溜于太渊，注于列缺，入于迎香；手少阴根于少冲，溜于神门，注于通里，入于

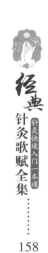

极泉；手厥阴根于中冲，溜于大陵，注于内关，入于天池、郄门也。

但用八法、五门，分主客而刺无不效。

八法者，奇经八脉也。公孙冲脉胃心胸，内关阴维下总同，临泣胆经连带脉，阳维目锐外关逢，后溪督脉内眦颈，申脉阳跷络亦通，列缺任脉行肺系，阴跷照海膈喉咙。五门者，天干配合，分于五也。甲与己合，乙与庚合，丙与辛合，丁与壬合，戊与癸合也。主客者：公孙主内关客也，临泣主外关客也，后溪主申脉客也，列缺主照海客也。此言若用八法，必以五门推时，取穴先主后客，而无不效也。详载于后。

△用针八法者，迎随一也，转针二也，指法三也，针头四也，虚实五也，阴阳六也，提按七也，呼吸八也。补虚、泻实、损益，在此八法。五门者，井、荥、输、经、合也。春刺井，夏刺荥，秋刺经，冬刺合，四季月刺输穴。五门，一月一同。一日亦有五门，同年辰例。客者，客邪也；主者，主气也。知之者刺之，无有不效。

浅注：两注对八法的解释角度不同，普遍认同前注。

八脉始终连八会，本是纪纲。

八脉者，即奇经也，注见上文。八会者，气、血、脉、筋、骨、髓、脏、腑之会也。纪纲者，如网之有纲也，此言奇经八脉起止，连及八会，本是人身经脉之纲领也。

十二经络十二原，是为枢要。

十二经，十五络，十二原穴，俱注见前。此言十二原者，乃十二经络出入门户之枢纽也。

△甲光明走乙肝，乙蠡沟走甲胆，丙支正（原文腕骨）走丁心，丁通里走丙小肠，戊丰隆走己脾，己公孙走戊胃，庚偏历走辛肺，辛列缺走庚大肠，壬飞扬走癸肾，癸大钟走壬膀胱，三焦与包络相为表里，此为十二原穴。

浅注：此处仅列出十二络穴。八脉者，奇经也，有督脉、任脉、冲脉、带脉、阴维、阳维、阴跷、阳跷也。八会者，腑会中脘，脏会章门，筋会阳陵泉，髓会阳辅（又名绝骨），血会膈俞，骨会大杼，脉会太渊，气会膻中。此八穴，阴通八脉，相符而用。

一日取六十六穴之法，方见幽微。

六十六穴者，即子午流注井荥输原经合也。阳干注腑，三十六穴；阴干注脏，三十穴。此成六十六穴，具载于后子午流注图中。此言经络一日一周于身，历行十二经穴。当此之时，流注之中一穴用之，则幽微之理可见矣。

一时取一十二经之原，始知要妙。

十二经原，注见于前。此言一时之中，当审此日是何经所主，当此之时，该取本日此经之原穴而刺之，则流注之法，玄妙始可知矣。

△一日刺六十六穴之法，用甲、丙、戊、庚、壬各六穴，每时相配乙、丁、己、辛、癸各五穴。两手两足相对，共计六十六穴。一时平取十二经之原，亦可遍经而已矣。

原夫补泻之法，非呼吸而在乎手指。

此言补泻之法，非但呼吸，而在乎手之指法也。法分十四者，循、扪、提、按、弹、捻、搓、盘、推、内、动、摇、爪、切、进、退、出、摄者是也。法则如斯，巧拙在人，详备《金针赋》内。

速效之功，要交正而识本经。

交正者，如大肠与肺为传送之府，心与小肠为受盛之官，脾与胃为消化之宫，肝与胆为清净之位，膀胱合肾阴阳相通、表里相应也。本经者，受病之经，如心之病，必取小肠之穴兼之。余仿此。言能识本经之病，又要认交经正经之理，则针之功必速矣。

△经云：宁失其穴，勿失其经；宁失其时，勿失其气。古人云：有八法，弹、捻、循、扪、摄、按、爪、切。用此如神，故不再执呼吸也。

交经缪刺，左有病而右畔取。

缪刺也，刺络脉者。右痛而刺左，左痛而刺右，此乃交经缪刺之理也。

泻络远针，头有病而脚上针。

三阳之经从头下足，故言头有病，必取足穴而刺之。

△手足大病，左因右侵凌，右因左攻击。黄帝云：是动则病经气，更取所生者，病血络更然，故上下、前后、左右、腹背，交经平刺也。

巨刺与缪刺各异。

巨刺者，刺经脉也，痛在左而右脉病者，则巨刺之。左痛刺右，右痛刺左，中其经也。缪刺者，刺络脉也。身形有痛，九候无病，则缪刺之。右痛刺左，左痛刺右，中其络也。经云：左盛则右病，右盛则左病。亦有移易者，右痛未已而左脉先病，如此者必巨刺之，中其经非络脉也。故络病，其经与经脉缪处，故曰缪刺。此刺法之相同，但一中经、一中络之异耳。

微针与妙刺相通。

微针者，刺之巧也。妙刺者，针之妙也。言二者之相通。

△巨、微、妙，毫针之刺；缪，交平而刺；巨，随气色而针之，故不同也。

观部分而知经络之虚实。

言针入肉三分，则以天人地三部而进。必察其得气，则内外虚实而可知矣。又云：察脉之三部，则知何经虚、何经实也。

视沉浮而辨脏腑之寒温。

言下针之后看针气缓急，可决脏腑之寒热也。

△言此三部九候，刺虚实、寒热、表里也，而后刺法行焉。

且夫先命针耀，而虑针损；次藏口内，而欲针温。

言欲下针之时，必先令针光耀，看针莫有损坏。次将针含于口内，令针温暖，与荣卫相接，无相触犯也。△古人云：口温针暖，毋令针冷，与皮肉相合，故不损折也。

目无外视，手如握虎；心无内慕，如待贵人。

此戒用针之士，贵乎专心诚意而自重也。令目无他视，如握虎恐有伤也；心无他想，如待贵人恐有责也。经云：凡刺之道，必观其部，心无别慕，手如擒虎，犹待贵人，不知日暮，着意留心，不失其所，此之谓也。

左手重而多按，欲令气散。右手轻而徐入，不痛之因。

言欲下针之时，必先以左手大指爪甲于穴上切之，则令其气散；以右手持针，轻轻徐入，此乃不痛之因也。

△手法之原，先要左手在穴重按有准，右手轻捻至分寸，自不痛也。

空心恐怯，直立侧而多晕。

空心者，未食之前，此言无刺饥人。其气血未定，则令人恐惧，有怕怯之心，或直立或侧卧，必有晕眩之咎也。

浅注：侧卧一般并不会晕针。

背目沉掐，坐卧平而少昏。

此言欲下针之时，必命患人勿视所针之处，以手爪甲重切其穴。或卧或坐，而无昏闷之患也。

△此明用针规矩法式也。

推于十干十变，知孔穴之开阖。

十干者，甲、乙、丙、丁、戊、己、庚、辛、壬、癸也。十变者，逐日临时之变也，备载灵龟八法之中。故得时为之开，失时为之阖。苟能明此，则知孔穴之得失也。

论其五行五脏，察日时之旺衰。

五行五脏，俱注见前。此言病于本日时之下，得五行生者旺，受五行克者衰。知心之病，得甲乙之日时者生旺，遇壬癸之日时者克衰。余皆仿此。

伏如横弩，应若发机。

此言用针之捷效，如射之中的也。

阴交阳别而定血晕，阴跷阳维而下胎衣。

阴交穴有二：一在脐下一寸；一在足内踝上三寸，名三阴交也。言此二穴能定妇人之血晕。又言照海、内关二穴，能下产妇之胎衣也。

浅注：阳别为阳池，阳维是外关，原注误为内关。

△三阴之交与三阳别走、阴跷、阳维，皆治产难、下胎、血晕，此之谓也。

痹厥偏枯，迎随俾经络接续。

痹厥者，四肢厥冷麻痹也。偏枯者，中风半身不遂也。言治此症，必须接气通经，更以迎随之法使血脉贯通，经络接续也。

漏崩带下，温补使气血依归。

漏崩带下者，女子之疾也。言有此症，必须温针待暖以补之，使荣卫调和而归依也。

△风科有一痹，言风寒湿冷而为痹也。接续，刺包、焦诸穴。女人血下有四：崩者急下，漏者点滴下，渗者浸浸而下，带者随便溺而下。荣卫气息安定，方可刺之。

静以久留，停针待（候）之。

此言下针之后，必须静而久停之。

△用针刺产难、崩漏淹涎等病，皆可停针留法，罔不效也。

必准者，取照海治喉中闭塞；端的处，用大钟治心内之呆痴。

照海等穴，俱载折量法中，故不重录。

△照海通阴跷，足少阴经也，可刺喉闭。大钟走足太阳，可刺失心之病。

大抵疼痛实泻，痒麻虚补。

此言疼痛者热，宜泻之以凉；痒麻者冷，宜补以暖。

体重节痛而俞居，心下痞满而井主。

俞者，十二经中之俞穴。井者，十二经中之井也。

△百病麻痒不仁、清冷者，虚也，可补之；疼痛者，实也，可泻之。五门所主不同，井主心下满闷，荥主气热恍惚，输主体节疼痛，经主寒热喘嗽，合主气逆泄利也。

心胀咽痛，针太冲而必除；脾冷胃疼，泻公孙而立愈。胸满腹痛刺内关，胁痛肋疼针飞虎。

太冲等穴，俱载于后图。飞虎穴即支沟穴，以手于虎口一飞，中指尽处是穴也。

筋挛骨痛而补魂门，体热劳嗽而泻魄户。头风头痛，刺申脉与金门；眼痒眼痛，泻光明与地五。泻阴郄止盗汗，治小儿骨蒸；刺偏历利小便，医大人水蛊。中风环跳而宜刺，虚损天枢而可取。

地五者，即地五会也。

△此一节俞穴明注，不必重解。

由是午前卯后，太阴生而疾温；离左酉南，月朔死而速冷。

此以月生死为期。午前卯后者，辰巳二时也。当此之时，太阴月之生也。是故月廓空无泻，宜疾温之。离左酉南者，未申二时也。当此之时。太阴月之死也。是故月廓盈无补，宜速冷之。将一月而比一日也。经云：月生一日一痏，二日二痏，至十五日十五痏，十六日十四痏，十七日十三痏，渐退至三十日一痏也。月望以前谓之生，月望以后谓之死。午前谓之生，午后谓之死也。

△子、丑、寅三时者，阴中之少阳不足为用也。午前卯后，乃辰巳之时，阳中之老阳，可治万病之虚寒。酉、戌、亥三时，阴中之老阴，不足生发也。离左酉南，乃未申之时，阳中之少阴，可治万病之烦躁者。温其虚寒，则针而补之，灸而呵之；冷其烦躁，则针而泻之，灸而吹之。以丈夫同室女、妇人，比童子治之。

循扪弹弩，留吸母而坚长。

循者，用针之后，以手上下循之，使血气往来也。扪者，出针之后，以手扪闭其穴，使气不泄也。弹弩者，以手轻弹而补虚也。留吸母者，虚则补其母，须待热至之后，留吸而坚长也。

浅注："留"是留针；"吸"指呼吸补泻法；"母"指虚则补其母，是补母泻子法。

爪下伸提，疾呼子而嘘短。

爪下者，切而下针也。伸提者，施针轻浮豆许日提。疾呼子者，实则泻其子，务待寒至之后。去之速，而嘘且短矣。

△此言八法，虚补其母，实泻其子也。

动退空歇，迎夺右而泻凉。

动退，以针摇动而退。如气不行，将针伸提而已。空歇，撒手而停针。迎，以针逆而迎夺，即泻其子也。如心之病，必泻其子脾胃，此言欲泻必施此法也。

推内进搓，随济左而补暖。

推内进者，用针推内而入也。搓者，犹如搓线之状，慢慢转针，勿令太紧。随，以针顺而随之。济，则济其母也。如心之病，必补其母肝胆。此言欲补必用此法也。

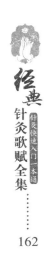

△此明左右转针补泻，取手俯、手仰法也。

慎之！大患危疾，色脉不顺而莫针。

慎之者，戒之也。此言有危笃之疾，必观其形色，更察其脉。若相反者，莫与用针，恐劳而无功，反获罪也。

寒热风阴，饥饱醉劳而切忌。

此言无针大寒、大热、大风、大阴雨、大饥、大饱、大醉、大劳。凡此之类，决不可用针，实大忌也。

△天有六气，阴、阳、风、雨、晦、明；地有六邪，风、寒、暑、湿、温、燥；人有六情，喜、怒、哀、乐、好、恶。共十八事，皆禁忌，不可针也。

望不补而晦不泻，弦不夺而朔不济。

望，每月十五日也。晦，每月三十日也。弦有上弦、下弦，上弦，或初七或初八；下弦，或二十二或二十三也。朔，每月初一日也。凡值此日，不可用针施法也。暴急之疾，岂可拘于此哉。

△望日，魂魄皆满，血气坚盈，不可补也。晦日，月空已尽，人气已衰，不可泻也。朔日，月会也，月之阴魄未成，日之阳魂始生，人气亦然，故不可泻也。上弦，月始生，气血始结，卫气始行，不可夺也。下弦，月始减，气血亦空，不可迎也。古圣有云：针刺之法大禁，一月之内晦、朔、弦、望四日，谓之四忌。

精其心而穷其法，无灸艾而坏其皮。

此言灸也。勉医者宜专心究其穴法，无误于着艾之功，庶免于犯于禁忌，而坏人之皮肉也。

正其理而求其原，勉投针而失其位。

此言针也。勉学者要明其针道之理，察病之原，则用针不失其所也。

△灸不当其穴，损伤荣血，肝也。刺不中其法，丧败卫气，胃也。

避灸处而和四肢，四十有九。禁刺处而除六输，二十有二。

禁灸之穴四十五，更和四肢之井，共四十九也。禁针之穴二十二，外除六腑之输也。俱载于前。

△忌针灸之穴，见《针经》第四卷。

抑又闻高皇抱疾未瘥，李氏刺巨阙而复苏；太子暴死为厥，越人针维会而复醒。肩井、曲池，甄权刺臂痛而复射；悬钟、环跳，华佗刺躄足而立行。秋夫针腰俞而鬼免沉疴，王纂针交俞而妖精立出。刺肝俞与命门，使瞽士视秋毫之末；取少阳与交别，俾聋夫听夏蚋之声。

此引先师用针有此立效之功，以砺学者用心之诚耳。

嗟夫！去圣逾远，此道渐坠。或不得意而散其学，或恣（炫）其能而犯禁忌。愚庸智浅，难契于玄言。至道渊深，得之者有几？偶述斯言，不敢示诸明达者焉，庶几乎童蒙之心启。

此先师叹圣贤之古远，针道之渐衰。理法幽深，难造其极，复以谦逊之言以结之。吁，窦太师乃万世之师，穷道契玄，尚且谦言以示后学；世之徒，知一二而自矜自伐者，岂不愧哉！

浅注：①阳别、别阳、交别，均为阳池；维会为中极；少阳为听会；交俞不详。②转录《针灸歌赋选解》"十五别络穴名及主治简表"和"四根三结"如下：四根三结是指经络的循行及其主治作用，都是以四肢为根部，而终结于头、胸、腹三部。也就是说，四肢的根部，特别是肘膝以下各穴位的主治作用，不独能治疗局部疾患，并能主治远距离的头面、躯干部疾患。例如，上下肢的合谷、三里可以治头；少商、照海可以治喉；外关、解溪可以治面；商丘、复溜可以治腹。相反，头面部与腹部的穴位，却较少有能治上肢和下肢病的（现代发展也有突破，如头针疗法可治四肢瘫痪）。这种内在的主治联系，正表明了经络的形成是始于四肢，终于头身。所以要循经取穴，必须掌握经络的根结。根部穴可以治结部病，结部穴少治根部病。由于人体在受病时，随着病因性质、脏腑功能、经络部位、气血盛衰、时令寒暖等的不同，有着标与本的分别。但不论是内因、外因、属虚、属实，都能在其所属的经络循行部位，反映出相当的病候。只要根据经络根结系统，以根部为本，结部为标，从标本两方面进行辨证施治，按照循经取穴用针的治疗原则，自可获得精确的诊断和治疗（见表4-1、4-2、4-3）。

表4-1　十五别络穴名及主治简表

经别	络穴	别走	主治
肺经	列缺	大肠经	实：手掌发热；虚：呵欠，小便频数
大肠经	偏历	肺经	实：龋齿，耳聋；虚：膈间不畅
胃经	丰隆	脾经	实：喉痛，暴喑，神志失常；虚：下肢瘫痪，肌肉萎缩
脾经	公孙	胃经	呕吐、泄泻。实：腹痛；虚：腹胀
心经	通里	小肠经	实：胸腹支撑不舒；虚：不能言语
小肠经	支正	心经	实：肘关节不能运动；虚：皮肤赘疣，痂疥
膀胱经	飞扬	肾经	实：鼻流清涕，头痛，背痛；虚：鼻出血
肾经	大钟	膀胱经	心烦胀闷。实：大小便不通；虚：腹痛
心包经	内关	三焦经	实：心痛；虚：烦心
三焦经	外关	心包经	实：肘关节拘挛；虚：弛缓不收
胆经	光明	肝经	实：下肢厥冷；虚：软弱无力
肝经	蠡沟	胆经	睾丸肿痛。实：阴挺长；虚：阴痒
督脉	长强		实：脊柱强直，不能俯仰；虚：头痛
任脉	鸠尾		实：腹皮作痛；虚：瘙痒
脾经大络	大包		实：全身尽痛；虚：周身骨节弛缓不收

附注：本表所列各络脉之病症系摘录自《灵枢·经脉》，略予语译。

表4－2　三阴三阳根结表

经名	根部	穴名	结部	穴名
太阳	足小趾	至阴	命门（目）	睛明
阳明	足次趾	厉兑	颡大（钳耳）	头维
少阳	足四趾	窍阴	窗笼（耳中）	听宫
太阴	足大趾内端	隐白	太仓（胃）	中脘
少阴	足心	涌泉	廉泉（舌下）	廉泉
厥阴	足大趾外端	大敦	玉英（胸）	玉堂

表4－3　六阳经根溜注入表

经名	根穴	溜穴	注穴	入穴	
足太阳	至阴	京骨	昆仑	天柱	飞扬
足少阳	窍阴	丘墟	阳辅	天容	光明
足阳明	厉兑	冲阳	下陵（解溪）	人迎	丰隆
手太阳	少泽	阳谷	小海	天窗	支正
手少阳	关冲	阳池	支沟	天牖	外关
手阳明	商阳	合谷	阳溪	扶突	偏历

二十一、通玄指要赋（流注通玄指要赋）

【出处】《针经指南》《针灸大全》。

【原文】必欲治病，莫如用针。巧运神机之妙，工开圣理之深。外取砭针，能蠲邪而扶正；中含水火，善回阳而倒阴。

原夫络别支殊，经交错综，或沟池溪谷以歧异，或山海丘陵而隙共。斯流派以难揆，在条纲而有统。理繁而昧，纵补泻以何功？法捷而明，曰迎随而得用。

且如行步难移，太冲最奇。人中除脊膂之强痛，神门去心性之呆痴。风伤项急，始求于风府；头晕目眩，要觅于风池。耳闭须听会而治也，眼痛则合谷以推之。胸结身黄，取涌泉而即可；脑昏目赤，泻攒竹以偏宜。但见两肘之拘挛，仗曲池而平扫；四肢之懈惰，凭照海以清除。牙齿痛，吕细堪治；头项强，承浆可保。太白宣导于气冲，阴陵开通于水道。腹膜而胀，夺内庭以休迟；筋转而痛，泻承山而在早。

大抵脚腕痛，昆仑解愈（围）；股膝疼，阴市能医。痫发癫狂兮，凭后溪而疗理；疟生寒热兮，仗间使以扶持。期门罢胸满血膨而可已，劳宫退胃翻心痛以何疑！稽夫大敦去七疝之偏坠，王公谓此；三里却五劳之羸瘦，华佗言斯。

固知腕骨祛黄，然骨泻肾。行间治膝肿目疾，尺泽去肘疼筋紧。目昏不见，二间宜取；鼻窒无闻，迎香可引。肩井除两臂（髆）难任；攒竹疗头疼不忍。咳嗽寒痰，列缺堪治；眵矒冷泪，临泣尤准。髋骨将腿痛以祛残，肾俞把腰疼而泻尽。以见越人治尸厥于维会，随手而苏；文伯泻死胎于阴交，应针而陨。

圣人于是察麻与痛，分实与虚。实则自外而入也，虚则自内而出欤！以故济母而裨其不足，夺子而平其有余。观二十七之经络，一一明辨；据四百四之疾证，件件皆除。故得夭枉都无，跻斯民于寿域；几微已判，彰往古之玄书。

抑又闻心胸病，求掌后之大陵；肩背痛（患），责肘前之三里。冷痹肾败，取足阳明之土（足三里）；连脐腹痛，泻足少阴之水（阴谷）。脊间心后者，针中渚而立痊；胁下肋边者，刺阳陵而（则）即止。头项痛，拟后溪以安然；腰背（脚）疼，在委中而已矣。夫用针之士，于此理苟能明焉，收祛邪之功而在乎捻指。

浅注：二十七经络：十二经和十五络。腰背疼：《针灸指南》为"腰脚疼"。王公：即唐·王焘，著有《外台秘要》。

【附】

窦汉卿流注指要后序

望闻问切，推明得病之原；补泻迎随，揭示用针之要。予于是学，自古迄今，虽常覃思以研精，竟未钩玄而索隐。俄经传之暇日，承外舅之训言，云及世纷，续推兵扰。其人也，神无依而心无定；可病之，精必夺而气必衰。兼方国以乱而隔殊，药物绝商而那得。设方有效，历市无求。不若砭功，立排疾势。既已受教，遂敏求师，前后仅十七年，无一二真个辈。后避屯于蔡邑，方获诀于李君。斯人以针道救疾也，除疼痛于目前，愈瘵疾于指下。信所谓伏如横弩，应若发机，万举万全，百发百中者也。加以好生之念，素无窃利之心。尝谓予曰：天宝不付于非仁，圣道须传于贤者。仆不自揆，遂伸有求之恳，获垂无吝之诚。授穴之所秘者，四十有三；疗疾而弗瘳者，万千无一。遂铭诸心而着之髓，务拯其困而扶其危。而后除疼痛迅若手拈，破结聚涣如冰释。夫针者也，果神矣哉！然念兹穴俞而或忘，借其声律则易记。辄裁八韵，赋就一篇。讵敢匿于己私，庶共传于同志。

壬辰（1232 年）重九前二日谨题

浅注：读正、附文，如面师亲聆真传。辗转久方得高人薪传而"讵敢匿于己私"，教后人"天宝不付于非仁"，列出四十三个秘穴且多为单穴（为今世提供"一针灵"）。奥理和效方并重，实后学之宝典。维会穴，可以是中极，也可以是神阙、百会、三阴交等。

二十二、卧岩凌先生得效应穴针法赋

【出处】明·卧岩先生对"通玄指要赋"的发挥。

【原文】且如行步难移，太冲最奇，应在丘墟。人中除脊膂之强痛，应在委中；神门去心内之呆痴，应在太冲。风伤项急始求于风府，应在承浆；头晕目眩要觅于风池，应在合谷。耳闭须听会而治也，应在翳风；眼痛则合谷以推之，应在睛明。胸结身黄取涌泉而即可，应在至阳；眼昏目赤泻攒竹而偏宜，应在太阳。但见两肘之拘挛，仗曲池而平扫，应在尺泽；四肢之懈惰，凭照海以消除，应在丘墟。牙齿痛吕细堪治，应在二间；头项强承浆可保，应在风府。太白宣通于气冲，应在中极；阴陵开通于水道，应在至阴。腹膜而胀夺内庭而休迟，应在水分；筋转而疼泻承山而在早，应在昆仑。

大抵脚腕痛昆仑解愈，应在丘墟；股膝疼阴市能医，应在风市。痫发癫狂兮，凭后溪而疗理，应在鸠尾；疟生寒热兮，仗间使以扶持，应在百劳。期门罢胸满血膨而可也，应在中脘；劳宫退翻胃心疼亦何疑，应在章门。稽夫大敦去七疝之偏坠，王公谓此，应在阑门；三里却五劳之羸瘦，华佗言斯，应在膏肓。

固知腕骨祛黄，应在至阳；然谷泻肾，应在阴交。行间治膝肿目疾，应在睛明；尺泽去肘痛筋急，应在合谷。目昏不见，二间宜取，应在太阳；鼻塞无闻，迎香可引，应在上星。肩井除两臂之难堪，应在中渚；丝竹疗头痛之不忍，应在风池。咳嗽寒痰列缺堪治，应在太渊；眵䁾冷泪临泣尤准，应在攒竹。髋骨将腿疼以驱残，应在膝关；肾俞把腰疼而泻尽，应在委中。以见越人治尸厥于维会，随手而苏，应在百会；文伯泻死胎于阴交，应针而堕，应在合谷。抑又闻心胸疼求掌后之大陵，应在中脘；肩背疼责肘前之三里，应在中渚。冷痹肾败取足阳明之土（足三里），应在小海；脐腹痛泻足少阴之水（阴谷），应在行间。脊间心后痛针中渚而立瘥，应在中脘；胁下肋边者刺阳陵而即止，应在支沟。头项强宜后溪而安然，应在承浆；腰背疼在委中而已矣，应在肾俞。夫用针之士于此理而苟能明焉，收祛邪之功而在乎拈指。

浅注：作者凌云，字汉章，号卧岩先生，浙江人，曾著《流注辨惑》（失传）。他对《通玄指要赋》作了发挥，依原赋顺序，在单穴基础上又加一效穴而成对穴，使原文更加丰满，行文流畅。唯删去原赋后纯理无方部分，即"圣人于是察麻与痛……彰往古之玄书"，"四肢之懈惰，凭照海以消除，应在丘墟"，为作者结合贺普仁先生经验补入。

二十三、百症赋

【出处】《针灸聚英》。

【原文】 百症腧穴，再三用心。囟会连于玉枕，头风疗以金针。悬颅颔厌之中，偏头痛止；强间丰隆之际，头痛难禁。

原夫面肿虚浮，须仗水沟、前顶；耳聋气闭，全凭听会、翳风。面上虫行有验，迎香可取；耳中蝉噪有声，听会堪攻。目眩兮，支正、飞扬；目黄兮，阳纲、胆俞。攀睛攻少泽、肝俞之所；泪出刺临泣、头维之处。目中漠漠，即寻攒竹、三间；目觉䀮䀮，急取养老、天柱。

观其雀目肝气，睛明、行间而细推；审他项强伤寒，温溜、期门而主之。廉泉、中冲，舌下肿疼堪取；天府、合谷，鼻中衄血宜追。耳门、丝竹空，住牙疼于顷刻；颊车、地仓穴，正口喎于片时。喉痛兮，液门、鱼际去疗；转筋兮，金门、丘墟来医。阳谷、侠溪，颔肿口噤并治；少商、曲泽，血虚口渴同施。通天去鼻内无闻之苦，复溜祛舌干口燥之悲。哑门、关冲，舌缓不语而要紧；天鼎、间使，失音嗫嚅而休迟。太冲泻唇喎以速愈，承浆泻牙痛而即移。项强多恶风，束骨相连于天柱；热病汗不出，大都更更接于经渠。

　　且如两臂顽麻，少海就傍于三里；半身不遂，阳陵远达于曲池。建里、内关，扫尽胸中之苦闷；听宫、脾俞，祛残心下之悲凄。久知胁肋疼痛，气户、华盖有灵；腹内肠鸣，下脘、陷谷能平。胸胁支满何疗，章门、不容细寻；膈疼饮蓄难禁，膻中、巨阙便针。胸满更加噎塞，中府、意舍所行；胸膈停留瘀血，肾俞、巨髎宜征。胸满项强，神藏、璇玑已试；背连腰痛，白环、委中曾经。脊强分，水道、筋缩；目眴分颧髎、大迎。痉病非颅息而不愈，脐风须然谷而易醒。委阳、天池，腋肿针而速散；后溪、环跳，腿疼刺而即轻。

　　梦魇不宁，厉兑相谐于隐白；发狂奔走，上脘同起于神门。惊悸怔忡，取阳交、解溪勿误；反张悲哭，仗天冲、大横须精。癫疾必身柱、本神之令，发热仗少冲、曲池之津。岁热时行，陶道复求肺俞理；风痫常发，神道须还心俞宁。湿寒湿热下髎定，厥寒厥热涌泉清。寒栗恶寒，二间疏通阴郄谙（暗）；烦心呕吐，幽门开彻玉堂明。行间、涌泉，主消渴之肾竭；阴陵、水分，去水肿之脐盈。痨瘵传尸，趋魄户、膏肓之路；中邪霍乱，寻阴谷、三里之程。治疸消黄，谐后溪、劳宫而看；倦言嗜卧，往通里、大钟而明。咳嗽连声，肺俞须迎天突穴；小便赤涩，兑端独泻太阳经。刺长强与承山，善主肠风新下血；针三阴与气海，专司白浊久遗精。

　　且如肓俞、横骨，泻五淋之久积；阴郄、后溪，治盗汗之多出。脾虚谷以不消，脾俞、膀胱俞觅；胃冷食而难化，魂门、胃俞堪责。鼻痔必取龈交，瘿气须求浮白。大敦、照海，患寒疝而善蠲；五里、臂臑，生疬疮而能治。至阴、屋翳，疗痒疾之疼多；肩髃、阳溪，清隐风之热极。

　　抑又论妇人经事改常，自有地机、血海；女子少气漏血，不无交信、合阳。带下产崩，冲门、气冲宜审；月潮违限，天枢、水泉细详。肩井乳痈而极效，商丘痔瘤而最良。脱肛趋百会、尾翳（鸠尾）之所，无子搜阴交、石关之乡。中脘主乎积痢，外丘收乎大肠。寒疟分商阳、太溪验，疬癖分冲门、血海强。

　　夫医乃人之司命，非志士而莫为；针乃理之渊微，须至人之指教。先究其病源，后攻其穴道，随手见功，应针取效。方知玄理之玄，始达妙中之妙。此篇不尽，略举其要。

　　浅注：各录家均肯定了此赋的重要性，认为其病种多，涵盖各科，所用多为经典穴（五行穴、募穴、郄穴、络穴等）和对穴，朗朗上口，末后谆谆教导后人修身。

二十四、灵光赋

【出处】作者不详，载于《针灸大全》。

【原文】

　　　黄帝岐伯针灸诀，依他经里分明说。三阴三阳十二经，更有两经属八脉。
　　　灵光典注极幽深，偏正头疼泻列缺。睛明治眼胬肉攀，耳聋气痞听会间。
　　　两鼻齆衄针禾髎，鼻窒不闻迎香间。治气上壅足三里，天突宛中治喘痰。
　　　心痛手颤针少海，少泽应除心下寒。两足拘挛觅阴市，五般腰痛委中安。
　　　髀枢不动泻丘墟，复溜治肿如神医。疢鼻治疗风邪疼，住喘却痛昆仑愈。

后跟痛在仆参求，承山筋转并久痔。足掌下去寻涌泉，此法千金莫妄传，
此穴多治妇人疾，男蛊女孕两病痊。百会鸠尾治痢疾，大小肠俞大小便。
气海血海疗五淋，中脘下脘治腹坚。伤寒过经期门应，气刺两乳求太渊。
大敦二穴主偏坠，水沟间使治邪癫。地仓能止口流涎，
劳宫医得身劳倦，水肿水分灸即安。五指不伸中渚取，颊车可针牙齿愈。
阴跷阳跷两踝边，脚气四穴先寻取，阴阳陵泉亦主之。阴跷阳跷与三里，
诸穴一般治脚气，在腰玄机宜正取。膏肓岂止治百病，灸得玄切病须愈，
针灸一穴数病除，学者尤宜加仔细。悟得名师流注法，头目有病针四肢，
针有补泻明呼吸，穴应五行顺四时。悟得人身中造化，此歌端的是筌蹄。

浅注：本赋以紧凑的篇幅，介绍了常见病的治疗，并未遗经络阴阳四时、五行之概要，易读易学。

二十五、席弘赋

【出处】明·席弘，载于《针灸大全》。

【原文】

凡欲行针须审穴，要明补泻迎随诀。胸背左右不相同，呼吸阴阳男女别。
气刺两乳求太渊，未应之时泻列缺。列缺头疼及偏正，重泻太渊无不应。
耳聋气痞听会针，迎香穴泻功如神。谁知天突治喉风，虚喘须寻三里中。
手连肩脊痛难忍，合谷针时要太冲。曲池两手不如意，合谷下针宜仔细。
心疼手颤少海间，若要除根觅阴市。但患伤寒两耳聋，金门听会疾如风。
五般肘痛寻尺泽，太渊针后却收功。手足上下针三里，食癖气块凭此取。
鸠尾能治五般痫，若下涌泉人不死。胃中有积刺璇玑，三里功多人不知。
阴陵泉治心胸满，针到承山饮食思。大杼若连长强寻，小肠气痛即行针。
委中专治腰间痛，脚膝肿时寻至阴。气滞腰疼不能立，横骨大都宜救急。
气海专能治五淋，更针三里随呼吸。期门穴主伤寒患，六日过经犹未汗，
但向乳根二肋间，又治妇人生产难。耳内蝉鸣腰欲折，膝下明存三里穴，
若能补泻五会间，且莫逢人容易说。睛明治眼未效时，合谷光明安可缺。
人中治痫功最高，十三鬼穴不须饶。水肿水分兼气海，皮内随针气自消。
冷嗽先宜补合谷，却须针泻三阴交。牙齿肿痛并咽痹，二间阳溪疾怎逃。
更有三间肾俞妙，善除肩背浮风劳。若针肩井须三里，不刺之时气未调。
最是阳陵泉一穴，膝间疼痛用针烧。委中腰痛脚挛急，取得其经血自调。
脚痛膝肿针三里，悬钟二陵三阴交。更向太冲须引气，趾头麻木自轻飘。
转筋目眩针鱼腹，承山昆仑立便消。肚疼须是公孙妙，内关相应必然瘳。
冷风冷痹疾难愈，环跳腰俞针与烧。风府风池寻得到，伤寒百病一时消。
阳明二日寻风府，呕吐还须上脘疗。妇人心痛心俞穴，男子痃癖三里高。
小便不禁关元好，大便闭涩大敦烧。髋骨腿疼三里泻，复溜气滞便离腰。
从来风府最难针，却用功夫度浅深。倘若膀胱气未散，更宜三里穴中寻。

若是七疝小肠痛，照海阴交曲泉针。又不应时求气海，关元同泻效如神。
小肠气撮痛连脐，速泻阴交莫待迟。良久涌泉针取气，此中玄妙少人知。
小儿脱肛患多时，先灸百会次鸠尾。久患伤寒肩背痛，但针中渚得其宜。
肩上痛连脐不休，手中三里便须求。下针麻重即须泻，得气之时不用留。
腰连膝肿急必大（腰连胯痛势必大），便于三里攻其隘。下针一泻三补之，
气上攻噎只管在。噎不住时气海灸，定泻一时立便瘥。补自卯南转针高，
泻从卯北莫辞劳。逼针泻气便须吸，若补随呼气自调。左右捻针寻子午，
抽针泻气自迢迢。用针补泻分明说，更用搜穷本与标。咽喉最急先百会，
太冲照海及阴交。学者潜心宜熟读，席弘治病名最高。

浅注：作者席弘，南宋针灸学家，字宏远、宏达，号桑梓君，江西抚州人，先世为明堂之官，至第十代孙时由家传变师传，形成江西学派，如陈会、刘瑾、徐凤、李梴等，著作如《补泻雪心歌》《神应经》《金针赋》等。1425 年，明·刘瑾奉朱权之命，将陈会《广爱书》选编成《神应经》，对明代针灸影响甚广，可远达日本、朝鲜。其学术思想和治疗方法至今仍被广泛应用。本赋充分显示出作者丰富的经验，即使"老穴"足三里也应用娴熟。耐心读之，必会有新获。在此赋基础上，"衍生"出的《天元太乙歌》，也便不难理解了。此赋中"补自卯南转针"是拇指向上推；"泻从卯北"是指拇指后退捻针。

二十六、天元太乙歌（天元大一歌）

【出处】臞仙撰，《类经图翼》有录，《针灸聚英》录自《神应经》。

【原文】

先师秘传《神应经》，太乙通玄法最灵，句句言辞多典妙，万两黄金学也轻。
每每不忘多效验，治病如神记在心。口内将针多温暖，更观患者审浮沉。
阴病用阳阳用阴，分明更取阴阳神。虚则宜补实宜泻，气应针时病绝根。
气至如摆独龙尾，未至停针宜待气。凡用行针先得诀，席弘玄妙分明说。
气刺两乳求太渊，未应之时针列缺。列缺头疼及偏正，重泻太渊无不应。
耳聋气闭翳风穴，喘绵绵寻三里中（耳聋气闭喘填胸，欲愈须寻三里中）。
手挛脚痹疼难忍，合谷仍须泻太冲。曲池主手不如意，合谷针时宜仔细。
心疼手颤少海间，欲要除根针阴市。若是伤寒两耳聋，耳门听会疾如风。
五般肘疼针尺泽，冷渊一刺有神功。手三里兮足三里，食痞气块兼能治。
鸠尾独治五般痫，若刺涌泉人不死。大凡疝痞最宜针，穴法从来着意寻，
以手按疝无转动，随深随浅向中心。胃中有积取璇玑，三里功深人不知。
阴陵泉主胸中满，若刺承山饮食宜。大椎若连长强取，小肠气疼立可愈，
气冲妙手要推寻，管取神针人见许。委中穴主腰疼痛，足膝肿时寻至阴。
干湿风毒并滞气，玄机如此意尤深。气攻腰痛不能立，横骨大都宜救急，
留血攻注若医迟，变为风证从此得。气海偏能治五淋，若补三里效如神。
冷热两般皆治得，便浊痼疾可除根。期门穴主伤寒患，七日过经犹未汗，

但于乳下双肋间，刺入四分人得健。耳内蝉鸣腰欲折，膝下分明三里穴，
若能补泻五会中，切莫逢人容易说。牙风头痛孰能调，二间妙穴莫能逃，
更有三间神妙穴。若祛肩背感风劳，合谷下针顺流注，脾内迎随使气朝。
冷病还须针合谷，又宜脚下泻阴交。背脊俱疼针肩井，不泻三里令人闷，
两臂并髀俱疼痛，金针一刺如神圣。脚膝疼痛委中宜，更兼挛急锋针施，
阴陵泉穴如寻得，轻行健步疾如飞。腰腹胀满治何难，三里腨肚针承山，
更向太冲行补泻，趾头麻木一时安。头痛转筋鱼腹肚，又治背疽及便毒，
再有妙穴阳陵泉，腿转筋急如神取。肠中疼痛阴陵调，耳内蝉鸣听会招，
更寻妙穴太溪是，此中行泻实为高。腹胀浮沉泻水分，气喘息粗泻三里。
更于膝中阴谷针，小便淋漓肿自平。环跳能除腿股风，冷风膝痹痄疾同，
最好风池寻的穴，间使双刺有神功。伤寒一日调风府，少阳二穴风池取，
三五七日病过经，依此针之无不应。心疼呕吐上脘宜，丰隆两穴更无疑，
蛔虫并出伤寒病，金针宜刺显名医。男子疝癖取少商，女人血气阴交当。
虚汗盗汗须宜补，委中妙穴可传扬。项强肿痛屈伸难，更兼体重腰背痈，
宜向束骨三里刺，教君顷刻便开颜。闪挫脊膂腰难转，举步多艰行履颤，
遍体游风生虚浮，复溜一刺人健羡。久患腰痛背胂劳，但寻中渚穴中调，
行针用心须寻觅，管教从今见识高。腰背连脐痛不休，手中三里穴堪求，
神针未出急须泻，得气之时不用留。小腹便澼最难医，间使针连气海宜，
中极也同三里刺，须明补泻察毫厘。

浅注：本歌系《席弘赋》之后创，作者臞仙，原名朱权（1378—1448），朱元璋第
十七子，封宁王。朱元璋死后，朱权被永乐帝裹挟夺权，事成后朱权失势，于是，后
半生脱政修炼。他多才多艺，针灸并非他的孤项。本歌内容少于《席弘赋》，但载《席
弘赋》之未言者："心疼呕吐上脘宜……中极也同三里刺。"两者异处，如治耳聋用金
门（席）、翳风（太乙），治肘疼用太渊（席）、清冷渊（太乙）等。《天元太乙歌》
并非《太乙歌》，后者是《太乙人神歌》，是讲针灸禁忌日的，而前者是讲治疗的。

二十七、拦江赋

【出处】《针灸聚英》。《针灸大成》谓"杨氏书"。

【原文】

担截之中法数何？有担有截起沉疴。我今咏此拦江赋，何用三车五辐歌。
先将八法为定例，流注之中分次第。心胸之病内关担，脐下公孙用法拦。
头部须还寻列缺，痰涎壅塞及咽干。嗫口喉风针照海，三棱出血刻时安。
伤寒在表并头痛，外关泻动自然安。眼目之症诸疾苦，更用临泣使针担。
后溪专治督脉病，癫狂此穴治还轻。申脉能除寒与热，头风偏正及心惊，
耳鸣鼻衄胸中满，好把金针此穴寻。但遇痒麻虚即补，如逢疼痛泻而迎。
更有伤寒真妙诀，三阴须要刺阳经。无汗更将合谷补，复溜穴泻好用针。
倘若汗多流不绝，合谷补收效如神。四日太阴宜细辨，公孙照海一同行。

再用内关施截法，七日期门妙用针。但治伤寒皆用泻，要知《素问》坦然明。

流注之中分造化，常将木火土金平。水数亏兮宜补肺，水之泛滥土能平。

春夏井荥宜刺浅，秋冬经合更宜深。天地四时同此数，三才常用记心胸。

天地人部次第入，仍调各部一般匀。夫弱妇强亦有克，妇弱夫强亦有刑。

皆在本经担与截，泻南补北亦须明。经络明时知造化，不得师传枉用心。

不是至人应莫度（不遇至人应莫度），天宝岂可付非人。按定气血病人呼，

重搓数十把针扶；战提（退）摇起向上使，气自流行病自无。

浅注： 本赋可谓奇经八脉针法专歌。作者凌云（1465—1506），字汉章，号卧岩先生，明代御医，游泰山遇道家得传。原文中"三阴"误，应为"三阳"（伤寒三日内在三阳经）。

二十八、孙真人针十三鬼穴歌（孙思邈先生针十三鬼穴歌）

【出处】《针灸大全》。

【原文】

百邪癫狂所为病，针有十三穴须认。凡针之体先鬼宫，次针鬼信无不应。

一一从头逐一求，男从左起女从右。一针人中鬼宫停，左边下针右出针。

第二手大指甲下，名鬼信刺三分深。三针足大趾甲下，名曰鬼垒入二分。

四针掌后大陵穴，入寸五分为鬼心。五针申脉为鬼路，火针三下七锃锃。

第六却寻风府上，入发一寸为鬼枕。七刺耳垂下五分，名曰鬼床针要温。

八针承浆名鬼市，从左出右君须记。九针间使为鬼窟，十针上星名鬼堂。

十一阴下缝三壮，女玉门头为鬼藏。十二曲池为鬼臣，火针仍要七锃锃。

十三舌头当舌中，此穴须名是鬼封。手足两边相对刺，若逢孤穴只单通。

此是先师真口诀，狂猖恶鬼走无踪。

《针灸大成》注：一针鬼宫，即人中，入三分。二针鬼信，即少商，入三分。三针鬼垒，即隐白，入二分。四针鬼心，即大陵，入五分。五针鬼路，即申脉（火针），入三分。六针鬼枕，即风府，入二分。七针鬼床，即颊车，入五分。八针鬼市，即承浆，入三分。九针鬼窟，即劳宫，入二分。十针鬼堂，即上星，入二分。十一针鬼藏，男即会阴，女即玉门头，入三分。十二针鬼臣，即曲池（火针），入五分。十三针鬼封，在舌下中缝，刺出血，仍横安针一枚，就两口吻，令舌不动，此法甚效，更加间使、后溪二穴尤妙。男子先针左起，女子先针右起。单日为阳，双日为阴。阳日阳时针右转，阴日阴时针左转。刺入十三穴尽之时，医师问病人何妖何鬼为祸，用笔一一记录，言尽狂止，方宜出针。

浅注： 另文表述较前简练：百邪为疾状癫狂，十三鬼穴须推详。一针鬼宫人中穴，二针鬼信取少商，鬼垒三针为隐白，鬼心四刺大陵岗，申脉五针通鬼路，风府六针鬼枕旁，七针鬼床颊车穴，八针鬼市闹承浆，九刺劳宫钻鬼窟，十刺上星登鬼堂，十一鬼藏会阴取，玉门头上刺娇娘，十二曲池淹鬼臣（腿），十三鬼封舌下藏，出血须令舌不动，更加间使后溪良，男先针左女先右，能令鬼魔立刻降。"十三鬼穴"之鬼，多指

精神错乱且多为癔症。民间对此现象颇多说法，甚至有针"鬼"遭报之说。现今医生已不涉符咒。本文录其"鬼"说，姑妄存古味。

二十九、秋夫疗鬼十三穴歌

【出处】《针灸聚英》载。

【原文】人中神庭风府始，舌缝承浆颊车次，少商大陵间使连，乳中阳陵泉有据，隐白行间不可差，十三穴是秋夫置。

浅注：本歌与"孙真人十三鬼穴歌"之异同在于后者之申脉、上星、会阴、曲池，在本歌中分别代之以神庭、乳中、阳陵泉、行间。

三十、针灸歌

【出处】《扁鹊神应针灸玉龙经》。

【原文】

中风瘫痪经年月，曲鬓七处艾且热。耳聋气闭听会中，百会脱肛并泻血。
承浆暴哑口喎斜，耳下颊车并口脱。偏正头疼及目眩，囟会神庭最亲切。
风劳气嗽久未痊，第一椎下灸两边。肺病喘满难偃仰，华盖中府能安然。
喉闭失音并吐血，细寻天突宜无偏。瘰疬当求缺盆内，紫宫吐血真秘传。
霍乱吐泻精神脱，艾灸中脘人当活。食积脐旁取章门，气癖食关中脘穴。
脐上一寸名水分，腹胀更宜施手诀。关元气海脐心下，虚惫崩中真妙绝。
呕吐当先求膈俞，胁痛肝俞目翳除。肩如反弓臂如折，曲池养老并肩髃。
泄泻注下取脐内，意舍消渴诚非虚。气刺两乳中庭内，巨阙幽门更为最。
忽然下部发奔豚，穴号五枢宜灼艾。肺俞魄户疗肺痿，疟灸脾俞寒热退。
膏肓二穴不易求，虚惫失精并上气。五痔只好灸长强，肠风痔疾尤为良。
肠痛围脐四畔灸，相去寸半当酌量。赤白带下小肠俞，咳逆期门中指长。
大敦二穴足大趾，血崩血衄宜细详。项强天井及天柱，鼻塞上星真可取。
入门挺露号产瘕，阴蹻脐心二穴主。妇人血气痛难禁，四满灸之效可许。
脐下二寸名石门，针灸令人绝子女。肩髃相对主痿瘿，壮数灸之宜推求。
腹连殗殜骨蒸患，四花一灸可无忧。环跳取时须侧卧，下腿伸直上腿屈。
冷痹筋挛足不收，转筋速灸承山上，太冲寒疝实时瘳。脚气三里及风市，
腰痛昆仑曲䐐里。复溜偏治五淋病，涌泉无孕须怀子。阴中湿痒阴蹻间，
便疝大敦足大趾。癫邪之病及五痫，手足四处艾俱起。风拄地痛足髃疼，
京厉（京骨、厉兑？）跗阳与仆参。心如锥刺太溪上，睛痛宜去灸拳尖。
历节痛风两处穴，飞扬绝骨可安痊。脾虚腹胀身浮肿，大都三里艾宜燃。
赤白痢下中膂取，背脊三焦最宜主。臂痛手痛手三里，腕骨肘髎与中渚。
巨骨更取穴噫嘻，肩背痛兼灸天柱。腰俞一穴最为奇，艾灸中间腰痛愈。
醉饱俱伤面目黄，但灸飞扬及库房。额角偏头痛灌注，头风眼泪视眈眈。

伤寒热病身无汗，细详孔最患无妨。寒气绕脐心痛急，天枢二穴夹脐旁。
女人经候不匀调，中极气海与中髎。月闭乳痛临泣妙，瘕聚膀胱即莫抛。
乳汁少时膻中穴，夜间遗尿觅阴包。足疼足弱步难履，委中更有三阴交。
心神怔忡多健忘，顶心百会保安康。两丸牵痛阴痿缩，四满中封要忖量。
四肢脐心久便沥，胞转葱吹溺出良。忽然梦魇水泉速，拇趾毛中最可详。
脑热脑寒并脑漏，囟会穴中宜着灸。鼻中息肉气难通，灸取上星辨香臭。
天突结喉两旁间，能愈痰涎并咳嗽。忽然痫发身旋倒，九椎筋缩无差谬。
痈疽杂病能为先，蒜艾当头急用捻。犬咬蛇伤灸痕迹，牙痛叉手及肩尖。
噎塞乳根一寸穴，四椎骨下正无偏。大便失血阳虚脱，脐心对脊效天然。

又歌曰：

心疼巨阙穴中求，肩井曲池躯背痛。眼胸肝俞及命门，足蹙悬钟环跳中。
阴跷阳维治胎停，照海能于喉闭用。大钟一穴疗心痴，太冲腹痛须勤诵。
脾胃疼痛泻公孙，胸腹痛满内关分。劳嗽应须泻魄户，筋挛骨痛销魂门。
眼痛睛明及鱼尾，阴郄盗汗却堪闻。若也中风在环跳，小儿骨蒸偏历尊。
行步艰难太冲取，虚损天枢实为主。要知脊痛治人中，痴呆只向神门许。
风伤项急风府寻，头眩风池吾语汝。耳闭听会眼合谷，承浆偏疗项难举。
胸结身黄在涌泉，眼昏目赤攒竹穿。两肘拘挛曲池取，转筋却选承山先。
宣导气冲与太白，开通水道阴陵边。脚腕痛时昆仑取，股膝疼痛阴市便。
癫痫后溪疟间使，心痛劳宫实堪治。胸满胁胀取期门，大敦七疝兼偏坠。
祛黄偏在腕骨中，五劳羸瘦求三里。膝肿目疾行间求，肘痛筋挛尺泽试。
若也鼻塞取迎香，两股酸痛肩井良。偏头风痛泻攒竹，咳唾寒痰列缺强。
迎风冷泪在临泣，委中肾俞治腰行。三阴交中死胎下，心胸如病大陵将。
肩背患时手三里，两足冷痹肾俞拟。胁下筋边取阳陵，脊心如痛针中渚。
头强项硬刺后溪，欲知秘诀谁堪侣？此法传从窦太师，后人行知踏规矩。

浅注： 本歌介绍针灸治百种常见病症的一百六十常用穴，与其他重要歌诀参照诵读可加深记忆。歌中有的腧穴未指出穴名，需自查。

三十一、可针不可针歌

【出处】 宋·许叔微《伤寒百证歌》。

【原文】

太阳头痛经七日，不愈再传成大疾。法中当刺足阳明，可使不传邪气出。
桂枝服了烦不解，风府风池刺无失。经来经断刺期门，正恐热邪居血室。
项强当刺大椎间，脉有纵横肝募吉。妇人怀身及七月，从腰以下如水溢，
当刺劳宫及关元，以利小便去心实。大怒大劳及大醉，大饱大饥刺之逆。
熇熇之热漉漉汗，浑浑之脉安可失。深浅分寸自依经，此道相传休秘密。

三十二、可灸不可灸歌

【出处】宋·许叔微《伤寒百证歌》。

【原文】

少阴吐利时加呕，手足不冷是其候；口中虽和背恶寒，脉来微涩皆须灸。

阴毒阳虚汗不止，腹胀肠鸣若雷吼；面黑更兼指甲青，连灸关元应不谬。

微数之脉却慎之，因火为邪恐难救；脉浮热甚灸为难，唾血咽干诚戾缪。

【附】八鱼穴：用于新生儿风证。

【出处】民间草医。

【取穴】月孩风证挑八鱼，百会眉头和眉间，人中口周满是鱼，手指足趾和涌泉。

趾鱼：足趾腹近甲处（近似"足十宣"）左右各五穴。

跟鱼：足跟前人字纹内（近似涌泉穴）左右各一穴。

眉鱼：眉之头、中、尾部（近似攒竹、鱼腰、丝竹空穴），针刺或放血。

眉间鱼：两眉正中（印堂穴）。

人中鱼：惊厥、休克者重刺。

口周鱼：鼻翼旁、口裂纹尽处。

百会鱼：百会穴。

指鱼：指腹近甲处（近似十宣穴）。

每日2次，可针刺或点刺出血，从肢端观察肢体循环表现。

针灸歌赋撮要
内景

（精、气、神、梦、血、声音、津液、虫、大小便）

【精】胆寒由是怕惊心，遗精白浊实难禁。夜梦鬼交心俞治，白环俞治一般针。精宫十四椎之下，隔开三寸是其乡，左右二穴灸七壮，夜梦遗精效非常。关元诸虚泻浊遗，大赫专治病失精。曲泉然谷与中封，膏肓精宫治失精。肾俞主灸下元虚，令人有子效多奇。

心俞肾俞，治腰肾虚乏之梦遗。针三阴与气海，专司白浊久遗精。

【气】诸般气证从何治，气海针之灸亦宜，宣导气冲与太白。肝俞气短语声轻，怯怯短气神道灸。

欲调饱满之气逆，三里可胜；要起六脉之沉匿，复溜称神。或针气，膻中一穴分明记。

【神】胆寒心虚病如何，少冲二穴最功多，胆寒由是怕惊心，白环俞治一般针，少冲二穴最功多，呆痴笑唏取神门。神门主治惊悸忡，呆痴中恶恍惚惊。狂言盗汗如见鬼，针着间使便惺惺。灵道主治心疼病，瘛疭暴喑不出声，阳溪主治诸热证，狂妄惊中见鬼神，支正穴治七情郁，解溪悲凄悸与惊。百邪癫狂所为病，针有十三穴须从。

厉兑主治尸厥证，惊狂面肿喉痹风。大钟一穴疗心痴，申脉头风及心悸。心神怔忡多健忘，顶心百会保安康，连日虚烦面赤妆，心中惊悸亦难当，若将通里穴寻得，一用金针体便康。劳宫医得身劳倦，心悸虚烦刺三里，人中间使治邪癫，再针合谷与后溪。尸厥百会一穴美，更针隐白效昭昭。中恶振噤鬼魅病，急灸鬼哭或鬼眼。

至阳却疸，善治身疲。倦言嗜卧，往通里大钟而明。梦魇不宁，厉兑相偕于隐白。印堂治其惊搐。惊悸怔忡，取阳交解溪勿误；反张悲哭，仗天冲大横须精。发狂奔走，上脘同起于神门；劳宫大陵，可疗心闷疮痍。神门去心内之呆痴，应在太冲和大钟。太子暴死为厥，越人针维会而复醒，应在百会。听宫脾俞，驱残心下之悲凄。

【梦】胆俞主灸胁满呕，惊悸卧睡不能安。魇梦阳溪商丘宜，厉兑隐白魇梦灵。

【血】脾病血气先合谷，后刺三阴交莫迟，肝血盛兮肝俞泻，衄血上星与禾髎，吐血尺泽与肾俞。血海主治诸血疾，紫宫吐血真密传。膈俞一切失血症，多加艾火总收功。肾俞主灸下元虚，兼灸吐血聋腰痛。大陵一穴何专主，呕血疟疾有奇功，外关主治脏腑热，吐衄不止血妄行。支沟中恶卒心痛，兼治血脱迷晕生。

【声音】承浆暴哑口㖞斜，哑门一穴两筋间，灵道暴喑不出声。哑门关冲，舌缓不语而要紧；天鼎间使，失音嗳嗳而休迟。

【津液】伤寒汗多流不绝，合谷补收效如神。伤寒无汗合谷补，复溜穴泻好用针。汗出难来刺腕骨，鱼际经渠并通里，二指三间及三里，大指各刺五分宜，虚汗盗汗须宜补，委中妙穴可传扬。狂言盗汗如见鬼，惺惺间使便下针。满身发热病为虚，盗汗淋沥却损躯，穴在百劳椎骨上。

百劳、阴郄、后溪，治盗汗之多出；热病汗不出，大都更接于经渠。泻阴郄止盗汗，治小儿骨蒸。热病汗不出，用鱼际、大椎、尺泽。

【虫】虫在脏腑食肌肉，须要神针刺地仓。

【小便】老人肾虚小便频，夜间起止苦劳神，命门若得金针助，肾俞艾灸起遭迍。四满脐心灸便沥，小便不禁关元好，夜间遗尿觅阴包。小便不通阴陵泉，三里泻下尿如注，倘若膀胱气未散，更宜三里穴中寻。复溜偏治五淋病，气海血海疗五淋，更针三里随呼吸，冷热两般皆治得，便浊痼疾可除根。大小肠俞大小便，三阴交治痞满坚，遗精带下淋沥痊。涌泉主刺足心热，血淋气疼痛难忍。复溜血淋宜乎灸，中封五淋溲便难，关元诸虚泻浊遗。膀胱俞治小便难，小腹胀满不能安。男子五淋阴中痛，尿血精出灸列缺。少府遗尿偏坠痛，三阴交治淋沥痊。

阴陵开通于水道，应在至阴。刺偏历利小便，医大人水蛊。小便赤涩，兑端独泻太阳经，（且如）肓俞、横骨，泻五淋之久积。

【大便】大便秘结不能通，照海分明在足中，更把支沟来泻动，方知妙穴有神功。大便虚秘补支沟，泻足三里效可拟，热闭气闭先长强，大敦阳陵堪调护，大便虚秘大敦烧。脾泻之证别无他，天枢二穴刺休差。此是五脏脾虚疾，艾火多添病不加。泄泻肚腹诸般疾，三里内庭功无比。小腹便癖痛不休，间使针连气海宜。中极亦同三里刺，须明补泻差毫厘。泄泻注下取脐内，赤白痢下中膂取，背脊三焦最宜主。大便失血阳虚脱，脐心对脊效天然。百会鸠尾治痢疾，大小肠俞大小便。

泄泻注下取脐内，意舍消渴诚非虚。天枢专灸脾胃伤，脾泻痢疾正相当。大

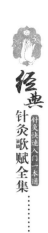

都主治湿热病，千金主灸大便难。公孙主治痰壅膈，肠风下血积块疴。商丘呕吐泻痢痊，神阙百病老虚泻，关元诸虚泻浊遗。三焦俞治腹胀满，更治赤白休息痢（本病多为肠易激综合征）。大肠俞治腰脊疼，大小便难此可通，兼治泄泻痢疾病，先补后泻要分明。老者便多，命门兼肾俞而着艾。肚痛秘结，大陵合外关与支沟。刺长强承山，善主肠风新下血。脾虚谷以不消，脾俞膀胱俞觅。中脘主乎积痢，外丘收乎大肠。

外形

（头、面、目、五官、口齿、喉、胸、腹、躯干、上下肢、皮肤、筋脉、前后阴）

【头】头面耳目口鼻病，曲池合谷为之主，偏正头痛左右针，列缺太渊不用补。列缺头病及偏正，重泻太渊无不应。头风头痛与牙痛，合谷三间两穴寻。头风头痛兼喉痹，先刺二间后三里。若是头风并眼病，上星穴内刺无偏。偏正头痛及目眩，囟会神庭最亲切。头风目眩项捩强，申脉金门手三里，二陵二跷与二交，头项手足互相与。头风呕吐眼昏花，穴取神庭治不差，头痛眩晕百会好。头风头痛灸风池，顶心头痛眼不开，涌泉下针定安泰。头眩风池吾语汝。申脉能除寒与热，头风偏正及心悸。偏正头痛有两般，有无痰饮细推观，若然痰饮风池刺，倘无痰饮合谷安。攒竹丝竹主头痛，偏正皆宜向此中，更去大都频泻动，风池又刺三分深，曲池合谷先针泻，依次下针无不应。丝竹金针亦可施，更要沿皮透率谷，一针两穴世间稀。眉间疼痛苦难当，攒竹沿皮刺无妨，若是眼昏皆可治，更针头维即安康。头项强痛难回顾，牙疼并作一般看，先向承浆明补泻，后针风府即时安，脑热脑寒并脑漏，囟会穴中宜着灸。目眩头痛灸脑空，率谷酒伤吐痰眩。

头痛转筋鱼肚腹，胃俞食后即眩晕。金门申脉治头痛，重痛虚寒候不同，呕吐更兼眩晕苦，停针呼吸在其中（梅尼埃病）。

头风鼻渊上星可用，攒竹头维治目病头痛。囟会连于玉枕，头风疗以金针，悬颅颔厌之中，偏头痛止；强间丰隆之际，头痛难禁。目眩兮，颧髎大迎。泻络远针，头有病而脚上针。解溪气逆发噎头旋，太渊偏正头痛若神。昆仑头痛脊背急，取阳溪而治头痛牙痛咽喉痛。头晕目眩要觅于风池，应在合谷。

【面】口眼㖞斜最可嗟，地仓妙穴连颊车，㖞左泻右依师正，㖞右泻左莫令斜。承浆暴哑口㖞斜，耳下颊车并口脱。水沟中风口不开，中恶癫痫口眼歪，三里三间并二间，兼治偏风眼目疾。阳谷主治头面病，阳陵面肿胸中满。通里头腮面颊红，颔肿口噤取侠溪，头面之疾针至阴。

头痛并面肿，面口合谷收。颊车地仓穴，正口㖞于片时。太冲泻口㖞以速愈。面上虫行有验，迎香可取。原夫面肿虚浮，须仗水沟前顶。

【目】睛明治眼未效时，合谷光明安可缺。眼目之疾诸疾苦，更用临泣使针担。眼胸肝俞及命门，膝肿目疾行间求，睛痛须觅清泠渊，更向大都针眼痛。太渊穴内用针行，睛明鱼尾灸拳尖。两睛红肿痛难熬，怕日羞明心自焦，只刺睛明鱼尾穴，太阳出血自然消。心火炎上两眼红，迎香穴内刺为通。若将毒血搐出后，目内清凉始见功。

赤眼迎香出血奇，临泣太冲合谷侣。目眩目烂最堪怜，泪出汪汪不可言，大小骨空皆妙穴，多加艾火疾应痊，丝竹攒竹亦堪医，迎风冷泪在临泣。睛明治眼胬肉攀，胁痛肝俞目翳除，眼昏目赤攒竹穿。肝家血少眼昏花，宜补肝俞力便加。更把三里频泻动，还光益血自无差。眉目之疾不能当，攒竹沿皮刺无妨。若是目疼亦同刺，刺入头维疾自康。忽然眼睛血贯睛，隐涩羞明最可憎，若是太阳除毒血，不须针刺自和平。耳聋听会眼合谷，侠溪目赤耳聋病，肝俞命门一同灸，能使瞽目复光明。眼疾三里二三间，合谷目暗视茫然。太冲眼目似云蒙，赤眼迎香出血奇，临泣太冲合谷侣。

攒竹头维，治目疾头痛。眼痛合谷以推之，应在睛明。目昏不见，二间宜取，应在太阳。刺肝俞与命门，使瞽士视秋毫之末。目中漠漠，即取攒竹二间；目觉䀮䀮，急取养老天柱。睛明、攒竹目昏蒙，迎风流泪眦痒痛，雀目攀睛白翳生，角孙唯主目翳生。观其雀目肝气，睛明行间而细推。目眩兮，支正飞扬；目黄兮，阳纲胆俞。攀睛攻少泽肝俞之所，泪出刺临泣头维之处。行间治膝肿目疾，应在睛明。左右太阳，目痛善除血翳。目昏血溢，肝俞辨其实虚。脑昏目赤，泻攒竹以偏宜，应在太阳。目瞤兮，颧髎大迎。眼痒眼痛，泻光明与地五。

【耳】头面耳目口鼻病，曲池合谷为之主。耳内蝉鸣听会招，更有妙穴太溪是。听会兼之与听宫，七分针泻耳中聋，耳门又泻三分许，更加七壮灸听宫。大肠经内将针泻，曲池合谷七分中。耳聋气痞听会针，迎香穴泻功如神。耳聋气闭痛难言，须刺翳风穴始痊。亦治项上生瘰疬，下针泻动即安然。耳聋之症不闻声，痛痒蝉鸣不快情。红肿生疮须用泻，宜从听会用针行。耳聋临泣与金门，合谷针后听人语。听会主治耳聋鸣，兼刺迎香功最灵。液门耳聋难得睡，侠溪目赤耳聋病。但患伤寒两耳聋，金门听会疾如风。申脉能除寒与热，耳鸣鼻衄胸中满。耳鸣腰痛先五会，次针耳门三里内。

耳聋腮肿，听会偏高。耳闭须听会而治也，应在翳风（耳聋气闭，全凭听会翳风）。取少阳交别，俾聋夫听夏蚋之声。耳中蝉噪有声，听会堪攻。

【鼻】鼻流清涕名鼻渊，先泻后补即可痊，若是头风并眼痛，上星一穴刺无偏。鼻塞鼻痔及鼻渊，合谷太冲随手取，鼻塞上星真可取，鼻窒不闻迎香间。不闻香臭从何治，迎香两穴可堪攻。先补后泻分明效，一针未出气先通。鼻中息肉气难通，灸取上星辨香臭。申脉能除寒与热，耳鸣鼻衄胸中满。合谷齿龋鼻流血，临泣主治鼻不通。衄血上星与禾髎，脑热脑寒并脑病，囟会穴中宜着灸。少泽主治衄不止，大敦脑衄破伤风。风门灸治鼻中病，艾火多加嗅自通。迎香主刺鼻失嗅，兼刺面上若虫行（过敏性鼻炎）。上星通天治鼻渊，息肉鼻塞灸能痊。

鼻痔必须取龈交，通天去鼻内无闻之苦，两鼻齆衄针禾髎。天府合谷，鼻中衄血宜追。

【口】三焦热气壅上焦，口苦舌干岂易调，针刺关冲出毒血，口生津液病其消。地仓能治口流涎，口臭之症最可憎。劳心只为苦多情，大陵穴内人中泻。心得清凉气自平。液门小海喉龈肿，阴谷舌纵口流涎，颊车听会落颊风。

阳谷侠溪，颔肿口噤并治。

【舌】口舌生疮舌下窍，三棱出血非粗鲁。舌裂出血刺内关，太冲阴交走上部。舌上生疮合谷当，手三里治舌风舞。

复溜祛舌干口燥之悲。少商曲泽，血虚口渴全除；廉泉中冲，舌下肿痛堪取。

【齿】牙疼三分针吕细，更推大都左之右。牙疼头痛并喉痹，先刺二间后三里。牙风面肿颊车神，合谷临泣泻不数。牙痛叉手及肩尖，牙腮疼紧大迎全，肿疼喉痹有阳溪。牙风头痛孰能调，二间妙穴怎能逃，更向三间神妙穴，能祛肩背感风劳。合谷齿龋鼻流血，内庭数欠及牙痛。合谷三间与太溪，头风头痛与牙痛，昆仑齿痛亦能安。齿龋肿痛及喉痹。二间阳溪与内庭，消渴牙疳灸承浆。

耳门丝竹空，住牙疼于顷刻，承浆泻牙病而即移。

【喉咙】咽喉最急先百会，太冲照海及阴交。乳蛾之症少人医，必用金针疾自除。如若少商出血后，即时安稳免灾危。痰涎壅塞及咽干，口噤喉风针照海，三棱出血刻时安。喉闭失音并吐血，细寻天突细无偏，曲池喉痹促欲死。

喉痛兮，液门鱼际去疗；颔肿兮，阳谷侠溪并治。通里喉痹苦呕暴喑哑，阳溪头痛牙痛咽喉痛。心胀咽痛，针太冲必除。然谷厉兑，主刺咽喉风。必准者，取照海治喉中之闭塞。

【胸】心胸之病内关担，心胸有病少府泻。心胸之病大陵泻，气攻胸腹一般针。胁下肋边取阳陵，脊心如痛针中渚，胁肋腿痛后溪妙，心痛巨阙穴中求。寒气绕脐心痛急，天枢二穴夹脐旁，心如锥刺太溪上。肾气冲心得几时，需用金针疾自除，若得关元并带脉，四海谁不仰名医。耳鸣鼻衄胸中满（申脉），胸满胁痛取期门。伤寒痞气结胸中，两目昏黄汗不通，涌泉妙穴三分许，速使周身汗自通，后向承山立作效，甄权留下意无穷。胸膈痞满先阴交，针到承山欲食喜。（心胸痞满阴陵泉，针到承山饮食美）。心痛呕吐（脾痛）上脘宜，丰隆两穴更无疑，蛔虫并出伤寒病，金针宜刺显名医。心痛翻胃刺劳宫，寒者少泽细手指。气刺两乳求太渊，未应之时泻列缺，气刺两乳中庭内，巨阙幽门更为最。膈俞主治胸胁痛，经渠呕吐心痛瘥。灵道主治心疼痛，瘛疭暴喑不出声。曲泽主治心痛惊，间使主治脾寒证，九种心痛疟渴生，内关主治气块攻，兼灸心胸胁疼痛。痰火胸痛刺劳宫，支沟中恶卒心痛，大便不通胁肋痛。九种心痛及脾痛，上脘穴中宜用针。眼胸肝俞及命门，胆俞主灸胁满呕。意舍主灸胁满痛，兼疗呕吐立时宁。侠溪主治胸胁满，丘墟主治胸胁痛，牵引腰腿髀枢中。心痛手颤少海求，若要除根除市睹，太渊列缺穴相连，能祛气痛刺两乳。阴陵泉治胁腹满，胁痛只需阳陵泉。

建里内关，扫尽胸中之苦闷；听宫脾俞，祛残心下之悲凄。久知胁肋痛，气户华盖有灵。胸肋支满何疗，章门不容细寻，膈痛蓄饮难禁，膻中巨阙便针。胸满更加噎塞，中府意舍所行，胸膈停留瘀血，肾俞巨髎宜征。胸满项强，神藏璇玑已试。胁下肋边者刺阳陵，应在支沟；脊间心后痛，针中渚而立瘥，应在中脘；抑又闻心胸疼，求掌后之大陵，应在中脘。上脘中脘，治九种心痛；委阳天池，腋肿针而速效。心下痞满而井主，心胀咽痛针太冲必除。胸项如有痛，后溪并列缺。

【腹】脐腹有病曲泉针，脾胃疼痛泻公孙，脐下公孙用法拦，太冲腹痛须勤颂。腹痛公孙内关尔，腹中疼痛也难当，大陵外关可消详，若是胁痛并闭结，支沟奇妙效非常。九种心痛及脾疼，上脘穴内用神针，若还脾败中脘补，两针神效免灾侵。心疼脾痛上脘先，胃冷下脘却为良，脾疼脊痛中渚泻，脾心痛急寻公孙。隐白能治心脾痛。

寒气绕脐心痛急，天枢二穴夹脐旁，肠痛围脐四畔灸，相去半寸当酌量。肠中疼痛阴陵调。大椎若连长强取，小肠气疼立可愈，良久涌泉针取气，气冲妙手要推寻。肩上痛连脐不休，手中三里便须求。心痛翻胃刺劳宫，寒者少泽细手指。若是小肠连脐痛，先刺阴陵后涌泉。若是胃中停宿食，后寻三里起璇玑。悬钟主治胃热病，腹胀胁痛脚气疼，小肠气痛归来治。咽喉以下至于脐，胃脘之中百病危，心气痛时胸结硬，伤寒呕吐闷涎随，列缺下针三分许，三分针泻到风池，示指二间并三里，中冲还刺五分深。

内庭临泣，理小腹之膜。取内关与照海，医腹疾之块。太白宣通于气冲，应在中极；腹膨而胀，夺内庭而休迟，应在水分；脐腹痛泻足少阴（阴谷），应在行间。腹内肠鸣，下脘陷谷能平；胃冷胃疼，泻公孙而立愈。胸满腹痛而刺内关。

肚腹三里留，能通心腹胀，善治胃中寒。三里内庭穴，肚腹中妙诀。

【颈】头项强硬刺后溪，承浆偏疗项难举，风伤项急风府寻，项强天井及天柱。项强肿痛屈伸难，更兼体重要背瘫，宜向束骨三里刺，教君顷刻便开颜。颈项强急寻哑门，颈项肩背痛前谷。

风伤项急，始求于风府，应在承浆，加后溪而安然。项强多恶风，束骨相连于大椎，温溜期门主之。

【背】肩背并和肩膊疼，曲池合谷七分深，未愈尺泽加一寸，更于三间次第行，各入七分于穴内，少风二府刺心经。手连肩脊痛难忍，合谷针时要太冲。脊背俱疼针肩井，不泻三里令人闷，两臂并髀俱疼痛，委中一刺如神圣。久患腰背肩胛劳，但寻中渚穴中调。强痛脊背泻人中，挫闪腰酸亦可攻。更有委中之一穴，腰间诸疾任君攻，更有三间肾俞妙，善除肩背浮风劳。挫闪脊背腰难转，举步多艰行履难，复溜一刺人钦羡。神道唯灸背上病。肩井曲池躯背痛，要知脊痛治人中。

身柱蠲嗽，能除膂痛，昆仑主胸背拘急腹满坚。脊强分，水道筋缩；肩背痛分，五枢连于背缝。背连腰痛，白环委中曾经，人中除脊膂之强痛，应在委中。风伤项急，始求于风府，应在承浆。脊间心后称中渚，应在中脘。

【腰】腰连胯痛势必大，便于三里攻其隘，下针一泻三补之，气上攻噎只管住，噎不住时气海灸，定泻一时立便瘥。腿胯腰疼痞气攻，髋骨穴内七分穷，更针风市兼三里，一寸三分补泻同，又去阴交泻一寸，行间仍刺五分中。腰俞一穴最为奇，艾灸中间腰痛愈，腰痛昆仑曲湫里，腰膝强痛交信凭，腰痛中空穴最奇，髀枢不动泻丘墟，委中腰俞治腰行。腰腿疼痛十年春，应针不了便惺惺，大都引气探根本，服药寻方枉费金。气滞腰痛不能立，横骨大都宜救急。五枢本治腰疼痛，入穴分明疾顿轻。腰痛环跳委中神，若连背痛昆仑武，腰连腿痛腕骨升，三里降下随拜跪；腰连脚痛怎生医，环跳行间与风市；腰背连脐痛不休，手中三里穴堪求。

肾败腰疼小便频，督脉两旁肾俞除。肾弱腰疼不可当，施为行止甚非常，若知肾俞二穴处，艾火频加体自康。腰软如何去寻根，神妙委中立见效。委中腰痛脚挛急，取得其经血自调。腰背若患挛急风，曲池一寸五分攻。耳鸣腰痛先五会，次针耳门三里内。耳内蝉鸣腰欲折；膝下明存三里穴，若能补泻五会间，且莫逢人容易说。

腰俞主治腰脊痛，冷痹强急动作难，腰下至足不仁冷。腰背连脐痛不休，手中三里穴堪求。脊背三焦最宜主。承山太冲大肠俞，膀胱俞治腰脊痛。阳辅主治膝酸痛，

经典
针灸歌赋全集

针灸快速入门一本通

180

腰间溶溶似水浸。忽然咳嗽腰脊痛，身柱由来穴更真。腰脊强痛泻人中，挫闪腰痛亦可针，委中亦是腰痛穴，任君取用两相通。挫闪脊脊腰难转，气滞腰痛亦艰难，复溜一穴人忻羡。

肾俞把腰痛以泻尽，应在委中。（腰背疼在委中而已矣，应在肾俞）。人中委中除腰脊痛闪之难制，风池绝骨而疗乎伛偻，人中曲池可治其痿伛。

【躯干】体重节痛而俞居，劳宫医得身劳倦，筋挛骨痛补魂门。肘膝痛时刺曲池，左病针右右针左。中渚主治肢麻木，战振蜷挛力不加，肘臂连肩红肿痛，手背痛毒治不发。浑身疼痛疾非常，不定穴中细审详，有筋有骨须浅刺，灼艾临时要度量。二陵二跷与二交，头项手足互相与。手挛脚痹疼难忍，合谷仍须泻太冲。

四肢之懈急，凭照海以消除，应在丘墟。住痛移疼，取相交相贯之经。交经缪刺，左有病而右畔取。阳跷阳维并督脉，主肩背腰腿在表之病；阴跷阴维任冲带，去心腹胁肋在里之疑。

【上肢】臂细无力转动难，筋寒骨痛夜无眠，曲泽一针依补泻，更将通里保平安。肩背风气连臂痛，背缝二穴用针明。肩端红肿痛难当，寒湿相争气血狂，若向肩髃明补泻，管君多灸自安康。急痛两臂气攻胸，肩井分明穴可攻，腕骨主治臂腕痛，五指诸疾皆可平。支正肘臂指皆挛，臂疼背痛针三里。肩如反弓臂如折，曲池养老并肩髃。二井两商二三间，手上诸风得其所，手指连肩相引痛，合谷太冲能救苦。手三里治肩连脐，脊间心后称中渚，巨骨更取穴谵语，肩背痛兼灸天柱。腕骨肘髎与中渚。肘痛将针刺曲池，经渠合谷共相宜。（两肘拘挛筋骨连，艰难动作穴安然，只将曲池针泻动，尺泽兼行见圣传）。肘臂臑痛取通里，两肘拘挛曲池取，肘痛筋挛尺泽试。手臂挛痹取肩髃，后取外关与曲池。（筋急不开手难伸，尺泽从来要认真，头面纵有诸样症，一针合谷效通神）。手臂红肿连腕痛，液门穴内用针明，更将一穴名中渚，多泻中间疾自轻，腕中无力痛艰难，握物难移体不安，腕骨一针虽见效，莫将补泻等闲看，两手酸疼难执物，曲池合谷共肩髃。（曲池两手不如意，合谷下针宜仔细）。五般肘痛寻尺泽，太渊（泠渊）针后确收功，更有三间神妙穴，能祛肩背感风劳，合谷下针顺流注，髀内迎随使气朝。指痛挛急少商好，依法施治无不灵，五指不伸中渚取。劳宫穴在掌中寻，满手生疮痛不尽。肩背并和肩膊痛，曲池合谷七分深。未愈尺泽加一寸，更于三间次第行，少海二府刺心经。

风痹传于两肩，肩髃可疗。肩井除两臂之难堪，肩背痛责肘前之三里，应在中渚。肩井曲池，甄权刺臂痛而复射；且如两臂顽麻，少海就傍手三里；肘挛痛兮，尺泽合于曲池；（但见两肘之拘挛，仗曲池而平扫，应在尺泽）。四肢之懈惰，凭照海以消除，应在丘墟；尺泽治肘痛挛急，应在合谷。腕骨疗手腕之难移。手臂红肿，中渚液门要辨。

【下肢】脚连胁腋痛难当，环跳阳陵泉内杵。环跳能除腿股风，冷风膝痹疟疾同，腿膝无力身立难，原因风湿致伤残，倘知二市穴能灸，步履悠然渐自安。脚膝诸痛羡行间，三里申脉金门侈，脚若转筋眼昏花，然谷承山法自古。脚膝经年痛不休，内外踝边用意求，穴号昆仑并吕细，应时消散即时瘳。脚膝疼痛委中宜，更兼挛急锋针施，阴陵泉穴如寻得，轻行健步疾如飞。脚气复溜不须疑，阴跷阳跷两踝边，还有三里及风市。足膝肿时针至阴，干湿风毒并滞气。膝痛二寸针犊鼻，行间可治膝肿痛，三里阴交要七吹。肿红腿足草鞋风，须把昆仑二穴攻，申脉太溪如再刺，神医妙诀起疲癃。鹤膝肿劳难移步，尺泽能舒筋骨疼，更有一穴曲池妙，根寻源流可调停，其患若要便安愈，加以风府可用针。膝盖红肿鹤膝风，阳陵二穴亦堪攻，阴陵针透尤收效，红肿见消见异功。两膝无端肿如斗，膝眼三里艾当施。最是阳陵泉一穴，膝间疼痛用针烧，脚痛膝肿针三里，悬钟二陵三阴交，更向太冲须引气，趾头麻木自轻飘。脚气酸痛肩井先，次寻三里阳陵泉。脚气复溜不需疑，若是肿时寻至阴，委中驱疗脚风缠，寒湿脚气不可熬，先针三里及阴交，再将绝骨穴兼刺，肿痛登时立见消。脚腕痛时昆仑取，股膝疼痛阴市便，两足冷痹肾俞拟。胁肋腿痛后溪妙，股膝肿起泻太冲。腿脚有疾风府寻。内庭能治四肢厥，委中膝头难屈伸。昆仑举步行不得，腿膝腰痛痞气攻，髋骨穴内七分穷，更针风市及三里，又去阴交泻一寸，行间仍刺五分中。涌泉主刺足心热，然谷足心热遗精。伏兔主刺腿膝冷，兼刺脚气痛痹风。阴市主刺痿不仁，腰膝寒如注水浸，兼刺两足拘挛痹，三里脚气及痹风。厉兑足寒膝髌肿，飞扬主治步艰难。足膝红肿昆仑主，申脉牙疼及足肿。风市主治腿中风，两膝无力脚气肿。悬钟脚胫湿痹痒，足趾疼痛针可停。环跳为能治脚风，巨髎二穴亦相同。更有委中出毒血，任君行步显奇功。足缓难行先绝骨，次寻条口及冲阳。髋骨能医两腿疼，膝头红肿一般同，膝关膝眼皆须刺，针灸堪称却病功。髀疼要针肩井穴，行间可治膝肿病。股膝肿酸难移步，环跳风市及阴市。三里腿肿膝胫酸。冷风湿痹针环跳，阳陵三里烧针尾。丘墟亦治脚跗疼，更刺行间疾便轻，再取解溪商丘穴，中间补泻要分明（轻刺出血疾便轻）。后跟痛取仆参求，踝跟骨痛灸昆仑，更有绝骨共丘墟，脚背痛时商丘刺，两足有水临泣泻，无水方能病不侵。足疼足弱步难履，委中更有三阴交。步行艰难太冲取，足躄悬钟环跳中。两足拘挛觅阴市，犊鼻治疗风邪痛。风柱地痛足髎疼，京厉跗阳与仆参。

风市阴市驱腿脚之乏力，阴陵阳陵除膝痛之难熬。腿脚重疼，髋骨膝关膝眼；行步艰楚，三里中封太冲。腿风湿痛，巨髎兼环跳委中。且如行步难移，太冲最奇，应在丘墟；大抵脚腕痛，昆仑解愈，应在丘墟；腿膝疼，阴市能医，应在风市；行间治膝肿目痛，应在睛明；腕骨治腿痛以驱残，应在膝关。脚气连延，里绝三交。三里、阴交，脚气宜此。商丘、解溪、丘墟，脚痛堪追；悬钟、环跳，华佗刺躄而立行；后溪、环跳，腿痛刺而即轻。太溪、昆仑、申脉，最疗足肿之迍。脚气并膝肿，辗转战疼酸；环跳与阳陵，膝前兼腋胁。膝肿并麻木，冷痹及偏风，举足不能起，坐卧似衰翁（阳陵泉）。

【皮肤】 血海诸疮病自轻。如今瘾疹疾多般，好手医人治亦难，天井二穴多着艾，纵生瘰疬灸皆安（天井治疗瘰疬疹疹）。遍体游风生虚浮，复溜一刺人欣羡。热疮臁内年年发，血海寻来可治之。赘疣诸痣灸奇穴，更灸紫白二癜风，手指左右中指节，屈节尖上宛宛中。腋气除根剃腋毛，再将淀粉水调膏，涂抹患处七日后，视有黑孔用艾烧。蛇蝎蜈蚣蜘蛛伤，即时疼痛最难当，急以伤处隔蒜灸，五六十壮效非常。

风市浑身麻瘙痒，艾火烧针就有功。期门大敦，能治坚疝疝气；至阴屋翳，疗遍身痒疼多，肩髃阳溪，清瘾风之热极。

【筋脉】尺泽能医筋拘挛。头痛转筋鱼腹肚，又治背疽及便毒。脚若转筋并眼花，先针承山次内踝。（两股转筋承山刺。转筋速灸承山上。转筋却寻承山先，承山转筋并久痔）。转筋目眩针鱼腹，承山昆仑立便消。腿股转筋难移步，妙穴说与后人知，环跳风市及阴市，泻却金针疾自除。再有妙穴阳陵泉，腿转筋急如神取。筋疼闭结支沟穴，筋挛骨痛觅魂门。

尺泽理筋急之不幸。要起六脉之沉匿，复溜称神。筋挛骨痛补魂门。转筋而疼，泻承山而在早，应在昆仑。转筋兮，金门丘墟来医。

【前阴】阴核发来如升大，百会妙穴真可骇。两丸常痛阴痿缩，四满中封要忖量。承浆主治男七疝，涌泉奔豚疝气痛。带脉主治一切疝，偏坠木肾尽成功。阳谷痔漏阴痿疾，先针后灸自然痊。水泉穴乃肾之原，脐腹连阴痛可蠲，更刺大敦方是法，下针速泻即安然。中封主治遗精病，阴缩五淋溲便难。曲泉癀疝阴股痛，阴市寒疝少腹痛。倘若膀胱气未散，更宜三里穴中寻，带脉主治一切疝。疝气温疟多渴热（然谷），疝痛阴痿及痹病（阴谷）。大敦七疝兼偏坠。大敦七疝与太冲。阴中湿痒阴跷间，便疝大敦足大趾。若是七疝和阴痛，照海阴交曲泉针，又不应时求气海，关元同泻效如神。七般疝气取大敦，穴法由来指侧间，诸经俱载三毛处，不遇师传隔万山。肾强疝气发甚频，气上攻心似死人，关元兼刺大敦穴，此法亲传始得真，小肠气痛归来治。（灸罢大敦除疝气，阴交针入下胎衣）。大椎若连长强取，小肠气痛可立愈，气冲妙手要推寻，管取神针人见许。小肠气撮痛连脐，速泻阴交莫得迟，良久涌泉得取气，此中玄妙人少知。忽然下部发奔豚，穴号五枢宜灼艾。疝气偏坠灸为先，量口两角折三尖，一尖向上对脐中，两尖下垂是穴边。

大敦照海，患疝而善蠲。大敦去七疝之偏坠，应在阑门。期门大敦，能治坚痃疝气。

【后阴】小儿脱肛患多时，先灸百会次尾骶。百会脱肛并泻血，承山转筋并久痔。五痔原因热血作，承山须下病无踪。命门脱肛痔肠风，阳谷痔漏阴痿疾，太白主治痔漏疾。五痔最好灸长强，肠风痔疾尤为良，（痔疾肠风长强欺）。痔漏之疾亦可憎，表里急重最难禁，或痛或痒或下血，二白穴在腕上寻。九般痔漏最伤人，必刺承山效若神，更有长强一穴是，呻吟大痛穴为真。肠风诸痔灸最良，十四椎下奇穴乡，各开一寸穴多灸，年深久痔效非常。

商丘痔瘤而最良，脱肛趋百会、尾翳（长强）之所。

杂病

（风寒、湿火、内伤、虚劳、咳喘、呕吐、胀满、浮肿、积聚、黄疸、疟疾、霍乱、癫痫、妇女、小儿、疡肿、痢疾）

【风】中风不语最难医，囟会发际亦堪施，百会穴中明补泻，即时苏醒免灾危。中风之症症非轻，中冲二穴可安宁，先补后泻如无应，再刺人中立便轻。泻却人中及颊车，治疗中风口吐沫。中风瘫痪经年月，曲鬓七处艾且燃。风痹痿厥如何治，大杼曲泉真是妙。两足两胁满难伸，飞虎神针七分到。风池手足诸指间，左唤偏风右曰瘫，各刺五分随后泻，更灸七壮便身安。三里阴交行气泻，一寸三分量病看。每穴又加三七壮，自然瘫痪及时安。四肢无力中邪风，眼涩难开百病攻，精神昏倦多不语，风池合谷用针通，两手三间随后泻，三里兼之与太冲。诸风掉眩乃肝木，百会主治卒中风。哑门风府只宜针，中风舌缓不能言。水沟中风口不开，中恶癫痫口眼歪，刺治风水头面肿，灸治小儿急慢灾。偏风不遂刺承浆，口眼歪斜刺地仓，颊肿唇弛牙嚓强，失音不语目不闭，瞤动视物目䀮䀮。商阳主刺卒中风，暴仆昏沉痰塞壅，少商中冲关冲少，少泽三棱立回生。阳陵泉治瘸偏风，曲池主治是中风，手挛筋急痛痹风。泻却人中及颊车，治疗中风口吐沫。中都郄穴是肝阴，专治身麻痹在心，手足不仁心腹满，小肠疼痛便须针。风门主治易感风，若也中风在环跳。

冷痹肾败，取足阳明之土（足三里），应在小海；半身不遂，阳陵远达于曲池。哑门关冲，舌缓不语而要紧。拘挛闭塞，遣八邪而去矣。原夫卒暴中风，顶门百会。中风环跳而宜刺。酸痛筋莫展，风痹复无常（委中）。遍身风痹病，痰涎频壅上，口噤不开牙（列缺）。或针风，先向风门气海中。

【寒】寒之收引肾水乡。曲泽伤寒呕吐逆。通里主治温热病，无汗懊忱心悸惊。伤寒痞气结胸中，两目昏黄汗不通，涌泉妙穴三分许，速使周身汗自通。倘若汗多流不绝，合谷补收效如神。骨寒髓冷火来烧，灵道妙穴分明记。环跳取时须侧卧，冷痹筋挛足不收。伤寒热病身无汗，细详孔最患无妨。或患伤寒热不收，牙关风壅药难投，项强反张目直视，金针用意列缺求。伤寒四肢厥逆冷，脉气无时仔细寻，神奇妙穴更有二，复溜半寸顺骨行。四肢回还脉气浮，须晓阴阳倒换求。寒则须补绝骨是，热则绝骨泻无忧。脉若浮洪当泻解，沉细之时补便瘳。百合伤寒最难医，妙法神针用意推，口噤眼合药不下，合谷一针效堪奇。虫在脏腑食肌肉，须要神针刺地仓。伤寒腹痛虫寻食，吐蛔乌梅可堪攻，中脘回还脉气通。伤寒一日调风府，少阳二穴风池取，三五七日病过经，依次针之无不应。四日太阴宜细辨，公孙照海一同行，更用内关施截法，七日期门可用针。无汗伤寒泻复溜，汗多宜将合谷收，若然六脉皆沉细，金针一补脉还浮。伤寒过经不出汗，期门通里先后看。忽然气喘攻胸膈，三里泻多须用心。伤寒一日刺风府，阴阳分经次第取，汗吐下法非有它，合谷内关阴交杵。伤寒流注分手足，太冲内庭可浮沉。期门穴主伤寒患，六（七）日过经犹未汗，但向乳根二肋间，刺入四分人得健。风池风府寻得到，伤寒百病一时消。阳明二日寻风府，申脉能除寒与热，呕吐还须上脘疗。太阳头痛经七日，不愈再传成大疾。法中当刺足阳明，可使不传邪气出。一切风寒暑湿邪，头疼发热外关起。

伤寒无汗，攻复溜宜泻；伤寒有汗，取合谷当随。壅热盛乎上焦，关冲最宜；手臂红肿，中渚液门要辨。伤寒呕逆，曲泽针灸同施。

【湿痹】湿寒湿痹下髎定，厥寒厥热涌泉清。冷风湿痹疼难忍，环跳腰俞用针烧。手脚挛痹疼难忍，合谷仍须泻太冲。历节痛风两处穴，飞扬绝骨可安痊。体重节痛而俞居，湿肿满本脾土经。阳陵冷痹及偏风，合谷主治破伤风，痹痛筋急针止疼。足三里治风湿中。冷风湿痹针何处，先取环跳次阳陵。肤肿筋挛诸痿痹，偏风不遂灸阳辅。

寒热痛痹，开四关而已之。筋挛骨痛而补魂门。冷痹肾败，取足阳明之土，应在小海。然谷泻肾，应在阴交。

【火】满身发热痛为虚，盗汗淋沥渐损躯，须保百劳椎骨下，金针一刺疾自除。

然谷泻肾，应在阴交。又若心虚热壅，少冲明于济夺。发热仗少冲曲池之津。岁热时行，陶道复求肺俞理。

【内伤】一切内伤内关穴。若是胃中停宿食，后寻三里起璇玑。手足上下针三里，食癖气块凭此取。脾家之证最可怜，有寒有热两相煎。间使二穴针泻动，热泻寒补病俱痊。关元气海脐心下，虚惫崩中真妙绝。虚损天枢实为主。醉饱俱伤面目黄，但灸飞扬及库房。意舍消渴诚非虚。噎塞乳根一寸穴，四椎骨下正无偏。三里伤寒羸瘦损，内庭虚疾不思食。意舍消渴诚非虚。太溪主治消渴病，兼治房劳不称情。率谷酒伤吐痰眩，消渴牙疳灸承浆。关元诸虚泻浊遗，中极下元虚寒病，一切痼冷总相宜。膏肓一穴灸劳伤，百损诸虚无不良。脾俞主灸伤脾胃，吐泻疟痢疸瘕癥。咽酸口苦脾虚弱，饮食停塞夜不消，更把公孙脾俞刺，自然脾胃得调和。内伤食积针三里，璇玑相应块亦消。脾病血气先合谷，后刺三阴针用烧。支正消渴饮不止。阳池主治消渴病，口干烦满疟热寒，照海消渴便不通。

劳宫退翻胃心疼亦何疑，应在章门。行间涌泉，主消渴之肾竭。脾虚谷以不消，脾俞膀胱俞觅；胃冷食而难化，魂门胃俞堪责。少商曲泽，血虚口渴同施。复溜去口干舌燥之悲。

【虚劳】膏肓二穴治病强，虚惫失精并上气，二十一壮亦无妨。关元气海脐心下，虚惫崩中真妙绝。传尸痨病最难医，涌泉出血免灾危，痰多须向丰隆泻，气喘丹田亦可施。鬼眼一穴灸劳虫，（墨点病人腰眼中），择用癸亥亥时灸，勿令人知法最灵。腹连殃煠骨蒸患，四花一灸可无忧。五劳羸瘦求三里，瘰疬少海天井边。尸疰客忤主恶病，乳后三寸量准行，男左女右艾火灸，邪祟驱除神自宁。瘰疬隔蒜灸法宜，先从后发核灸起，灸至初发母核上，多着艾火敏无匹。瘰疬当求缺盆内，紫宫吐血真秘传。足掌下去寻涌泉，男蛊女孕两病痊。肾俞主灸下元虚，令人有子效多奇。颈漏腹下马刀疮，下临泣穴主治良。

五里臂劳，生病疮而能治。带脉关元多灸，肾败堪攻。痨瘵传尸，趋魄户、膏肓之路。三里祛五劳之羸瘦，华佗言斯，应在膏肓；涌泉关元丰隆，为治尸劳之例。或针虚，气海丹田委中奇。或针劳，须向风门及膏肓。虚损天枢而可取。

【咳喘】天突结喉两旁间，能愈痰涎并咳嗽。心胸之病内关担，脐下公孙用法拦，头部须还寻列缺，痰涎壅塞及咽干。寒痰咳嗽更兼风，列缺二穴最可攻，先把太渊一穴泻，多加艾火即收功。伤风不解咳嗽频，久不医时劳便成，咳嗽须针肺俞穴，痰多宜向丰隆寻。若是痰涎并咳嗽，治却须当灸肺俞，更有天突与筋缩，小儿吼闭自然疏。腠理不密咳嗽频，鼻流清涕气昏沉，须知喷嚏风门穴，咳嗽宜加艾火深。冷嗽只宜补合谷，三阴交泻及时住。风劳气嗽久未痊，第一椎下灸两边，肺病喘满难偃仰，华盖中府能安然。咳逆期门中指长。劳嗽应须泻魄户。肺俞魄户疗肺痿，天突膻中医咳嗽。忽然咳嗽腰背疼，身柱由来灸便轻，至阳亦治黄疸病，先补后泻效分明。治气上壅足三里，天突宛中治喘痰（谁知天突治喉风，虚喘须寻三里中）。哮喘发来寝不得，丰隆刺入五分深。哮喘之症最难当，夜间不睡气遑遑，天突妙穴宜寻得，膻中着艾便安康。

气喘急急不可眠，何当日夜苦忧煎。若得璇玑针泻动，更取气海自安然。吼喘咳嗽痰饮多，若用金针便安和，俞府乳根一般刺，气喘风痰渐消磨。喘急列缺足三里，住喘却痛昆仑愈。喘绵绵寻三里中，吐血定喘补尺泽。至阳痞满喘促声。膻中穴主灸肺痈，咳嗽哮喘及气瘿。昆仑暴喘满中心，大杼疟疾咳嗽痰。肺俞内伤嗽吐红，兼灸肺痿与肺痈，膈俞痰疟痃癖攻，肝俞气短语声轻。尺泽主治肺诸疾，绞肠痧痛锁喉风。太渊咳嗽风痰疾。公孙主治膈痰壅。解溪主治风水气，面腹足肿喘咳频。窍阴主治胁肋痛，咳不得息热躁烦。吐血定喘补尺泽，膻中穴主灸肺痈，咳嗽哮喘及气瘿。耳聋气闭喘填胸，欲愈须寻三里中。

暴喘满中心昆仑，喉间气难通通里，上气咳逆胸背疼期门，痞满喘促声灸至阳。喘急吐血脾俞，咳嗽痰喘腰背疼身柱，咳逆气数欠经渠。乳根俞府，疗嗽气痰哮。咳嗽寒痰，列缺堪治，应在太渊。丰隆肺俞，痰嗽称奇。天突膻中医痰嗽。身柱蠲痰，能除脊痛；风门肺俞，疗嗽称奇；尫羸喘促，璇玑气海当知。咳嗽连声，肺俞须迎天突。风门主伤胃寒邪之嗽，体热劳嗽而泻魄户。或针痰，先针中脘三里间。或针嗽，肺俞风门须用灸。咳嗽暴喑面无容（通里），喘急吐血诸般症（脾俞），咳嗽痰喘腰脊痛（身柱），怯怯短气艾火添（神道），喉痹咳逆气数欠（经渠）。

【呕吐】噫气吞酸食不投，膻中七壮除膈热，治却须当灸膈俞。呕噎阴交不可饶。脾家之症有多般，致成翻胃吐食难，黄疸亦须寻腕骨，金针必定夺中脘。呕吐还须上脘疗。噎塞乳根一寸穴，四椎骨下正无偏。意舍呕吐立时宁，呕吐吞酸灸日月。翻胃上下灸奇穴，上在乳下一寸也。下在内踝之下取，三指稍斜向前者。脾俞主治伤脾胃，呕吐当先求膈俞，胁痛肝俞目翳除。

烦心呕吐，幽门开彻玉堂明。中魁翻胃而即愈。或针吐，中脘气海膻中补。善噫痛疝腹肠鸣（陷谷），噎膈鼓胀水肿满，便于三里攻其隘。噎不住时气海灸。

【胀满】湿肿满本脾土经。胸腹痛满内关分，胀满中脘三里揣。湿膈痞满先阴交，针到承山欲食喜。肚腹浮肿胀膨膨，先针水分泻三里。阴陵泉治心胸满，针到承山饮食思。腰腹胀满治何难，三里揣肚治承山，更向太冲行补泻，趾头麻木一时安。气海主治脐下气，水分胀满脐突硬。三阴交治胀满疼，心下痞满而井主。腹胀浮沉泻水分，气喘息粗泻三里，更于膝中阴谷针，小便淋沥肿自平。胸满上下灸奇穴，上即鬼哭不用缚，下取两足第二趾，趾头向后寸半符。中满如何去得根，阴包如刺效如神。小腹胀满气攻心，内庭二穴刺须真，两足有水临泣泻，无水之时不用针。脾虚腹胀身浮肿，大都三里艾宜燃。

期门罢胸满血膨而可以，应在中脘。欲调饱满之气逆，三里可胜。腹膜而胀，夺内庭以休迟，应在水分。胸胁支满何疗，章门不容细寻；膈痛蓄饮难禁，膻中巨阙便针。胸满更加噎塞，中府意舍所行；胸膈停留瘀血，肾俞巨髎宜征。胸满项强，神藏璇玑宜试。

【浮肿】水肿之病最难熬，腹满虚胀不肯消，先灸水分并水道，后针三里与阴交。水肿水分与复溜（复溜治肿如神医），开通水道阴陵边。解溪主治风水气，面腹水肿咳嗽频。

阴陵水分，去水肿之盈脐。阴陵开通于水道，应在至阴。宣导气冲于太白，开通水道阴陵边，应在中极。或针水，先向夹脐脐边取。刺偏历利小便，医大人水蛊。

【积聚】一切内伤内关穴，痰火积块退烦潮。内伤食积针三里，璇玑相应块亦消。（胃中有积刺璇玑，三里功多人不知）。脾病血气先合谷，后刺三阴交用烧。十三椎下痞根穴，各开三寸另五分，二穴左右各七壮，难消痞块可除根。肘尖端处是奇穴，男女瘰病堪灸也，左患灸右右灸左，并灸风池效更捷。大凡疝癖最宜针，穴法从来着意寻，以手按疝无转动，随深随浅向中心。食积脐旁取章门，气癖食关中脘穴。男子疝癖少商穴，肩髃相对主瘘瘿。忽然下部发奔豚，穴号五枢宜着艾。期门主治奔豚病，上气咳逆胸背痛，膈俞痰疟疝癖攻。肝俞主治积聚病，三焦俞治胀满痛，积块坚硬痛不宁。涌泉奔豚疝气痛。痞疸寒疟商丘主，公孙下血积块病。行间妇人血盅症，浑身肿胀单腹胀。太冲主治肿胀满，行动艰辛步履难。中封灸鼓胀瘿气，三里合灸步履艰。内庭主治痞满坚，左右缪灸腹响宽。飞虎一穴治疝气，祛风引气使安宁。手三里兮足三里，食痞气块兼能治。中脘下脘治腹坚，曲泉少腹血瘕癥。涌泉奔豚疝气疼。

阴交水分三里，鼓胀宜刺。刺偏历利小便，医大人水鼓。疝癖兮，冲门血海强。或针结，针着大肠泻火穴。

【黄疸】胸结身黄在涌泉，祛黄偏在腕骨中。黄疸至阳便能离，胆俞酒疸目黄色，痞疸寒疟商丘主。醉酒俱伤面目黄，但灸飞扬及库房。

治疸消黄，偕后溪劳宫而看；脾虚黄疸，腕骨中脘何疑。

【疟疾】经渠合谷并相宜，疟病缠身便得离，未愈更加三间刺，又兼气痛憎寒热，间使行针莫用迟。骨寒髓冷火来烧，灵道妙穴分明记。疟疾寒热真可畏，须知虚实可用意，间使宜透支沟中，大椎七壮合谷治，连日频频发不休，金门刺深七分是。疟疾三日得一发，先寒后热无他语。寒多热少取复溜，热多寒少用间使。五疟寒多热更多，间使大杼真妙穴。经年或变劳怯者，痞满脐旁章门诀。疟疾素问分各经，危式刺指舌红紫。经渠主治疟寒热，鱼际疟疾方欲寒。寒疟面肿及肠鸣，先取合谷后内庭。时疫疟疾最难禁，穴法由来未申明，若把后溪穴寻得，多加艾火即时轻。湿寒湿热下髎定，厥寒厥热涌泉清，少府主治久疟疝，劳热疟疾内关穴，外关主治脏腑热。曲池一切疟疾病，先寒后热自然平。阳溪主治诸热证。大都主治温热病，痞疸寒疟商丘主，大陵疟疾有奇功。

时行疟疾，寻后溪绝骨（癫痫后溪疟间使）。疟生寒热兮，仗间使以扶持，应在百劳。寒栗恶寒，二间疏通阴郄暗。寒疟兮，商阳太溪验，疟灸脾俞寒热退。发热仗少冲曲池之津。岁热时行，陶道复求肺俞痊。

【霍乱】霍乱心疼吐痰涎，巨阙着艾便安然。针刺中脘可入深，三里内庭泻几许。如果吐泻精神脱，艾灸中脘人当活。承山寒冷转筋灵，霍乱转筋阳陵泉，太冲霍乱吐泻证，手足转筋灸可痊。

中邪霍乱，寻阴谷三里之程。

【癫痫】照海穴治夜发痉，金门能疗癫痫病，鸠尾能治五般痫。后溪鸠尾及神门，治疗五痫立便痊。人中治痫攻最高，十三鬼穴不须饶。劳宫亦治五般痫，更刺涌泉疾若挑，后溪专治督脉病。忽然痫发身旋倒，九椎筋缩无差瘳。前谷能医癫痫病，后溪癫痫渐渐轻，身柱临泣与内庭，太冲能医惊痫风。刚柔二痉最乖张，口噤眼合面红妆，须要金针刺少商。癫痫后溪疟间使，癫邪之病及五痫，手足四处艾俱起。

癫痫必身柱本神之令，风痫常发，神道还须心俞宁，痉病非颅息而不愈。痫发癫狂兮，凭后溪而疗理，应在鸠尾。鸠尾治癫痫已发，慎其妄施。

【妇女】妇人经候不匀调，中极气海与中髎。妇人心痛心俞穴，男子痃癖三里高。妇人赤白带下难，只因虚败不能安，中极补多宜泻少，灼艾还须着意看。赤白带下小肠俞，妇人血气阴交当。妇人血气痛难禁，四满灸之效可许。大敦二穴足大趾，血崩血衄宜细详。关元气海脐心下，虚惫崩中真妙绝。妇人通经泻合谷，三里至阴催孕妊。足掌下去寻涌泉，此穴多治妇人疾，男臓女孕两病痊，涌泉无孕需怀子。三阴交中死胎下，死胎阴交不可缓，胞衣照海内关寻。横逆难产灸奇穴，妇人右脚小趾头，炷如小麦灸三壮，下火立产效通仙。子户能刺衣不下，更治子死在腹中，穴在关元右二寸，下针一寸立时生。阴交阳别定血晕，阴蹻阳维下胎衣，阴蹻阳维治胎停。入门挺露号产癥，阴蹻脐心二穴主。妇人吹乳痛难消，吐血风痰稠似胶，少泽穴内明补泻，应时神效气能调。乳汁少时膻中穴。月闭乳痛临泣妙，痕聚膀胱即莫抛，肩井乳痈而极效。带脉妇人浊带下，丹田温暖自然停。腰俞经病溺赤痉，女疝妇带须肾俞。少府妇人挺痛痒，通里经漏过多崩。公孙妇人气臓病，行间妇人血臓癥。曲泉女子阴挺痒，少腹冷痛血痕癥。妇人白带亦难治，下元虚惫补中极，关元气海脐心下，虚惫崩中真妙绝，石门令人绝子女。妇人怀身及七月，从腰以下如水溢，当刺劳宫及关元，以利小便去心虚。

妇人乳肿，少泽与太阳之可推，赤带白带，求中极之异同。抑又论妇人经事异常，自有地机血海；女子漏血，不无交信合阳；带下产崩，冲门气冲宜审；月事违限，天枢水泉细详。文伯泻死胎于阴交，应针而坠，应在合谷。肩井乳痈而极效，无子搜阴交、石门之乡。

热入血室期门，经痛溺赤痉腰俞。带下肾俞、带脉，经漏过多崩通里、阴谷。行经头晕腹疼内庭。月经不利足临泣。产胀溲难神阙。产难合谷。不孕及难产三阴交，阴挺痒少府、曲泉。乳痈灸乳根。乳中疼少泽。无乳前谷。

【小儿】小儿惊风少商穴，人中涌泉泻莫深。孩子慢惊何可治，印堂刺入艾还加。小儿骨蒸偏历尊。小儿龟胸灸乳根，小儿脱肛患多时，先灸百会后鸠尾。小儿龟背灸肺俞。更有天突与筋缩，小儿喉闭自然疏。

泻阴郄止盗汗，治小儿骨蒸。脐风须然谷而易醒。急惊风尺泽，惊痫神门、合谷、行间。急慢惊风灸大敦、水沟、尺泽，慢脾风脾俞。承浆治儿唇紧、脱肛。

【疡肿】痈疽初起宜审穴，只刺阳经不刺阴。头痛转筋鱼腹肚，又治背疽及便毒（横痃、梅毒）。翳风瘰疬项下生，瘰疬由来瘾疹同。世间有穴名天井，间使瘰疬生项下。少海主刺腋下瘰，咳嗽哮喘及气瘿。肘尖端处是奇穴，男女瘰疬堪灸也，左患灸右右灸左，并灸风池效更佳。瘰疬隔蒜灸法宜，先从后发核灸起，灸至初发母核上，多着艾火效无匹。瘰疬当求缺盆内，阳溪瘾疹痂疥针，外关瘰疬连胸项。中封灸鼓胀瘿气。临泣胸胁乳痛疡，颈漏腹下马刀疮。热疮痈内年年发，血海寻来可治之。犬吠蛇伤灸痕迹，跌扑损伤破伤风，先于痛处下针攻，后向承山立作效。痛痒疮疡心火属，遍身风癣癫曲池。

【痢疾】痢疾合谷三里宜，甚者必须兼中膂。

浅注：针灸歌赋较多，后歌赋多以前人为基础增润。今删去重复者，依《针灸集成》法分为内景、外形、杂病，名曰针灸歌赋撮要，旨在减轻记忆量和便于检索。当然，原作的韵味大受影响，在所难免。许多内容博大精深，不能断章取义，谨将原文录出。

本处方集未列入：六气为病歌、十二经治症主客原络歌、十二经表里原络歌、十二经子母补泻歌；杂病歌因纲目清楚且量大繁冗，亦未列入。

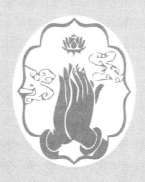

第五章

流注八法

一、脚不过膝、手不过肘歌

【出处】《针灸聚英》《针灸大成》均载。

【原文】阳日阳时气在前，血在后兮脉在边；阴日阴时血在前，气在后兮脉归原。阳日阳时针左转，先取阳经腑病看；阴日阴时针右转，行属阴经脏腑疴。

浅注：本歌似题文不合，实为补泻之则。

二、十二经纳天干歌（背诵）

【出处】《扁鹊神应针灸玉龙经》。

【原文】甲胆乙肝丙小肠，丁心戊胃己脾乡，庚属大肠辛属肺，壬属膀胱癸肾脏，三焦亦向壬中寄，包络同归入癸方。

浅注：《类经图翼》主张后两句应改为"三焦阳府须归丙，包络从阴丁火旁"。

三、十二经纳地支歌（背诵）

【出处】《针灸大全》。

【原文】肺寅大卯胃辰宫，脾巳心午小未中，申胱酉肾心包戌，亥三子胆丑肝通。

浅注：①又谓"戌包络"；②《类经图翼》载："此歌出于《子午流注》等书；其以十二时分配十二经，似乎近理；然而经之长短、穴之多寡，大相悬绝，又安能按时分配？且失五十周于身之义，今亦录之以俟辨证。"

【相类歌】地支十二属歌。

【出处】《扁鹊神应针灸玉龙经》。

【原文】十二经行十二时，子原是胆丑肝之，肺居寅位大肠卯，辰胃流传巳在脾，午字便随心脏定，未支须向小肠宜，申膀酉肾戌包络，惟有三焦亥上推。

四、子午流注逐日按时定穴歌

【出处】《针灸大全》。

浅注：本歌首见于《针灸大全》，且后录者均称"徐氏"（即徐凤）所作。

论子午流注之法

夫子午流注者，刚柔相配，阴阳相合，气血循环，时穴开阖也。何以子午言之？曰：子时一刻乃一阳之生，至午时一刻乃一阴之生，故以子午分之，而得乎中也。流者往也，注者住也。天干有十，经有十二：甲胆，乙肝，丙小肠，丁心，戊胃，己脾，庚大肠，辛肺，壬膀胱，癸肾。余两经者，乃三焦包络也。三焦乃阳气之父，包络乃阴血之母。此二经虽寄于壬癸，亦分派于十干。且每经之中有井荥输经合，以配金水木火土。是故阴井木而阳井金，阴荥火而阳荥水，阴输土而阳输木，阴经金而阳经火，阴合水而阳合土矣。经中必有返本还原者，乃十二经出入之门户也。阳经有原，遇输穴并过之；阴经无原，以输穴即代之。是以甲出丘墟，乙太冲之例。又按《千金》云：六阴经亦有原穴，乙中都、丁通里、己公孙、辛列缺、癸水泉、包络内关也。故阳日气先行而血后随也，阴日血先行而气后随也。得时为之开，失时为之阖。阳干注腑，甲丙戊庚壬而重见者，气纳于三焦；阴干注脏，乙丁己辛癸而重见者，血纳包络。如甲日甲戌时，以开胆井，至戊寅时正当胃输，而又并过胆原，重见甲申时，气纳三焦荥穴属水，甲属木，是以水生木，谓甲合还原化本。又如乙酉时，以开肝井，至己丑时当脾之输，并过肝原，重见乙未时，血纳包络荥穴属火，乙属木，是以木生火也。余皆依此。俱以子午相生，阴阳相济也。阳日无阴时，阴日无阳时。故甲与己合，乙与庚合，丙与辛合，丁与壬合，戊与癸合也。何以甲与己合？曰：中央戊己属土，畏东方甲乙之木所克。戊属阳为兄，己属阴为妹，戊兄遂将己妹嫁与木家与甲为妻，庶得阴阳和合而不相伤。所以甲与己合。余皆然。子午之法尽于此也。

【原文】

甲日戌时胆窍阴，丙子时中前谷荥，戊寅陷谷阳明输，返本丘墟木在寅，
庚辰经注阳溪穴，壬午膀胱委中寻，甲申时纳三焦水，荥合天干取液门。
乙日酉时肝大敦，丁亥时荥少府心，己丑太白太冲穴，辛卯经渠是肺经，
癸巳肾宫阴谷合，乙未劳宫火穴荥。
丙日申时少泽当，戊戌内庭治胀康，庚子时在三间输，本原腕骨可祛黄，
壬寅经火昆仑上，甲辰阳陵泉合长，丙午时受三焦木，中渚之中仔细详。
丁日未时心少冲，己酉大都脾土逢，辛亥太渊神门穴，癸丑复溜肾水通，
乙卯肝经曲泉合，丁巳包络大陵中。
戊日午时厉兑先，庚申荥穴二间迁，壬戌膀胱寻束骨，冲阳土穴必还原，
甲子胆经阳辅是，丙寅小海穴安然，戊辰气纳三焦脉，经穴支沟刺必痊。
己日巳时隐白始，辛未时中鱼际取，癸酉太溪太白原，乙亥中封内踝比，
丁丑时合少海心，己卯间使包络止。
庚日辰时商阳居，壬午膀胱通谷之，甲申临泣为输木，合谷金原返本归，
丙戌小肠阳谷火，戊子时居三里宜，庚寅气纳三焦合，天井之中不用疑。
辛日卯时少商本，癸巳然谷何须忖，乙未太冲原太渊，丁酉心经灵道引，
己亥脾合阴陵泉，辛丑曲泽包络准。
壬日寅时起至阴，甲辰胆脉侠溪荥，丙午小肠后溪输，返求京骨本原寻，
三焦寄有阳池穴，返本还原似嫡亲，戊申时注解溪胃，大肠庚戌曲池真，
壬子气纳三焦寄，井穴关冲一片金，关冲属金壬属水，子母相生恩义深。
癸日亥时井涌泉，乙丑行间穴必然，丁卯输穴神门是，本寻肾水太溪原，
包络大陵原并过，己巳商丘内踝边，辛未肺经合尺泽，癸酉中冲包络连，
子午截时安定穴，留传后学莫妄言。

浅注：①子午流注，只要知每天日干、每时地支（时辰）即可，无须知每时之时干。②若已背诵井荥输原经合歌，则无须背诵此歌，就可以推算出一天中每个时间的

开穴（手算法更快捷）。③荥：经脉所急流处。

五、六十六穴阴阳二经相合相生养子流注歌

【出处】《子午流注针经》《针灸聚英》。

【说明】子午流注所用十二经之井荥输原经合治证，有两歌：①"井荥歌诀六十首"，七言体，原载于《子午流注针经》，今录列前。②"六十六穴阴阳二经相合相生养子流注歌"，五言体，窦桂芳先生著，原载于《针灸聚英》，今录列后。③关于七言体：《子午流注针经》序谓"井荥六十首法"；《针灸聚英》谓："上六十六歌，窦桂芳原有七言叶句，今录五言者，便于记诵也，其治证相同耳。"

【原文】

足少阳之经胆

阳干注腑，阴干注脏。

甲日：甲与己合，胆引气行，木原在寅。

甲日甲戌时胆为井（木）。丙子时小肠为荥（火）。

戌寅时胃为输（土），并过本原丘墟穴，木原在寅。

庚辰时大肠为经（金）。壬午时膀胱为合（水）。

甲申时气纳三焦。谓甲合还原化本。

浅注：窍阴为阳井属金；这里指胆经，属木。

（五言）甲时窍阴前陷谷，丘墟阳溪委中续。己合隐白鱼际连，太溪中封少海属。甲与己合己合甲。

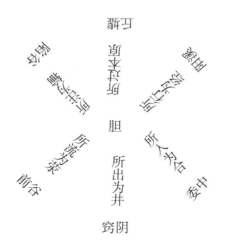

【胆】

窍阴为井胆中行，胁痛烦热又头疼，喉痹舌干并臂痛，一针难步却须行。咳逆弗能息，转筋耳不闻，心烦并舌强，穴在窍阴分。

【小肠】

前谷为荥属小肠，喉痹颌肿嗌咽干，颈项臂痛汗不出，目生翳膜并除康。热病汗不出，痃疟及强癫，白翳生于目，刺其前谷痊。

【胃】

陷谷胃输节后边，腹痛肠鸣痃疟缠，面目浮肿汗不出，三分针入得复痊。面目浮虚肿，身心怯振寒，须针陷谷穴，休作等闲看。

【胆（原）】

丘墟为胆是为原，胸胁满痛疟安缠，腋肿髀枢腿酸痛，目生翳膜并除痊。痿厥身难转，髀枢痛不苏，诸酸并脚痹，当下刺丘墟。

【大肠】

阳溪为经表腕边，癫狂喜笑鬼神言，心烦目赤头风痛，热病心惊针下痊。狂言如见鬼，热病厥烦心，齿痛并疮疥，阳溪可下针。

【膀胱】

委中合穴腘纹中，腰脊沉沉溺失频，髀枢痛及膝难屈，取其经血使其平。腰肿不能举，髀枢脚痹风，委中神应穴，针下便亨通。

足厥阴肝之经

乙日：乙与庚合，肝引血行。

乙日乙酉时肝为井（木）。丁亥时心为荥（火）。
己丑时脾为输（土）。辛卯时肺为经（金）。
癸巳时肾为合（水）。乙未时血纳包络。

（五言）乙时大敦少府始，太白经渠阴谷止。庚合商阳与通谷，临泣合阳合三里。乙与庚合庚合乙。

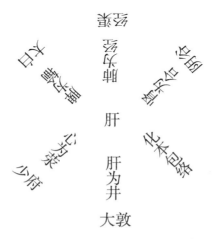

【肝】大敦为井注肝家，心疼腹胀阴汗多，中热尸厥如死状，血崩脐痛用针加。卒疝小便数，亡阳汗似淋，血崩脐腹痛，须向大敦针。

【心】少府心荥本节中，少气悲忧虚在心，心痛狂癫实谵语，寒热胸中便下针。水气胸中满，多惊恐惧人，肘挛并掌热，少府效如神。

【脾】太白脾俞骨下分，身热腹胀血便脓，吐逆霍乱胸中痛，下针一刺得安宁。烦心连脐胀，呕吐及便脓，霍乱脐中痛，神针太白攻。

【肺】经渠肺经热在胸，掌后寸口脉陷中，热病喘疼心吐逆，禁灸神针有大功。膨膨而喘嗽，胸中痛急挛，暴痹足心热，经渠刺得安。

【肾】阴谷肾合膝后分，脚痛难移好用针，小腹急痛并漏下，小便黄赤建时寻。脐腹连阴痛，崩中漏下深，连针阴谷穴，一诀值千金。

手太阳小肠之经

丙日：丙与辛合，小肠引气出行。

火原在子，火入水乡。

丙日丙申时小肠为井（火）。戊戌时胃为荥（土）。

庚子时大肠为输（金），并过本原腕骨穴，故火原在子。

壬寅时膀胱为经（水）。甲辰时胆为合（木）。丙午时气纳三焦。

（五言）丙时少泽内庭三，腕骨昆仑阳陵泉。辛合少商然谷穴，太冲灵道阴陵泉。丙与辛合辛合丙。

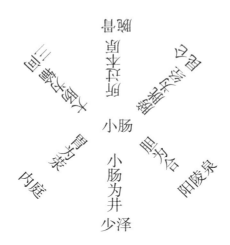

【小肠】少泽原本手太阳，井注喉痹舌生疮，臂痛咳嗽连项急，目生翳膜一针康。云翳覆瞳子，口干舌强时，寒疟汗不出，少泽莫迟疑。

【胃】内庭胃荥本陷中，四肢厥逆满腹疼，口喎牙痛依穴用，使下神针便去根。四肢厥逆冷，胸烦肚腹膜，齿龋咽中痛，当针足内庭。

【大肠】三间为输本节后，喉痹咽梗齿龋痛，胸满肠鸣洞泄频，唇焦气喘针时定。肠鸣并洞泄，寒疟及唇焦，三间针入后，沉疴立便消。

【小肠（原）】腕骨为原手髁中，热病相连汗出频，目中泪出兼生翳，偏枯臂举只神针。迎风流冷泪，瘫痪及黄躯，腕骨神针刺，千金价不如。

【膀胱】昆仑为经外后跟，腰疼脚重更难行，头疼吐逆并腹胀，小儿痫搐一齐针。

第五章 流注八法

脚腕痛如裂，腰尻疼莫任，昆仑如刺毕，即便免呻吟。

【胆】阳陵泉穴胆合间，腰伸不举臂风痛，半身不遂依针刺，膝劳冷痹下针安。冷痹身麻木，遍身筋骨疼，阳陵神妙穴，随手便安宁。

手少阴心之经

丁日：丁与壬合，心引血行。

丁日丁未时心为井（火）。己酉时脾为荥（土）。

辛亥时肺为输（金）。癸丑时肾为经（水）。

乙卯时肝为合（木）。丁巳时血纳包络。

（五言）丁时少冲大都先，太渊复溜并曲泉。壬合至阴侠后溪，京骨解溪曲池边。丁与壬合壬合丁。

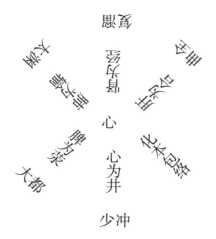

【心】少冲为井是心家，热病烦满上气多，虚则悲惊实喜笑，手挛臂痛用针加。少阴多恐惊，冷痰潮腹心，乍寒并乍热，宜向少冲针。

【脾】大都脾荥本节中，热病相连是逆行，腹满烦闷并吐逆，神针一刺即时宁。伤寒汗不出，手足厥而虚，肿满并烦呕，大都针便除。

【肺】太渊肺输掌后寻，呕吐咳嗽腹膨膨，眼目赤筋白翳膜，心疼气上一般针。缺盆中引痛，喘息病难蠲，心痛掌中热，须当针太渊。

【肾】复溜肾经鱼肚中，面目𥄖𥄖喜怒停，腹内雷鸣并胀满，四肢肿痛刺时灵。五淋下水气，赤白黑黄青，腹胀肿水盅，宜于复溜针。

【肝】曲泉肝合跗骨中，女人血瘕腹肿疼，身热喘中风劳病，足疼泄利又便脓。血瘕并癃闭，筋挛痛日深，咽喉脐腹胀，应验曲泉针。

足阳明胃之经

戊日：戊与癸合，胃引气出行。土原在戊。

戊日戊午时胃为井（土）。庚申时大肠为荥（金）。

壬戌时膀胱为输（水）。并过本原冲阳穴，故土原在戌。

　　甲子时胆为经（木）。丙寅时小肠为合（火）。戊辰时气纳三焦。

　　（五言）戊时厉兑二束骨，冲阳阳辅小海入，癸合涌泉行间滨，神门商丘兼尺泽。戊与癸合癸合戊。

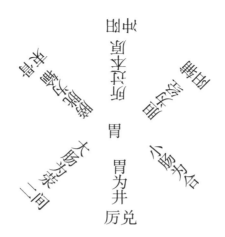

　　【胃】厉兑为井主胃家，尸厥口噤腹肠滑，汗病不出如疟状，齿痛喉痹针刺佳。寒热无心食，恶风多恐惊，胃家诸孔穴，厉兑最精英。

　　【大肠】二间庚荥本节中，喉痹鼻衄在心惊，肩背疼时依此用，下针牙痛更无根。喉闭牙齿痛，心惊鼻衄腥，口㖞连颔肿，二间刺安宁。

　　【膀胱】束骨壬输本节中，耳聋项急本穴寻，恶风目眩并背痛，针之必定有神功。腰背腨如结，风寒目眩眈，要痊如此疾，束骨穴中穷。

　　【胃（原）】冲阳为原动脉中，偏风口眼注牙痛，寒热往来如疟状，建时取效有同神。腹脐如结硬，口眼忽㖞斜，狂病弃衣走，冲阳穴内佳。

　　【胆】阳辅胆经四寸间，筋挛骨痛足肿寒，风痹不仁依此用，神针一刺不为难。节痛无常处，诸风痹莫伸，胆经虽六穴，阳辅效如神。

　　【小肠】小海为合肘上中，寒热风肿项头痛，四肢无力难举步，建时针刺有神灵。头项痛难忍，腹脐疼莫禁，若还逢此疾，小海便宜针。

足太阴脾之经

己日：甲与己合，脾引血行。

　　己日己巳时脾为井（土）。辛未时肺为荥（金）。
　　癸酉时肾为输（水）。乙亥时肝为经（木）。
　　丁丑时心为合（火）。己卯时血纳包络。

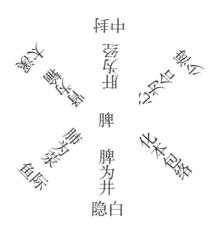

【脾】隐白为井足太阴，腹胀喘满吐交横，鼻衄滑肠食不化，月经不止血山崩。足寒并暴泄，月事过其时，隐白脾家井，详经可刺之。

【肺】鱼际为荥热汗风，咳嗽头痛痹主胸，目眩少气咽干燥，呕吐同针有大功。衄血喉中燥，头疼舌上黄，伤寒汗不出，鱼际一针康。

【肾】太溪肾输内踝下，足厥心疼呕吐涩，咳嗽上气并脉短，神针到后病伏潜。溺黄并尿血，咳嗽齿牙难，疝癖诸湿痹，太溪针便安。

【肝】中封为经内踝前，振寒疬疟色苍苍，脐腹痛时兼足冷，寒疝相缠针下康。绕脐腹走疼，身疼苦顽麻，疝引腰间痛，中封刺不差。

【心】少海心合曲节间，齿疼呕逆满胸心，头项痛时涕与笑，用针一刺管惊人。目眩连头痛，发强呕吐涩，四肢不能举，少海刺安然。

手阳明大肠之经

庚日：庚与乙合，大肠引气出行。金原在申。

庚日庚辰时大肠为井（金）。壬午时膀胱为荥（水）。
甲申时胆为输（木）。并过本原合谷穴，金原在申也。
丙戌时小肠为经（火）。戊子时胃为合（土）。庚寅时气纳三焦。

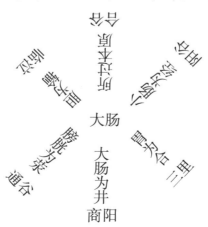

【大肠】商阳为井大肠中，次指指上气注胸，喘逆热病并牙痛，耳聋寒热目赤红。耳聋并齿痛，寒热往来攻，痰疟及中满，商阳刺便通。

【膀胱】通谷为荥本节游，头重鼻衄项筋收，目视䀮䀮胸胀满，食饮不化即时休。积结留诸饮，䀮目不明，头风并项痛，通谷可安生。

【胆】临泣胆前节后边，中满缺盆肿项咽，月事不调依此用，气噎如疟当时安。妇人月事闭，气喘不能行，凶骨合巅痛，须针临泣安。

【大肠（原）】合谷为原歧骨中，痹瘘漏下热生风，目视不明并齿痛，牙关口噤一针功。热病连牙痛，伤寒汗过期，目疼风口噤，合谷穴中推。

【小肠】阳谷为经侧腕中，癫疾狂走妄言惊，热病过时汗不出，耳聋齿痛目眩针。耳鸣颊颔肿，胁痛发在阳，阳谷迎经刺，如神助吉祥。

【胃】三里胃合膝下分，诸般疾病一般针，须去日上如时下，方知世上有名人。四体诸虚损，五劳共七伤，胁酸连膝肿，三里刺安康。

手太阴肺之经

辛日：丙与辛合，肺引血出行。

辛日辛卯时肺为井（金）。癸巳时肾为荥（水）。
乙未时肝为输（木）。丁酉时心为经（火）。
己亥时脾为合（土）。辛丑血纳包络。

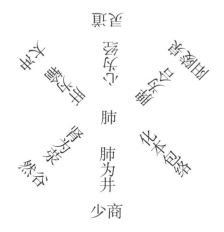

【肺】少商肺井注心中，寒热咳逆喘胀冲，饮食不下咽喉痛，三棱针刺血为功。膨膨腹胀满，咳逆共喉风，五脏诸家热，少商针有功。

【肾】然谷肾荥内踝寻，喘呼少气足难行，小儿脐风并口噤，神针并灸得安宁。妇人长不孕，男子久遗精，洞泄并消渴，连针然谷荥。

【肝】太冲肝输本节后，腰引少腹小便脓，淋沥足寒并呕血，漏下女子体中疼。小便淋沥数，心胀步难行，女子崩中漏，太冲须细看。

【心】灵道为经掌后真，心痛肘挛悲恐惊，暴喑即使难言语，建时到后即宜针。卒中不能语，心疼及悲恐，问云何所治，灵道穴奇灵。

【脾】阴陵泉穴脾之合，腹坚喘逆身难卧，霍乱疝瘕及腰疼，小便不利针时过。腹中寒积冷，膈下满吞酸，疝癖多寒热，阴陵刺即安。

足太阳膀胱之经

壬日：丁与壬合，膀胱引气出行。

水原在午，水入火乡。

壬日壬寅时膀胱为井（水）。甲辰时胆为荥（木）。

丙午时小肠为俞（火）。并过本原京骨穴，水原在午。

水入火乡，故壬丙子午相交也。

戊申时胃为经（土）。庚戌时大肠合（金）。

壬子时气纳三焦，还原化本。

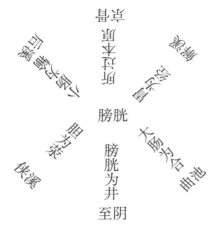

【膀胱】至阴为井是膀胱，目生翳膜头风狂，胸胁痛时依法用，小便不利热中伤。心烦足下热，小便更遗精，谁知至阴穴，能教死复生。

【胆】侠溪胆荥小节中，胸胁胀满足难行，寒热目赤颈项痛，耳聋一刺便闻声。耳聋颊颔肿，走注痛无常，胸胁连肢满，侠溪可斟量。

【小肠】后溪为输节陷中，寒热气疟目生筋，耳聋鼻衄并喉痹，肘臂筋挛同用针。癫痫并项强，目赤翳还生，一刺后溪穴，神功妙不轻。

【膀胱（原）】京骨为原肉际间，脐酸膝痛屈伸难，目眦内赤头颈强，寒疟腰疼针下安。髀枢足胻痛，腰背苦难禁，只要刺京骨，无须别处寻。

【胃】解溪穴是胃之经，腹胀胻肿脚转筋，头痛霍乱面浮肿，大便下重也同针。膝旁连胻骨，霍乱共头风，一刺解溪穴，狂癫亦有功。

【大肠】曲池为合肘外陷，半身不遂语难言，肘中痛急伸无力，喉痹针下也痊然。半身麻不遂，两臂痛难支，汗后多余热，宜针手曲池。

足少阴肾之经

癸日：戊与癸合，肾引血行。

癸日癸亥时肾为井（水）。乙丑时肝为荥（木）。
丁卯时心为输（火）。己巳时脾为经（土）。
辛未时肺为合（金）。癸酉时血纳包络。

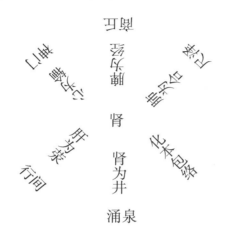

【肾】涌泉为井肾中寻，大便秘结与心疼，身热喘时同日刺，足寒逆冷也安平。胸中藏结热，遍体复黄痿，诸厥并无子，涌泉当夺魁。

【肝】行间肝荥大趾间，咳逆呕血更咽干，腰痛心疼如死状，溺难寒疝下针安。厥逆四肢冷，膝头肿莫当，遗尿并目疾，行间要消详。

【心】神门心输掌后寻，恶寒心疼不食中，身热呕血多痫病，下针得刺有神功。咽干不嗜食，心痛及狂悲，痴呆兼呕血，神门刺莫违。

【脾】商丘脾经踝下寻，腹胀肠鸣痛作声，身寒逆气并绝子，血气轮流此处存。身寒苦太息，痔病共脾虚，但见如斯证，商丘刺便除。

【肺】尺泽肺合在肘中，手挛风痹气冲胸，咳嗽口舌干喉痛，五子元建法中寻。手臂拘挛急，四肢暴肿时，口干劳咳嗽，尺泽善扶持。

手少阳三焦之经

三焦与包络合为表里。

壬子时三焦关冲为井（金）。甲寅时为荥（水）。
丙辰时为输（木）。并过本原阳池。戊午时为经（火）。
庚申时为合（土）。壬戌时气入行。
每遇阳干合，刺三焦；遇阴干合，刺心包络。

（五言）阳干关冲液门静，中渚阳池支沟并，阴干中冲劳宫前，大陵间使曲泽并。

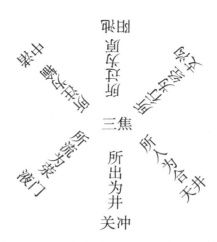

【金】三焦之井号关冲，目生翳膜主头痛，臂肘痛攻不能举，喉痹针刺取其灵。目中生翳膜，舌上发焦干，霍乱心胸噎，关冲刺即安。

【水】液门为荥次陷中，惊悸痛热共头痛，目赤齿血出不定，三棱针刺即时灵。手臂痛寒厥，妄言惊悸昏，偏头疼目眩，当以液门论。

【木】中渚为输节后寻，热病头疼耳不闻，目生翳膜咽喉痛，针入三分时下明。热病时无汗，咽喉肿有疮，如逢肩背重，中渚刺安康。

【三焦（原）】阳池为原腕表中，寒热如疟积心胸，臂痛身沉难举步，一针当面有神功。手腕难持物，如因打损伤，阳池针刺后，疼痛应时康。

【火】支沟为经腕后真，热病臂肘肿兼疼，霍乱吐时并口噤，下针得气使醒醒。胁疼牵筋痛，伤风哑痹喉，名医须识此，及早刺支沟。

【土】天井为合肘外寻，风痹筋挛及骨疼，咳嗽不食并惊悸，心胸气上即时针。瘰疬并风疹，上气痛冲心，瘾疹兼惊悸，当于天井寻。

手厥阴心主包络之经

心主与三焦为表里。

癸丑时包络为井（木）。

乙卯时为荥（火）。

丁巳时为输（土）。

己未时为经（金）。

辛酉时为合（水）。

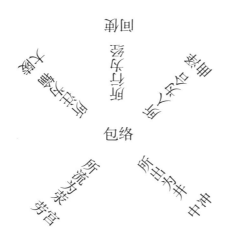

【木】中冲为井厥阴心，掌中烦热及头疼，热病烦闷汗不出，舌强针时得自平。一身如火热，满腹痛连心，医法当遵治，中冲急下针。

【火】劳宫心荥手掌中，中风拘挛口中腥，狂笑癫疾同日用，气粗喘逆也须宁。衄血并黄疸，胃翻心痛攻，大便兼尿血，急急刺劳宫。

【土】大陵心输腕后寻，喜笑悲哀气上冲，目赤小便如赤色，狂言头痛建时中。善笑还悲泣，狂言病莫禁，心胸如热闷，当下大陵针。

【金】间使心经掌后间，心痛呕逆恶风寒，热时咽痛并惊悸，神针邪忤也须安。呕吐卒心痛，心悬悬若饥，失心语不出，间使实能医。

【水】曲泽为合肘里存，心疼烦闷口干中，肘臂筋挛多呕血，呼吸阴阳去病根。逆气身潮热，烦心唇口干，问君何以治，曲泽下针安。

【相类图】时日配合穴法图。

时 ＼ 日	甲	乙	丙	丁	戊	己	庚	辛	壬	癸	壬子	癸丑
子	阳池 内关	丘墟 公孙	腕骨 列缺	冲阳 水泉	合谷 中都	京骨 通里	丘墟 公孙	腕骨 列缺	冲阳 水泉	合谷 中都	京骨 通里	京骨 通里
丑	腕骨 列缺	中都 合谷	中都 合谷	公孙 丘墟	内关 阳池	水泉 冲阳	列缺 腕骨	通里 京骨	中都 合谷	列缺 腕骨	列缺 腕骨	水泉 冲阳
寅	丘墟 公孙	腕骨 列缺	冲阳 水泉	合谷 中都	京骨 通里	丘墟 公孙	腕骨 列缺	冲阳 水泉	合谷 中都	阳池 内关	丘墟 公孙	丘墟 公孙
卯	冲阳 水泉	通里 京骨	内关 阳池	列缺 腕骨	公孙 丘墟	中都 合谷	水泉 冲阳	公孙 丘墟	通里 京骨	内关 阳池	内关 阳池	中都 合谷
辰	腕骨 列缺	冲阳 水泉	合谷 中都	京骨 通里	丘墟 公孙	腕骨 列缺	冲阳 水泉	阳池 内关	阳池 内关	京骨 通里	腕骨 列缺	腕骨 列缺

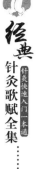

日\时	甲	乙	丙	丁	戊	己	庚	辛	壬	癸	壬子	癸丑
巳	阳池内关	公孙丘墟	通里京骨	水泉冲阳	列缺腕骨	通里京骨	中都合谷	内关阳池	公孙丘墟	水泉冲阳	水泉冲阳	通里京骨
午	冲阳水泉	合谷中都	京骨通里	丘墟公孙	腕骨列缺	阳池内关	阳池内关	合谷中都	京骨通里	丘墟公孙	冲阳水泉	冲阳水泉
未	合谷中都	列缺腕骨	公孙丘墟	中都合谷	水泉冲阳	内关阳池	通里京骨	列缺腕骨	列缺腕骨	中都合谷	中都合谷	公孙丘墟
申	合谷中都	京骨通里	丘墟公孙	阳池内关	阳池内关	冲阳水泉	合谷中都	京骨通里	丘墟公孙	腕骨列缺	合谷中都	合谷中都
酉	京骨通里	水泉冲阳	列缺腕骨	内关阳池	中都合谷	公孙丘墟	公孙丘墟	水泉冲阳	内关阳池	通里京骨	通里京骨	列缺腕骨
戌	京骨通里	阳池内关	阳池内关	腕骨列缺	冲阳水泉	合谷中都	京骨通里	丘墟公孙	腕骨列缺	冲阳水泉	阳池内关	阳池内关
亥	丘墟公孙	内关阳池	水泉冲阳	通里京骨	通里京骨	列缺腕骨	内关阳池	中都合谷	水泉冲阳	公孙丘墟	公孙丘墟	内关阳池

【出处】《扁鹊神应针灸玉龙经》。

【原文】直看日干，横看时。另有壬子、癸丑二日在外不同此，共十有二日，计二十四日图，逐日配合刺，切要。

阳日阳时针阴穴，阴日阴时针阳穴；阳日阴时针阳穴，阴日阳时针阴穴。针有劫病之功，其言信矣。移疼住痛，在乎捻指。经云：医疗有方，针灸有法。得师径路，补泻分明，疾无不愈也。

浅注：日甲日子时，用内关（阴穴）；乙日丑时，用合谷（阳穴）；甲日丑时，用腕骨（阳穴），乙日子时用公孙（阴穴）。

六、五虎建元日时歌（背诵）

【出处】《针灸大全》首载。

【原文】甲己之日起丙寅，乙庚之辰戊寅行，丙辛便起庚寅始，丁壬壬寅亦顺寻，戊癸甲寅定时候，五门得合是元因。

浅注：本歌用于灵龟八法和飞腾八法之推算日、时用。例如甲（或己）日，其寅时为丙寅，依次为丁卯、戊辰、己巳。

【相类歌】

1. 五子元建日时歌

甲己之日丙作首，乙庚之辰戊为头，丙辛便从庚寅起，丁壬壬寅顺行求，戊癸甲寅定时候，六十首法助医流。

浅注：第一句"作首"是指寅，因春是寅月。

2. 日干支歌

甲己还起甲，乙庚丙作初，丙辛生壬子，丁壬庚子头，戊癸起壬子，周而复始求。

浅注：以上三歌同效（通）。五虎建元日时歌从寅时开始，乃是经典、普用之型，但初学较难（乃因寅之前还有子、丑）。"日干支歌"径直从子时起推，便于初学。本歌是广用的基础歌，灵龟八法、飞腾八法以及很多推干支情况必用之。

七、八法逐日干支歌

【出处】《针灸大全》。

【原文】甲己辰戌丑未十。乙庚申酉九为期，丁壬寅卯八成数。戊癸巳午七相宜。丙辛亥子亦七数，逐日支干即得知。

八、八法临时干支歌

【出处】《针灸大全》。

【原文】甲己子午九宜用，乙庚丑未八无疑，丙辛寅申七作数，丁壬卯酉六顺知，戊癸辰戌各有五，巳亥单加四共齐，阳日除九阴除六，不及零余穴下推。

其法如甲丙戊庚壬为阳日，乙丁己辛癸为阴日，以日时干支算计何数，阳日除九数，阴日除六数，阳日多，或一九、二九、三九、四九；阴日多，或二六、三六、四六、五六，剩下若干，同配卦数日时，得何卦，即知何穴开矣。假如甲子日、戊辰时，以日上甲得十数，子得七数，以时上戊得五数，辰得五数，共成二十七数，此是阳日。以九除之，二九一十八，余有九数，合离卦，即列缺穴开也。假如乙丑日、壬午时，以日上乙为九，丑为十，以时上壬为六，午为九，共成三十四数，此是阴日。以六除之，五六三十数，零下四数，合巽四，即临泣穴开也。余仿此。

九、八法歌

【出处】《针灸大全》。

【原文】坎一联申脉，照海坤二五，震三属外关，巽四临泣数，乾六是公孙，兑七后溪府，艮八系内关，离九列缺主。

【相类歌】八脉配八卦歌。

乾属公孙艮内关，巽临震位外关还，离居列缺坤照海，后溪兑坎申脉间。补泻浮沉分逆顺，随时呼吸不为难，仙传秘诀神针法，万病如拈立便安。

十、八法手诀歌（熟读）

【出处】《针灸聚英》。

【原文】

春夏先深而后浅，秋冬先浅而后深。随处按之呼吸轻，迎而吸之寻内关。

补虚泻实公孙是，列缺次当照海深。临泣外关和上下，后溪申脉用金针。

先深后浅行阴数，前三后二却是阴。先浅后深阳数法，前二后三阳数定。

临泣公孙肠中病，脊头腰背申脉攻。照海咽喉并小腹，内关行处治心疼。

后溪前上外肩背，列缺针时脉气通。急按慢提阴气升，急提慢按阳气降。

取阳取阴皆六数，达人刺处有奇效。

十一、八法交会歌

【出处】《针灸大成》。

【原文】内关相应是公孙，外关临泣总相同，列缺交经通照海，后溪申脉亦相从。

【相类歌】八穴（相）配合歌（背诵）。

【出处】《针灸大全》。

【原文】

公孙偏与内关合，列缺能消照海疴，临泣外关分主客，后溪申脉正相和。

左针右病知高下，以意通经广按摩，补泻迎随分逆顺，五门八法是真科。

十二、八法交会八穴歌（八脉交会八穴主治歌）（背诵）

【出处】《针经指南》。

【原文】

公孙冲脉胃心胸，内关阴维下总同，临泣胆经连带脉，阳维目锐外关逢。

后溪督脉内眦颈，申脉阳跷络亦通，列缺任脉行肺系，阴跷照海膈喉咙。

【附】八法交会八脉（《针灸大全》）

公孙二穴父，通冲脉。⎱
内关二穴母，阴维脉。⎰ 合于心、胸、胃。

后溪二穴夫，通督脉。⎱
申脉二穴妻，通阳跷脉。⎰ 合于目内眦、颈项、耳、肩膊、小肠、膀胱。

临泣二穴男，通带脉。⎱
外关二穴女，通阳维脉。⎰ 合于目锐眦、耳后、颊、颈、肩。

列缺二穴主，通任脉。⎱
照海二穴客，通阴跷脉。⎰ 合于肺系、咽喉、胸膈。

十三、飞腾八法起例

【出处】《扁鹊神应针灸玉龙经》。

【原文】甲己子午九，乙庚丑未八，丙辛寅申七，丁壬卯酉六，戊癸辰戌五，巳亥属之四。（同前文八法临时干支歌）以日时天干、地支配合，得数以九除之，取零数和卦定穴：一坎、二坤、三震、四巽、五中（男寄坤、女寄艮）、六乾、七兑、八艮、九离。以上干支九数除，零合卦。

乾属公孙艮内关，震宫居外巽溪间（外关、后溪），离居列缺坤申脉，照海临泣兑坎现（兑照海、坎临泣）。

上以九除，零数合卦定穴。（合穴同前，即公孙合内关，临泣合外关，后溪合申脉，照海合列缺）

浅注：本法与灵龟八法同，取日时之天干地支配合，唯不是阳日除九、阴除六，而是全用九除。

十四、飞腾八法歌

【出处】《针灸大全》

【原文】

壬甲公孙即是乾，丙居艮上内关然，戊为临泣生坎水，庚属外关震相连。

辛上后溪装巽卦，乙癸申脉到坤传，己土列缺南离上，丁居照海兑金全。

其法只取本时天干为例。例如甲己日、戊辰时，即据戊干临泣穴，己巳时即列缺，庚午时即外关。余皆仿此。愚谓奇经八脉之法各有不同。前灵龟八法，有阳九阴六，十变开阖之理，用之得时，无不捷效。后飞腾八法，亦明师所授（《扁鹊神应针灸玉龙经》），故不敢弃，亦载于此，以示后之学者。

【相类歌】八法飞腾定十干八卦歌。

【原文】

壬甲之日公孙乾，乙癸坤宫申脉连。庚日外关属震卦，丙从艮位内关便。

戊日临泣坎象卦，后溪辛日巽宫迁。丁日兑宫针照海，己应列缺与离前。

浅注：本歌内容虽同于前歌，但它是用日干而前歌是按时干运用。例如：甲日，取公孙；癸日，取申脉。

十五、八脉交会八穴主治歌（西江月）

【出处】原始资料见于《针经指南》《针灸大全》。成歌见于《针灸大成》。

【原文】

1. 冲脉——公孙、乾、六

九种心疼涎闷，结胸翻胃难停，酒食积聚胃肠鸣，水食气疾膈病。

脐痛腹疼胁胀，肠风疟疾心疼，胎衣不下血迷心，泄泻公孙立应。

2. 阴维脉——内关、艮、八

中满心胸痞胀，肠鸣泄泻脱肛，食难下膈酒来伤，积块坚横胁抢。
妇女胁痛心疼，结胸里急难当，伤寒不解结胸膛，疟疾内关独当。

3. 督脉——后溪、兑、七

手足拘挛战掉，中风不语痫癫，头疼眼肿泪涟涟，腿膝背腰痛遍。
项强伤寒不解，牙齿腮肿喉咽，手麻足麻破伤牵，盗汗后溪先砭。

4. 阳跷脉——申脉、坎、一

腰背屈强腿肿，恶风自汗头疼，雷头赤目痛眉棱，手足麻挛臂冷。
吹乳耳聋鼻衄，痫癫肢节烦憎，遍身肿满汗头淋，申脉先针有应。

5. 带脉——临泣、巽、四

手足中风不举，痛麻发热拘挛，头风痛肿项腮连，眼肿赤痛头旋。
齿痛耳聋咽肿，浮风瘙痒筋牵，腿疼胁胀肋肢偏，临泣针时有验。

6. 阳维脉——外关、震、三

肢节肿痛臂冷，四肢不遂头风，背胯内外骨筋攻，头顶眉棱皆痛。
手足热麻盗汗，破伤眼肿睛红，伤寒自汗表烘烘，独会外关为重。

7. 任脉——列缺、离、九

痔疟便肿泻痢，唾红溺血咳痰，牙痛喉肿小便难，心胸腹痛噎咽。
产后发强不语，腰痛血疾脐寒，死胎不下膈中寒，列缺乳痈多散。

8. 阴跷脉——照海、坤、二、五

喉塞小便淋涩，膀胱气痛肠鸣，食黄酒积腹脐并，呕吐胃翻便紧。
难产昏迷积块，肠风下血常频，膈中夹气气核侵，照海有功必定。

附　录

1. 周身名位骨度

颠：头顶，俗称"天灵盖"。

囟：小儿出生时头骨未闭合处曰囟门。侧囟很快闭合；后囟很小，2 个月内闭合。囟通常指前囟，在百会穴前，出生后 6 个月渐小，2 岁左右闭合后称囟骨。

颜：额中部，前发际下，两眉之上，曰额、颡、天庭。

发际：头发边缘。额上为前发际；后颈上为后发际；额角两旁耳上发际为曲隅。

额颅：前发际下，两眉上为额、颡。

额角：额两旁之棱骨，亦称头角。

鬓骨：两太阳穴处之骨。

鬓角：耳前之发角，亦称兑发。

命门骨：右睛之上为命门骨。

宫骨：左睛之上为宫骨。

颞颥：眉棱骨外侧，耳前动处。

阙：两眉之间，又称印堂、眉心。其下称下极。

目胞：又名目窠、目裹，目上下之裹胞，俗称眼盖、眼皮儿。

目纲：上下目胞之睑边，即睫、眼睑缘。

目窠：眼凹，包括眼眶、上下眼胞（眼睑）。

眉本：眉毛内侧近阙处，眉头。

目眦：眼角、上下眼睑的接合处。近鼻（内）侧者大而圆，为内眦、内眼角、大眦；靠近两鬓（外）侧者小而尖，为外眦、锐眦、外眼角。

目珠：眼睛之俗名，即眼珠子。

目系：目睛入脑的脉络，相当于眼球、眼底、视神经等内眼。

目眶骨：目窠四周之骨，上为眉棱骨，下为頔骨，外为颧骨。

頔：眼眶下颧骨，下连上牙床、面秀骨。

颧：面颅骨，为眶下外侧之高骨。

顀：即颧骨。

頞：鼻梁，即山根。

顑：口旁颊前肉之空软处，俗名腮。

颊：耳前颧侧面两旁，即脸的两侧。

耳郭：耳轮。

蔽：耳门。

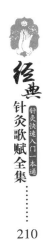

曲颊：颊之骨曲如环形，故也称曲颊，相当于下颌角。

颊车：下牙床骨，似车，载齿咀嚼，故名颊车。

鼻柱：两鼻孔之界首，下至鼻之尽处，曰准头。

关：耳前。

人中：鼻柱下，唇上的唇沟，穴名水沟。

地阁：两侧牙车在中线相交之骨，又名颏、下巴骨。

吻：口之四周，多指两口角。

颐：口角后，颧（腮）之下，即面颊、腮。

颔：颈上，口之下，俗称下巴颏儿。

颏：下巴，脸的最下部，两腮和嘴的下面，又称地阁。

承浆：唇下，颏上的中央凹陷处。

齿：齿龈所生之骨，有门牙、虎牙（犬齿）、槽牙、上下尽根牙之分。或称前小者为齿，后大者为牙。

舌本：舌根。

颃颡：口内软腭之上二孔，即咽后壁上的后鼻道；司分气之窍（后鼻孔）。

悬雍垂：舌本上方（软腭）的小舌头、碓嘴。

会厌：覆盖喉上窍之软骨。发声则开，咽食则闭，为发声之门（今称勺状软骨）。

咽：通饮食，位喉后（食道上口），又名嗌、咽嗌，有口咽和喉咽之分，口咽（嗌）胃之系。

喉：通声息之路，在咽之前，也称喉咙，通肺系。

结喉：喉在颈前隆起之骨（甲状软骨）。

鸡足青：耳本脉中。

缺盆：结喉下，巨骨上，凹如盆；锁骨上窝。

柱骨："膺上缺盆之外，俗名锁子骨。内接横骨（胸骨柄），外接肩解。""骨三节，植颈项者，通曰柱骨。"

上横骨：喉前宛宛中，天突穴外，旁接柱骨（锁骨）之骨；指胸骨柄。

胸：躯干前部，缺盆下，腹上有骨处。

膺：前胸两侧肌肉隆起处，即胸大肌部。

膈：胸腔与腹腔之膈膜。

胁：腋下至肋骨尽处（十二肋），与腰接。

橛肋：第十二肋，但古人将第十、十一、十二肋均视为橛肋。

季胁（季肋）：第十一、十二肋软骨部，俗名软肋。

腋：肩下胁上。

胠：腋下胁上，是胁肋的总称。

眇：季胁下无肋骨的空软处。

胂：腰下两旁髀骨上的肉。

腹：脐以上为上腹。脐下为小腹、少腹（亦称水腹）；又有称中为小腹，两旁为少腹。

脐：人之初生，胞带之根。

横骨（下横骨）：少腹下，一骨五名，即盖骨、髁骨、楗骨、机、髀枢，（妇人俗称交骨），今称耻骨、耻骨联合。

曲骨：横骨中央，耻骨联合。

毛际：小腹下，横骨中间阴毛之际，耻骨阴毛的边缘。

气街：脐下五寸，旁开二寸的少腹气冲部。

篡：海底。在横骨下，两股前结合之凹陷，又名会阴、屏翳。男女阴气之所。篡内深处为下极穴。

下极之俞：会阴穴部位。

阴廷：下极之前，男为阴廷，女为窈漏。阴廷下为阴器。

廷孔：女人溺孔或阴道。在横骨之下，中央为宗筋所含不见。

茎：阴茎，合太阳、厥阴、阳明、少阴之筋及冲、任、督脉，而曰宗筋。

睾丸：男子前阴两丸。

腰髁：腰胯骨。自十六椎而下夹脊附着之处。

腰骨：脊柱十四椎下，尻上之骨（骶骨），两旁四孔，下接尻骨上际。

脑后骨：脑杓。

枕骨：脑后隆起之骨，或棱，或平，或长，或圆。

完骨：枕骨下两旁之棱骨。

颈项：侧为颈，后为项；又脑后曰项，俗称脖项。

颈骨：俗名天柱骨。

项骨：头后上三节圆骨。

肩解：肩端骨节解处之缝隙。

髃骨：肩端之骨，即肩胛骨头臼之上棱骨，俗曰肩头。

肩胛：髃骨向后成片骨，又名肩膊、锨板子骨。

三柱骨：肩胛际会处为三柱骨（三角形扁骨）。

骹：肩膊。

臂：肘之上下皆曰臂，上肢。肘上骨曰臑，俗称胳膊。

小髃：肩前微起者。

曲胛：肩胛岗。

臑：上臂内侧，膊下对腋处高起而软白肉也。

膊：肩解后下部。

腕：臂掌骨交接处，以其宛居而名。外侧高骨曰高骨、锐骨、踝骨、壅骨、兑骨。

歧骨：凡骨两叉者曰歧骨，手足同。

指：手指之骨也。

爪甲：指（趾）之甲。

胭：手纹理。

虎口：歧骨前为虎口。

鱼际：在手腕之前的肥肉隆起处如鱼。尺侧为小鱼际，桡侧为大鱼际。

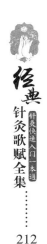

膂：脊肉。

脊：身后大椎以下，腰以上，通称脊骨、脊椎、膋骨。第一节为脊大椎，形如杵，故亦称杵骨；第一至七节为脊骨；第八节以下为膋骨；第三至十四节称膋中；第十三至十六为高骨、大骨；第十七至二十为腰监骨；末节尻骨又称骶骨、脊骶、尾骶、橛骨、穷骨。

脊骨：亦称脊膋骨、脊梁骨。

臀：胂下尻旁之大肉。

尻骨：腰第十七至二十一椎，共五节，左右各四孔，末节小如参而名尾骶、橛骨、穷骨等。

股：下身两肢通称，俗名大腿、小腿。

髀：股或股骨。

膝解：膝之节解。

腘：膝后屈处，名膝凹。

髌：膝上之盖骨。

腨：腓肠肌、小腿肚。

骱骨：足胫骨、骭骨。

成骨：膝外廉之骨独起者。

辅骨：夹膝之骨。内曰内辅，外曰外辅。

踝：骱下端起骨曰踝。内踝由胫骨下端成，外踝由腓骨下端成。踝又常与髁通用，释为骨起处。踝俗称脚核桃。踝关节是人身最复杂的关节。

跗：足面歧骨上方为跗。

本节：手掌的掌骨、足趾对应的跖骨，为其本节。

踵：足下面、着地面、脚底板。

跟骨：足后跟之骨。

核骨：跗内下为核骨。足大趾本节后，约二寸，内踝前约三寸，如枣核，横于足内踝赤白肉际者。

跖：大趾的足底面。

踇：跖下，大趾所对之足掌部。

板：踇后为板。

蹄：足底。

三毛：大趾爪甲后的毛，又称丛毛。

聚毛：三毛的横纹。

2. 概念

心系：心脏与其他器官联系的脉络有五，即上系肺、心，下系脾、肝、肾。

心主：心包络，又称真心主。

气街：人体内"气"的运行径路。气街有四处，即胸、腹、头、胫之气街，但气街多用指下腹部之气冲穴（见《灵枢·卫气》）。

四海：髓海、血海、气海、水谷之海（见《灵枢·海论》）。

宗脉：五脏六腑的精气汇聚而成的总脉，或称大脉。通过宗脉，精气上注而发挥其功能。例如，耳中为手足少阴、手太阳、足阳明四脉之总汇。

先天真气：生命的动力，由先天原气及来自饮食的后天之气结合而成。

后天宗气：人的胃气，是水谷精微化生之气与吸入之气结合而成。可以理解为富含营养和氧气的动脉供应系统。

五邪（五种致病因子）：风、暑、食、寒、湿。中风（属肝木），伤暑（属心火），饮食劳倦（属脾土），伤寒（属肺金），中湿（属肾水）。脏腑都可以中邪之一种，根据所中之邪，又分为正邪、虚邪、实邪、贼邪、微邪五种。今以脾病为例阐释：脾病，源自饮食劳倦，为正邪；源自伤暑，为虚邪（心火是脾土为母）；源自伤寒（肺金是脾土之子），为实邪；源自中风（肝木克脾土），为贼邪；源自中湿（肾水，脾克者），为微邪。

3. 时辰的推真法

推算法、歌诀法、查表法、查万年历法。

4. 相关针灸文献的年代

（1）《黄帝内经·素问》战国至秦汉时期。

（2）《黄帝内经·灵枢》战国至秦汉时期。

（3）《难经》东汉以前。

（4）《针灸甲乙经》约公元 259 年。

（5）《子午流注针经》1153 年。

（6）《针灸资生经》1220 年。

（7）《针经指南》1195—1280 年。

（8）《扁鹊神应针灸玉龙经》13～14 世纪。

（9）《医经小学》1388 年。

（10）《乾坤生意》1406 年。

（11）《针灸大全》1433 年。

（12）《针灸聚英》1529 年。

（13）《奇经八脉考》1573 年。

（14）《医学入门》1575 年。

（15）《针灸大成》1601 年。

（16）《类经图翼》1624 年。

（17）《医宗金鉴》1742 年。

（18）《绘图针灸易学》1798 年。

（19）《针灸集锦》1815 年。

（20）《经穴纂要》1955 年。

（21）《经络治疗学讲话》1957 年。

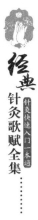

（22）《针灸学》（江苏人民出版社，1957 年）。
（23）《针灸歌赋》（人民卫生出版社，1960 年）。
（24）《针灸歌赋选解》（人民卫生出版社，1959 年）。

葛氏针灸歌选

牙痛

牙痛多因风火虫，合谷颊车与内庭。
再加下关四穴主，针用泻法能止痛。
实火三间透劳宫，虚补太溪即得宁。

失语

失语之疾治有法，针刺天突穴不差。
照海灵道配百会，针刺哑门能说话。

嗓子疼

嗓子疼痛刺少商，加上照海效果良。
虎口透向合谷穴，耳后青筋放血当。
寒热外关配合谷，均用泻法收效强。

落枕

落枕脖子很别扭，大椎合谷后溪求。
再泻风池与风门，任意回转不犯愁。

吊线风

口眼歪斜因风寒，地仓颊车一针连。
合谷人中并四白，左右轮刺病即痊。

胁肋痛

胁肋疼痛泻行间，支沟临泣阳陵泉。
左病针右右针左，交叉针刺病可痊。

乳汁不通

乳汁不通有多因，身体虚弱血气损。
或因脑怒气血滞，针刺少海加乳根。
再用少泽刺出血，艾灸膻中乳淋淋。

火眼

火眼疼痛实难当，眵多流泪怕日光。
光明临泣配合谷，太阳耳尖放血良。

胃痛

胃痛三里与中脘，气海公孙共内关。
便秘天枢配照海，吐酸再加阳陵泉。
胀闷行间与梁门，诸般胃痛效立见。

肚子痛

肚子疼痛天枢先，二海二里与中脘。
喜热喜按为受寒，加灸神阙与关元。

阑尾炎	阑尾发炎痛难当，巨虚阑尾三里强。 再加天枢皆宜泻，局部蒜灸效果良。
腰痛 （附：闪腰、岔气）	虚性腰痛委中选，肾俞申脉与阳关。 闪腰岔气针人中，后溪支沟病可痊。
四肢麻木	麻木手足不听用，针刺八邪和八风。 手配后溪足申脉，通经活络效果灵。
肩背痛 （附：脊背发板）	肩背疼痛取肩髎，肩髃曲池中渚妙。 脊背发板后溪杼，膏肓譩譆有奇效。 更有局部阿是穴，沿皮针刺效果好。
臂痛	臂痛肩髃曲池先，针刺合谷及外关。 平补平泻手法好，治疗本病应手痊。
腿痛	腿痛多因风湿寒，环跳风市阳陵泉。 更有绝骨并申脉，五穴为主要加减。 病处喜热艾条灸，膝盖疼痛针膝眼。 脚腕疼痛寻丘墟，腿肚疼痛加承山。
婴儿瘫	瘫痪多属脊灰炎，本病小儿最常见。 上肢大杼曲肩贞，后溪合谷并外关。 下肢三里绝侠溪，环跳风市阳陵泉。 内翻补海泻申脉，补申泻海治外翻。 足面浮肿加二丘，早期治疗病可痊。
风疹块	针刺血海清血热，风疹瘙痒兼心烦， 三里风市阳陵泉，天井合谷曲池连。
耳聋	突然耳聋极苦闷，中渚翳风听会寻。 少商商阳刺出血，针后即能辨声音。
鼻衄	血衄多因血热行，治疗急需刺上星。 隐白合谷太冲灸，衄解血止病可宁。
咳嗽	咳嗽肺俞尺泽渠，喉痒即可取天突。

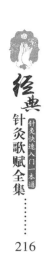

痰多丰隆泻法效，发热少商刺血愈。

哮喘　　　　　　　哮喘得病不一般，针灸用穴要加减。
　　　　　　　　　主穴照海足三里，喘息气海与中脘。
　　　　　　　　　喘不得卧加天突，俞府内庭二穴选。
　　　　　　　　　痰多丰隆虚合谷，肾不纳气灸关元。

恶心呕吐　　　　　恶心呕吐最多见，饮食不节肠胃患。
　　　　　　　　　内关中脘足三里，项后放血病可安。

干霍乱　　　　　　霍乱病急了不得，针刺兼施能救急。
　　　　　　　　　十宣委中与曲泽，中脘内关足三里。

羊毛疔　　　　　　突然发生羊毛疔，心烦腹痛病非轻。
　　　　　　　　　前心后心有红点，三棱针挑立爽清。

疟疾　　　　　　　疟疾多发夏与秋，不论男女和老幼。
　　　　　　　　　一日一发或间日，冷热烦渴真难受。
　　　　　　　　　针泻公孙与后溪，间使大椎陶道求。
　　　　　　　　　更有一个截疟法，神道出血抹烟油。

瘰疬　　　　　　　瘰气又叫老鼠疮，天井曲池临泣当。
　　　　　　　　　局部扇面式穿刺，横贯核心频刺良。

痛经　　　　　　　妇女痛经苦难言，主穴阴交气关元。
　　　　　　　　　补合谷泻三阴交，平补照海治经前。
　　　　　　　　　肾俞三里加主穴，艾灸经后痛即安。

子宫脱垂　　　　　子宫脱垂产后痨，气海关元三阴交。
　　　　　　　　　曲泉归来配照海，再灸百会效果高。

小儿疳积　　　　　饮食不洁脾胃伤，致成疳积瘦又黄。
　　　　　　　　　吃多拉多不消化，肚大青筋懒洋洋。
　　　　　　　　　点刺四缝出黏液，再针三里体复康。

厥证　　　　　　　气厥宜急针涌泉，若逢虚脱灸关元。
　　　　　　　　　合谷申脉能回厥，委中放血并十宣。

呃逆	呃逆频频声不断，中脘三里与内关。 七椎旁开寻膈俞，依法针刺即可安。
尿闭	小便不通少腹满，针刺中极阴陵泉。 再加阴交皆用泻，通利小便有效验。
遗尿	小儿遗尿真麻烦，神门鱼际与关元。 再针大敦太冲穴，老幼遗尿皆可痊。
痢疾	痢疾本是传染病，里急后重便血脓。 合谷天枢上巨虚，须兼长强与承山。
腹泻	腹泻得病有多因，两巨阴陵商公孙。 伤食中脘内庭取，腹胀隐白气海针。 急性委中放血出，慢性肾俞灸命门。
头痛	头痛原因不一般，针刺分顶前后偏， 前头上星丝竹空。头维合谷列缺添。 顶痛百会与列缺，再加后溪泻行间。 后顶列缺并束骨，风池横透风府连。 偏痛列缺足临泣，头维完骨功效显。
头晕	头晕多因体虚痰，百会申池三里连。 因虚头晕补合谷，痰泻丰隆与行间。